Mit freundlichen Empfehlungen der

Eisai GmbH, Frankfurt

Interventionelles Schmerzmanagement – Bildgestützte Techniken zur Diagnostik und Therapie rückenmarksnaher Schmerzsyndrome – Spinale Endoskopie, pharmakologische und elektrische Neuromodulation

UNI-MED

UNI-MED Verlag AG
Bremen - London - Boston

Dr. med. Günter Schütze
Klinik für Anästhesiologie, Intensivmedizin und Spezielle Schmerztherapie
Marienhospital Letmathe
Märkische Kliniken GmbH
Hagener Str. 121
58642 Iserlohn

Schütze, Günter:
Interventionelles Schmerzmanagement – Bildgestützte Techniken zur Diagnostik und Therapie rückenmarksnaher Schmerzsyndrome – Spinale Endoskopie, pharmakologische und elektrische Neuromodulation/Günter Schütze.-
1. Auflage - Bremen: UNI-MED, 2011

Printed in Europe

UNI-MED. Die beste Medizin.

In der Reihe UNI-MED SCIENCE werden aktuelle Forschungsergebnisse zur Diagnostik und Therapie wichtiger Erkrankungen "state of the art" dargestellt. Die Publikationen zeichnen sich durch höchste wissenschaftliche Kompetenz und anspruchsvolle Präsentation aus. Die Autoren sind Meinungsbildner auf ihren Fachgebieten.

Wir danken folgenden Mitgliedern unseres Ärztlichen Beirats für die engagierte Mitarbeit an diesem Buch: Dr. Thomas Baranek, Prof. Dr. Günter Baust, Dr. Volker Durst, Dr. Jens Uwe Eigenwillig, Dr. Andreas Grandel, Dr. André Lieber, Dr. Michael Knoop, Dr. Jan Waskowski und Kathrin Willmann.

Vorwort und Danksagung

Unter dem Motto von Hermann Hesse

"Damit das Mögliche entsteht, muss immer wieder das Unmögliche versucht werden"

habe ich den Versuch unternommen, Ihnen aus der uralten und ewig jungen Wissenschaft von der Schmerzbeseitigung mit ihren heutigen Methoden und Möglichkeiten einen sehr speziellen Sektor von Diagnostik und Therapie klinisch relevanter rückenmarksnaher Schmerzsyndrome in Form einer Monographie vorzustellen.

Dem UNI-MED Verlag in Bremen danke ich bereits an dieser Stelle für die verlegerische Betreuung und Realisierung dieses Buches. Dank gilt Herrn Dipl. Ing. G. Neumayer, Karl Storz Endoskope Austria GmbH, Wien, der Firma Medtronic GmbH Meerbusch, Frau S. Gönner sowie der Salewski Medizintechnik in Lippstadt für gerätespezifische Informationen und das Bildmaterial. Besonders habe ich Herrn F. Zeymer, Eisai GmbH, Frankfurt/Main für die Unterstützung bei der Fertigstellung der Monographie zu danken.

Das Buch soll dem Leser neben der Vermittlung einer anspruchsvollen und qualifizierten endoskopischen Schmerzdiagnostik, einen Abriss über neuromodulative Therapiestrategien ausgewählter rückenmarksnaher Schmerzsyndrome für Klinik und Praxis geben.

Bei allem Streben nach Vollständigkeit konnte nur eine Auswahl der wichtigsten Syndrome, Konzepte, Probleme und Chancen einer modernen interventionellen Schmerztherapie vorgestellt werden. In der modernen Schmerzmedizin bestehen noch Kontroversen über die Anwendung rivalisierender Methoden und pharmakologischer Konzepte.

Es existiert allerdings weder ein ideales Schmerzmittel, noch eine ideale schmerzmedizinische Methode. Deshalb gilt, dass jeder spezifische Schmerz auch einer spezifischen und individuellen Schmerzbehandlung bedarf.

Erklärtes Ziel ist, Indikationen und Kriterien der Patientenselektion sowie Nebenwirkungen und Kontraindikationen und nicht zuletzt den Stellenwert des jeweiligen schmerztherapeutischen Verfahrens im Spektrum der praktischen Schmerzmedizin darzustellen.

Neben der Präsentation schmerzdiagnostischer Verfahren, vor allem der spinalen Endoskopie und endoskopisch gestützter schmerzmediznischer Interventionen, steht die Vorstellung von Techniken der elektrischen und pharmakologischen Neuromodulation einschließlich des aktuellen PRINZIP-Konzepts zur intrathekalen Ziconotid-Therapie im Fokus der Publikation.

Die klinischen Hinweise und Empfehlungen leiten sich exklusiv aus eigenen, wahrheitsgetreuen, praktischen Erfahrungen in Verbindung mit aktuellen wissenschaftlichen Erkenntnissen aus diesem Spezialgebiet der rückenmarksnahen Schmerzdiagnostik und -therapie ab.

Die Anregungen und Ratschläge in diesem Buch stehen im Konsens verfügbarer Leitlinien sowie internationaler Expertenmeinungen und sind insbesondere als Interpretation der aktuellen Diagnostik- und Therapieentwicklung in der Schmerzmedizin zu verstehen.

Durch die Ausrichtung der Publikation sowohl auf rückenmarksnahe schmerzdiagnostische als auch schmerztherapeutische Aspekte, wendet sich das Buch vor allem an Schmerztherapeuten aller Fachrichtungen und alle anderen algesiologisch Interessierten.

Der Leser möge die praxisrelevanten Inhalte auf der Basis seines eigenen Verständnisses, der weiterführenden Fachliteratur und seiner schmerzmedizinischen Erfahrung einordnen und die entsprechenden klinischen Hinweise vorzugsweise als Hilfestellung zu seiner wissensbasierten Therapieentscheidung nutzen.

Entsprechend dem Satz von Hippokrates (460-377 v.Chr.) "*Opus est divinum sedare dolorem*" kann der Arzt für Spezielle Schmerztherapie diese schwierige Aufgabe nur erfüllen, wenn er ärztliche, wissenschaftliche und menschliche Qualität in sich vereint.

Persönliche Bescheidenheit, theoretische Grundlagenkenntnisse und ein praktisch manuelles Geschick sowie Kompetenz und Zuverlässigkeit, auch in kritischen Situationen, werden ihm nicht nur bei den Patienten Anerkennung, Respekt und Vertrauen sichern.

Iserlohn, im April 2011 *G. Schütze*

Die Schmerzklinik (Klinikdirektor: Dr. med. G. Schütze) ist für die Diagnostik und Therapie rückenmarksnaher Schmerzsyndrome mit dem Schwerpunkt "Spinale Endoskopie und Neuromodulation" zertifiziert.

Geleitwort

Seeing is believing! For almost two decades, I had the privilege of being actively involved in patient care, education and research in the area of pain medicine. I have attended numerous conferences and meetings, and thus feel comfortable in expressing the perception I have about pain medicine, namely, how little information is available about visualizing pain generator, especially in regard to spinal pain. It is also noteworthy to acknowledge the fact that endoscopy has been widely used in various medical specialties; however, it is unfortunate to recognize that this is not the case in pain medicine. Hence, it is with great honor that I take this opportunity to write a forward for this book entitled, "Epiduroscopy" which is authored by Dr Günter Schütze whom I consider as one of the few well respected experts in the area of epidural endoscopy, also called epiduroscopy. Dr Schütze deserves a lot of credit for focusing on the area of epiduroscopy for almost 20 years and offering this technology for his patients.

The technology of endoscopy has advanced significantly over the last century. Its use in clinical practice for diagnostic as well as therapeutic purpose has been exploited by various medical specialists. Unfortunately, this is not true in the field of pain medicine even though this is one of the few techniques in pain medicine where we can actually be able to see intraspinal pain generator, such as a scar tissue tethering a nerve root with or without sign of inflammation of the epidural structures. The advantage of visualizing the epidural space is not only for diagnostic purpose but also for targeted therapeutic purpose. As pointed out by Dr Schütze in this book, this technology is helpful to identify: a) pathological structure such as epidural fibrosis following spine surgeries, b) perform biopsies, provocative tests, irrigation, direct application of therapeutic agents and direct lysis of adhesions using laser, RF, mechanical or chemical c) place catheter and stimulating electrodes (SCS) under direct visualization, foreign body retrieval.

This is one of the few books if not the only book out there dedicated exclusively about epiduroscopy. The book is well organized. Dr Schütze walks the reader through the evolution of epiduroscopy, anatomical structures to recognize, necessary instruments and techniques, treatment strategies to managing complications and cost benefits. Furthermore, his vision of establishing a training program and future of epiduroscopy is remarkable and commended. Taken into account the relative lack of interest (under utilization) of this technique and the refreshing and thorough approach as presented in Dr Schütze's book, I am hoping that the interventional pain community will embrace this technology once again. Thus, Dr Schütze needs to be congratulated for having presented a thorough but easily readable book to expand our knowledge. He used beautiful endoscopic figures with detailed explanations. The resulting book presents a valuable source of information for pain physicians.

In summary, I applaud Dr Schütze for consistency, focused effort in advocating for what he and I believe should be an integral part of interventional pain physician's clinical practice, namely, epiduroscopy. I hope this book will open the door for interventional pain physicians to learn and appreciate the use of this technology for a better diagnosis and targeted treatment of spinal pain syndromes. I am grateful to have this opportunity to be able to express my gratitude to the author for filling the gap in the spinal literature and I am confident that any pain physician who reads this book will reach a similar conclusion. Finally, one has to read this book and see the technique in order to believe that it can indeed obtain a special place in interventional pain physician's armamentarium.

Boston, April 2011

Salahadin Abdi, MD, PhD
Associate Professor, Harvard Medical School
Vice Chair and Chief of Pain Medicine
Beth Israel Deaconess Medical Center
Boston, MA

Geleitwort

Chronic pain, including chronic low back pain is a burden to the patient, society and perhaps the doctor as well. In this monograph Dr Schütze describes his views on the various invasive therapies of chronic pain. Although the multimodal management of patients is mentioned, emphasis is given on the background, reasoning and methodology of the various modern invasive techniques, particularly spinal endoscopy and neuromodulation. Again Dr Schütze, as one of the pioneers of spinal endoscopy (also known as epiduroscopy), shares his vast experience and ideas about the interpretation of endoscopical findings with the reader. Similar to his earlier book on epiduroscopy the images are of high quality. Also his ideas on the place of electrical and pharmacological neuromodulation are highlighted. This book is a fine example of a written testament of an experienced and honorable pain clinician using his 'Fingerspitzengefühl' to aid patients with chronic low back pain.

The relative lack of multidimensional diagnostics and therapies can be forgiven since the focus is on the practical approach in daily practice. As such it is very helpful as an initial introduction to the pain therapist. Furthermore it is also recommended to the general physician and members of the multidisciplinary team, such as neurologists, rehabilitation doctors, psychologists, physiotherapists, physician assistants, etc., to get insight into what happens behind the wall of a 'Pain Operating Room'. They will become convinced that those actions are not that scary and might even be very valuable.

Groningen, April 2011

Prof. Dr. Med. Gerbrand J. Groen
Head, Pain Centre of Dept. of Anesthesiology
University Medical Centre Groningen
University of Groningen, The Netherlands

Inhaltsverzeichnis

1. Schmerzmedizinisches Management

1.1. Ausgangssituation

> Nach einer Internetrecherche (YouGov12 nach 12) vom 13.09.2010 geben 31% der Deutschen an, dass sie unter chronischen Rückenschmerzen leiden.

In den Vereinigten Staaten leiden 20 bis 30 % der Bevölkerung unter chronischen oder wiederkehrenden Schmerzen. Etwa zwei Drittel dieser Patienten klagen nach Feststellungen von Loeser et al. (2001) länger als 5 Jahre über Schmerzen. Nach Weiner (2007) stehen diese Ergebnisse mit den Erkenntnissen westeuropäischer Länder wie Schweden und Dänemark im Einklang. Der Schmerz ist einer der häufigsten Gründe von Patienten einen Arzt aufzusuchen. Darüber hinaus stellt der Schmerz in der Palliativpflege das häufigste Symptom der Patienten dar. Nach klinischen Untersuchungen von Smith et al. (2002) klagen 67 % der Patienten mit Tumorerkrankung über Schmerzen.

Untersuchungen von Loeser aus dem Jahr 2000 zeigten, dass in den USA 36 Millionen Arbeitnehmer wegen Schmerzen arbeitslos sind und dass sich 83 Millionen durch Schmerz bei den täglichen Aktivitäten beeinträchtigt fühlen. In einer europäischen Studie von Breivik und Mitarb. (2006) über Personen, die unter neuropathischen Schmerzen leiden, besuchten 76 % mindestens einmal im vergangenen Monat ihren Arzt.

> Es ist davon auszugehen, dass nach übereinstimmenden Literaturangaben ca. 5 Millionen Bürger der Bundesrepublik dauerhaft unter Schmerzen leiden und eine spezielle Schmerztherapie benötigen. Die Mehrzahl dieser Patienten erhält allerdings *keine* adäquate Schmerztherapie.

Nach Brettel und Hauke (2010) leiden im Durchschnitt 69 Prozent der Bundesbürger gelegentlich an Rückenschmerzen. Von chronischen Rückenschmerzen sind 15 Prozent der Befragten betroffen. Eine EU-weite Erhebung, in der 17 % der deutschen Befragten angaben, unter chronischen Schmerzen zu leiden, wobei bei fast jedem zweiten Patienten die Schmerztherapie unzureichend war, zeigt das Ausmaß der Defizite in der Schmerztherapie. Die Situation der Schmerztherapie in Deutschland wird von Zenz und Reuter (2007) in ihrem Grußwort zum Deutschen Schmerzkongress 2007 damit beschrieben, dass bei

- *Schmerz in der Klinik*, obwohl dort alle Mittel und Methoden zur Verfügung stehen, immer noch erhebliche therapeutische Defizite beklagt werden müssen
- *Schmerz in der Praxis* prophylaktische Methoden bisher noch zu wenig Platz gefunden haben und immer noch zu viele Patienten durch zu späte oder falsche Therapiemaßnahmen in die Chronifizierung geraten

Diese Einschätzung der Autoren gilt nach wie vor auch im Jahre 2011.

Auch die Überschätzung der Angebote medikamentöser Schmerztherapie verbunden mit einer Unterschätzung ihrer Gefahren gehört 2011 zur kritischen Identifizierung von schmerzmedizinischen Irrwegen.

Die invasiv-interventionelle Schmerztherapie als ein wichtiger Teil der Speziellen Schmerztherapie ist in Deutschland im Begriff, sich in der pharmazeutisch geprägten Schmerzmedizin zu einer Ultima ratio zu entwickeln, obwohl seit Jahren Empfehlungen und Leitlinien wie "Standardisierung invasiver neuromodulativer Verfahren" vorliegen und einige invasiv-interventionelle Techniken in der wissenschaftlichen Literatur hohe Evidenzstufen erreicht haben wie z.B. die Diagnostik nach der **International Spine Intervention Society** (ISIS), Radiofrequenz (RF)-Läsionen der zervikalen Facettgelenke, SCS (*Spinal Cord Stimulation*) bei CRPS (*Complex Regional Pain Syndrome*) und PNS (*Periphere Nervenstimulation*).

Die invasiv-interventionelle Schmerztherapie genießt den Status eines geduldeten und argwöhnisch betrachteten Teils der Schmerzmedizin. Die bereits eingetretenen Folgen in Deutschland sind, dass immer mehr Schmerztherapeuten keinen Bezug mehr zur Chancennutzung und den Vorzügen der invasiven Schmerztherapie herstellen können. So könnten diese nicht nur dem sog. "austherapierten" schmerzkranken Patienten, sondern auch dem Patienten vor einer Schmerz-Chronifizierung therapeutische Alternativen zugute kommen lassen.

Die Betroffenen sind die Schmerzpatienten, die eine effektivere Schmerzlinderung erfahren könnten, aber trotz – oder gerade wegen – der täglichen Einnahme hoher oraler Opioiddosen und Antikonvulsiva sowie Co-Analgetika etc. von den Verhaltenstherapeuten nicht mehr zu motivieren sind, positivere Perspektiven zu entwickeln.

Rückenmarksnahe invasiv-interventionelle bzw. neuromodulative Verfahren stellen unter exakten Indikationsstellungen und strengen Selektionskriterien eine adäquate und wirksame therapeutische Option für ein ausgewähltes Patientenklientel dar.

Neuromodulative Verfahren werden im alltäglichen schmerztherapeutischen Algorithmus nach der vorherrschenden Auffassung z.B. durch medizinische Sachverständige beratender Dienste der Kostenträger u.a. erst dann verordnungsfähig, wenn z.B. konventionelle Therapien unter Einschluss einer Opioidtherapie sogar mit verschiedenen Wirkstoffen der WHO Stufe III in unwirksamen Dosierungen erfolglos durchlaufen wurden. Diese in Deutschland noch alltäglich praktizierte Vorgehensweise ist kontraproduktiv, weil die internationale Fachliteratur und auch langjährige eigene klinische Erfahrungen bestätigen, dass es richtig und sinnvoll ist, invasiv-interventionelle Verfahren zur Neuromodulation als wichtige Mosaiksteine in das Konzept einer intelligenten, interdisziplinären und multimodalen Schmerztherapie frühzeitig einzubinden, um weiteren Chronifizierungsmechanismen zu begegnen und dem schmerzgeplagten Patienten Lebensqualität zurückzugeben.

Neben dem persönlichen Leid der Schmerzpatienten sind Schmerzen auch die teuerste Volkskrankheit in Deutschland. Arbeitsunfähigkeit oder Frühberentung durch Rückenschmerzen kosten jährlich etwa 10 bis 15 Milliarden Euro, und zu diesen indirekten Kosten sind die Behandlungskosten hinzuzufügen, die sich jährlich auf 10 Milliarden Euro belaufen. Vergleichweise werden in der Schweiz für die Therapie chronischer Beschwerden am Bewegungsapparat Kosten bis zu 14 Milliarden Euro pro Jahr ermittelt. Bei Personen über 45 Jahren ist nach Angabe von Brettel und Vogt (2009) das chronisch unspezifische Rückenschmerzsyndrom *low-back-pain-syndrome* der häufigste Grund für eine Behinderung, eine Rehabilitationsmaßnahme und eine Frühverrentung.

1.2. Bedeutung und Einordnung der interventionellen Schmerztherapie

Eine Neubewertung und Einordnung diagnostischer als auch neuromodulativer Verfahren in ein modernes, intelligentes, interdisziplinäres und multimodales Schmerztherapiekonzept ist eine folgerichtige strategische Aufgabe der Schmerzmedizin.

Rückenmarksnahe interventionelle einschließlich neuromodulativer Techniken sind überwiegend perkutane Verfahren zur Schmerzbehandlung. In den letzten zehn Jahren hat die Neuromodulation bedeutende und große Fortschritte im Hinblick auf Wissenschaft, klinische Anwendungen und technologische Entwicklung gemacht. Laut dem *Neurotechnology Industry 2009 Report* von Neurotech (2010) ist die Branche der Neuromodulationstechnik weltweit von 3,0 Milliarden Dollar im Jahr 2008 auf 4,5 Milliarden Dollar im Jahr 2010 gewachsen. Das Zahlenmaterial aus den USA für das Jahr 2009 veranschaulicht die Dimensionen für die neuromodulativen Therapien. Danach leiden weltweit 40-50 Millionen Patienten unter Epilepsie, 26 Millionen leiden allein in den USA unter Migräne, 13 Millionen US-Amerikaner sind unter Harninkontinenz registriert, 1,5 Millionen US-Bürger sind an Morbus Parkinson erkrankt und 250.000 Rückenmarksverletzte sind jährlich in den USA zu verzeichnen.

Nach Angabe von Stieglitz et al. (2009) ist die Elektrostimulation des Rückenmarks zur Behandlung chronischer Schmerzen und Dranginkontinenz bei mehr als 130.000 Patienten, die tiefe Hirnstimulation (DBS) in der Substantia nigra und in subthalamischen Kernen bei Morbus Parkinson zur Therapie von Epilepsie in jeweils mehr als 17.000 Fällen in der klinischen Praxis als Therapieoption etabliert. Zum neuromodulativen Harnblasenmanagement sind bei mehr als 1.000 Patienten Neuroprothesen und solche zum Greifen bei ca. 270 Patienten implantiert worden. Sensorische Neuroprothesen nutzen mittlerweile über 100.000

Patienten im täglichen Leben. Die häufigste Indikation für die SCS (*spinal cord stimulation*) ist das FBSS (*failed back surgery syndrome*) und das CRPS (*complex regional pain syndrome*).

Nach früheren Ermittlungen des MDK (Medizinischer Dienst der Krankenversicherung) sollen nach Schneider (2001) 1995 zwischen 7.000 und 8.000 Patienten in Deutschland mit einer implantierten Pumpe zur kontinuierlichen intrathekalen Medikamentenapplikation versorgt gewesen sein. Nach lückenhaften Industrieangaben werden in Deutschland derzeit ca. 1.000 bis 1.500 Medikamenten-Pumpen zur intrathekalen Therapie pro Jahr implantiert. Andere Quellen sprechen von 2.000 bzw. sogar von 2.500 Implantationen. Der US-amerikanische Medikamentenpumpenhersteller Medtronic, Inc. Minneapolis, gibt an, dass er 1998 von 615 Medikamentenpumpen 65 % elektrisch und 35 % mit Gasdruck betriebene Pumpen in Deutschland verkauft hat. In Deutschland werden jährlich mehrere tausend Portimplantationen ausgeführt. Der Port-Hersteller Baxter beziffert die Zahl der in Deutschland implantierten Ports auf etwa 16.000 bis 17.000 pro Jahr. Über die Umsatzzahlen der extern tragbaren Medikamentenpumpen liegen keine einheitlichen Angaben vor.

Die neuromodulative Therapie von chronischen Schmerzen bedeutet zunächst einen relativ hohen Kostenaufwand, kann aber kosteneffektiv sein und vor allem aber die Lebensqualität des Schmerzpatienten deutlich verbessern. Nach einer Kosten-Nutzen-Analyse von Bedder et al. (1991) können durch die Verwendung einer implantierbaren Medikamentenpumpe zur intrathekalen Opioidtherapie die Kosten schon nach 3-4 Monaten niedriger liegen als bei einer externen Medikamenten-Pumpentherapie und sich innerhalb von drei Jahren amortisieren. Diese Form einer intelligenten Schmerztherapie kann sich also nicht nur für den Schmerzpatienten, sondern auch für den Kostenträger günstig gestalten.

In der klinischen Praxis sind immer wieder Schmerzpatienten mit einem hochgradigen Leidensdruck anzutreffen, die eine neuromodulative Behandlung ihres ausgeprägten Schmerzsyndroms erfordern, denen eine solche aber aus prinzipiellen und formalen versicherungstechnischen Gründen verweigert wird. Bei Vorliegen entsprechender Indikationen für die Anwendung eines neuromodulativen Verfahrens ist es grundsätzlich ärztlich und ethisch geboten, die speziellen neuromodulatorischen Interventionen zumindest als Testung frühzeitig anzubieten.

Der renommierte deutsche Schmerzforscher Zieglgänsberger (2008) wies in einem Interview öffentlich darauf hin, dass eine unzureichende Schmerzbehandlung ein Kunstfehler sei.

Nach wie vor werden die Ergebnisse der neuromodulativen als auch anderer invasiv-interventioneller Schmerztherapien wesentlich durch die Qualität der Diagnostik, Patientenselektion sowie durch eine Sach- und Fachkompetenz des operativ tätigen Schmerztherapeuten bestimmt, die eine jahrelange klinische Erfahrung voraussetzen und nur in entsprechenden Zentren vorgenommen werden können.

Um der Chronifizierung eines rückenmarknahen Schmerzgeschehens bei den Betroffenen rechtzeitig entgegen zu wirken, ist die Festlegung eines geeigneten Zeitpunktes für eine zielgerichtete Schmerzdiagnostik bzw. eine rückenmarksnahe Intervention eine für den Verlauf der Schmerzerkrankung sehr wichtige Entscheidung, weil eine weitere kritiklose Ausführung konservativer wirkungsloser Therapiemaßnahmen einschließlich Langzeit-Opioid-Therapien die Gefahr einer Schmerzchronifizierung sowie anderer Risiken in sich birgt.

Eine innovative intrathekale Therapie mit dem seit 2006 europaweit zugelassenen Non-Opioid-Analgetikum Ziconotid (PrinZip) stellt eine echte Alternative für scheinbar austherapierte und hoffnungslose Schmerzpatienten dar, die gegenüber traditionellen Therapien refraktär sind.

Als ein bildgebendes endoskopisches Verfahren kann die spinale Endoskopie (Epiduroskopie) zur Diagnostik und Therapie rückenmarksnaher Schmerzsyndrome einen außerordentlichen wichtigen Beitrag leisten.

Die schmerzmedizinische Konzeption zur endoskopischen Diagnostik und Therapie rückenmarksnaher Schmerzsyndrome stellt ein vordringliches Anliegen in den Mittelpunkt, nämlich die Ursachen des Schmerzgeschehens beim Patienten frühzeitig zu identifizieren und bestmöglich, evident, effektiv und interdisziplinär zu behandeln.

Zur Einordnung neuromodulativer Therapien in die Schmerzmedizin ist von Bedeutung, diese speziellen invasiv-interventionellen Therapieformen nicht als Monotherapie zu verstehen, sondern sie als *eine* sinnvolle und effektive Therapieoption in einem *multimodalen* Therapiekonzept darzustellen.

Invasiv-interventionelle schmerzmedizinische Verfahren stellen für ein spezielles Patientenklientel keine *ultima ratio* dar, sondern sind unersetzliche, leitliniengerechte, evidenzbasierte Bestandteile einer sinnvollen, interdisziplinären und multimodalen Schmerztherapie.

Stanton Hicks et al. (2002) bestätigen, dass unter Experten die weit verbreitete Übereinstimmung darüber existiert, dass bei Patienten, die nicht innerhalb von 12-16 Wochen auf eine akzeptable Schmerztherapie reagieren, eine interventionellen Therapien ausgetestet werden sollte.

Von Bedeutung ist, dass vor dem Einsatz eines neuromodulativen Verfahrens eine pathologische psychiatrische Komorbidität wie z.B. schizophrene, affektive, neurotische Störungen, Persönlichkeitsstörungen, Verhaltens-Auffälligkeiten, organisch bedingte psychische Auffälligkeiten, Suchtverhalten und Medikamentenmissbrauch individuell evaluiert werden muss.

Der unkritischen Fortführung konservativer, unwirksamer Therapiemaßnahmen einschließlich einer Opioidtherapie folgt die Gefahr der Schmerzchronifizierung oder auch die einer Sucht.

In Deutschland werden mehr zertifizierte Zentren für Spezielle Schmerztherapie benötigt,

- in denen die invasiv-interventionelle Diagnostik und Therapie im Rahmen der multimodalen Therapie auf höchstem medizinischen Niveau angeboten werden
- wo die Patienten behandelt werden, die z.B einer speziellen neuromodulativen Schmerztherapie bedürfen, um ihnen eine Fortführung ihrer oftmals jahrelangen, insuffizienten, sinnlosen und teuren und oftmals auch fragwürdigen pharmakologischen Therapien zu ersparen

2. Anatomische Grundlagen

2.1. Makroskopische Anatomie rückenmarksnaher Räume

Voraussetzung für das Verständnis der Klinik sowie der spinalen Endoskopie ist eine ausreichende Kenntnis der makroskopischen Anatomie. Die Grundlagenpräsentation der topographischen Anatomie der rückenmarksnahen Region ist auch eine unerlässliche Bedingung für eine invasiv-interventionelle schmerzmedizinische Tätigkeit.

2.1.1. Spatium epidurale

Der Canalis vertebralis beinhaltet neben dem Rückenmark die Dura mater spinalis, die Arachnoidea und die Pia mater. Die drei Hüllen bilden den Subduralraum, den Subarachnoidalraum und das Spatium epidurale.

Die Befunde zur Morphologie des Epiduralraums (Spatium epidurale, Cavum epidurale) bei anatomischen Präparationen, Röntgenuntersuchungen, MRT, CT-Epidurographien und auch unsere Epiduroskopie-Ergebnisse sind einander widersprüchlich. Aus der Literatur ist erkennbar, dass über die Anatomie des Epiduralraums eine kontroverse Diskussion geführt wird.

Entsprechend der neueren Literatur gliedert sich der Epiduralraum in ein posteriores, laterales und anteriores Spatium epidurale. Bogduk und Twomey (1996) teilen das lumbale Spatium epidurale in ein dorsales und ein ventrales Kompartement ein. Von Luyendijk (1979), Blomberg (1995), Savolaine und Mitarbeitern (1988) werden Beobachtungen publiziert, dass sich zwischen der dorsalen Zirkumferenz der Dura mater spinalis und dem Ligamentum flavum eine Membran (Plica mediana dorsalis) erstreckt. Savolaine und Mitarbeiter (1988) differenzieren auch computertomographisch unterschiedliche Ausprägungen von sehr zarten dreieckigen Bindegewebestrukturen mit minimalen Fetteinlagerungen und Diskontinuitäten. Die Untersucher fanden auch zusätzlich dorso-laterale Faserzüge. Diese Faserzüge entspringen zusammen mit dem medianen Fasersystem am Periost des Wirbelkörpers, um nach antero-lateral zu ziehen. Es entsteht ein dorso-medianes und ein dorso-laterales epidurales Kompartement. Die überwiegende Mehrzahl epiduraler Substanzausbreitungsstörungen wäre danach durch die Existenz derartiger Bindegewebestrukturen und Merkmale des posterioren epiduralen Fettkörpers zu erklären. Nach anatomischen Präparationsbefunden von Hogan (1991) handelt es sich hierbei eher um darstellungstechnische Artefakte, was die Existenz dieser trennenden Membranen in Frage stellt.

Es besteht auch bei uns der Eindruck, dass die von Luyendijk und Mitarbeitern (1979) publizierten anatomischen Beobachtungen vielmehr präparationstechnisch bedingt sind, als dass es sich tatsächlich um trennende Membranen handelt.

Von der Dura mater spinalis zum Rückenmark und vom Ligamentum flavum in Richtung Dornfortsatz wird das Spatium epidurale begrenzt. Durch Faserzüge, die vom Ligamentum longitudinale posterior zum inneren Durablatt reichen, wird im anterioren Spatium epidurale zwischen rechts und links eine Barriere gebildet. Im posterioren Epiduralraum wird ebenfalls durch Fasern das innere Durablatt locker an die Wirbelbogen geheftet. Die vorderen und hinteren Bindegewebezüge weisen Lücken auf, die aber durch zarte Membranen verbunden sein können, sodass ein funktioneller Verschluss zum Spatium epidurale entstehen kann. Nach einer Untersuchung von Hamid et al. im Jahre 2002 existieren einige Unterschiede in der Anatomie des Epiduralraums in jedem des untersuchten fötalen Stadiums. Die Strukturen des Epiduralraums sind nach 13 Wochen im Fötus komplett ausgebildet, aber sie differenzieren sich noch stufenweise innerhalb des Bindegewebes.

Der Umfang des Cavum epidurale hängt auch von dem Vorliegen einer Gravidität ab. Igarashi et al. (2000) stellten bei epiduroskopischen Untersuchungen an Schwangeren im Vergleich zu Nichtschwangeren fest, dass das Spatium epidurale bei Schwangeren kleiner ist. Der epidurale Faser- und Bindegewebsanteil war bei den schwangeren Frauen im letzten Trimester signifikant höher als bei Nichtschwangeren. In Hinblick auf die Menge des epiduralen Fettgewebes konnten keine Unterschiede ermittelt werden.

Im Spatium epidurale herrscht ein leicht negativer Druck. Der negative intrathorakale Druck überträgt sich zunächst auf den Intervertebralraum und von dort in die Foramina. Igarashi und Hirabayashi et al. (1999) berichten, dass sich der Epiduralraum unter epiduroskopischen Bedingungen unter tiefer Einatmung erweitert. Die Weite des Cavum epidurale schwankt je nach Literaturangabe zwischen 2,0 und 12,0 mm. Im HWS-Bereich und der oberen BWS beträgt die Größe des Spatiums epidurale 2,0 bis 3,0mm. In den mittleren Thoraxregionen wird in der Literatur ein Durchmesser von 3,0 bis 6,0mm und in der unteren BWS und LWS mit 4,0 bis 6,0mm angegeben.

2.1.2. Cavum subarachnoidale

Der Inhalt des Subarachnoidalraums (Intrathekalraum, Cavum subarachnoidale) besteht aus dem Rückenmark und seinen Ausläufern, die durch die Pia mater bedeckt werden, dem Liquor cerebrospinalis der durch die Arachnoidea umhüllt wird und den Blutgefäßen, die das Rückenmark versorgen.

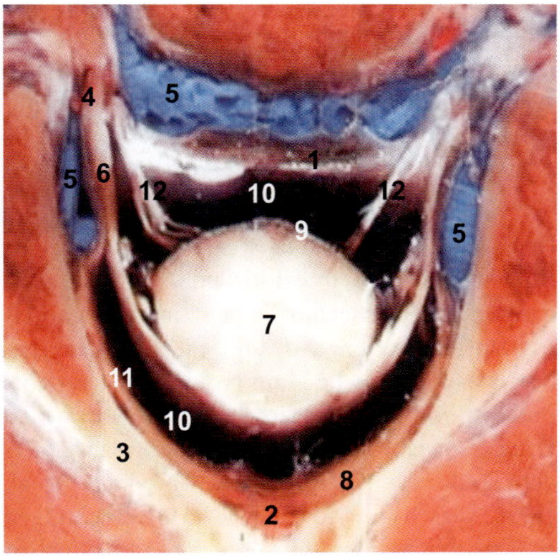

Abb. 2.1: Transversaler Schnitt durch den Spinalkanal in Höhe C3. Modifiziert nach Lang L, Clinical Anatomy of the Cervical Spine, Thieme Verlag Stuttgart, New York, 1993. **1** Lig. longitudinale posterior, **2** Dura mater spinalis, **3** Lig. flavum, **4** N. spinalis, **5** Plexus venosus post. et ant., **6** Spinalganglion, **7** Medulla spinalis, **8** Fettgewebe, **9** Pia mater, **10** Cavum subarachnoidale, **11** Spatium epidurale, **12** Radixfilamente.

Die Dura mater spinalis und die Arachnoidea stellen eine Doppelschicht dar, die den Duralsack bildet und den Liquor cerebrospinalis umhüllt. Kranial ist die Dura mater spinalis an der Zirkumferenz des Foramen magnum und an den Dorsalflächen der Wirbelkörper C2 und C3 befestigt. Bei 43 % der Erwachsenen endet der Duralsack am Übergang von S1 zu S2, bei 32 % in der Mitte von S2 und bei 23 % am Übergang von S2 zu S3. In einigen Fällen kann sich der Duralsack sogar bis zum Übergang von S3 nach S4 erstrecken.

Hinweise zum Inhalt des Wirbelkanals

Die Medulla spinalis, Pia mater, Arachnoidea und Dura mater spinalis bilden den Inhalt des Wirbelkanals. Die drei Hüllen (Pia mater, Arachnoidea, Dura mater spinalis) formieren sich zum Spatium epidurale, Cavum subdurale und Spatium subarachnoidale.

Zum topographischen Verständnis sind die von dorsal nach ventral reichenden anatomischen Strukturen: Ligamentum flavum → Dura mater spinalis (Lamina externa) → Cavum epidurale → Dura mater spinalis (Lamina interna) → Cavum subdurale → Arachnoidea spinalis → Cavum subarachnoidale mit Liquor cerebrospinalis → Pia mater spinalis → Myelon und das Ligamentum longitudinale posterior beachtenswert.

2.1.2.1. Medulla spinalis

Den axialen Teil des Zentralnervensystems stellt das Rückenmark mit einer Durchschnittlänge von 42-54 cm dar, der von der kranialen Fläche des Atlas bis zur Oberkante des 2. LWK verläuft. Das Rückenmark besteht aus 30 Spinalsegmenten (8 zervikale, 12 thorakale, 5 lumbale und 5 sakrale). Mit ihren meningealen Fortsätzen zweigen alle Spinalsegmente, außer den Sakralsegmenten, durch das Spatium epidurale hindurch vom Subarachnoidalraum ab. In das Filum terminale geht das distale Ende der Medulla spinalis über, das im Spinalkanal bis zum Ende des Duralsacks zieht.

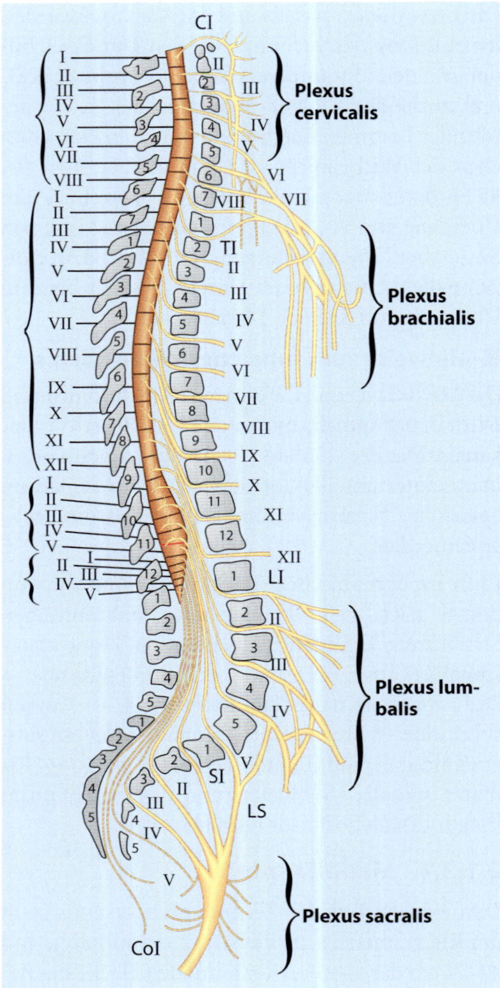

Abb. 2.2: Medulla spinalis. 31 Spinalnervenpaare (Nn. spinales) – 8 im Hals-, 12 im Brust-, 5 im Lenden-, 5 im Sakral- und einer im Steißabschnitt – , bestehend aus Fasern der motorischen Radix ventralis und der sensiblen Radix dorsalis, die ab dem Spinalganglion zum gemischten peripheren Nervus spinalis vereinigen. Distal des Ganglion intervertebrale, das sich in einem der Foramina intervertebralia befindet, teilen sich die Nn. spinales auf hintere und vordere Äste. Alle hinteren Äste und die vorderen Äste der Nervi thoraci bleiben segmental, die übrigen vorderen Äste bilden den Plexus cervicalis (C1-C4), den Plexus brachialis (C5-Th2), den Plexus lumbalis (L1-L4) und den Plexus sacralis (L4-S2), die die Haut, Muskulatur, Bandapparat der Gelenke, Gefäße, das Periost innervieren. Abbildung aus: Praktische Vertebrologie in der Allgemeinmedizin (Autor: E. Judin), UNI-MED Verlag AG, 2007, mit freundlicher Genehmigung des Autors.

Die Cauda equina bilden die mit dem Filum terminale nach unten zu ihren Austrittstellen ziehenden Nervenwurzeln.

Der die Medulla spinalis umhüllende Duralsack, stellt die Fortführung der Dura des intrakraniellen Raumes dar und endet in der Mitte des Os sacrum. Der Duralsack umhüllt neben der Medulla spinalis, das Filum terminale, Cauda equina auch mit stummelförmigen seitlichen Aussackungen die beiden Wurzeln des Spinalnerven als auch das Spinalganglion. Die Blutversorgung des Rückenmarks erfolgt über die A. spinalis anterior und die paarig angelegte A. spinalis posterior. Die zuführenden Gefäße aus der A. vertebralis und den Interkostalarterien verlaufen als Aa. radiculares ventrales et dorsales mit den Nervenwurzeln durch die Foramina intervertebralia und sind von unterschiedlichem Kaliber, viele von ihnen sogar oblitiert. Zwischen dem dorsalen und ventralen Gefäßgebiet des Rückenmarks existieren zahlreiche Anastomosen.

2.1.2.2. Liquor cerebrospinalis

Der in den Plexus chorioidei des Ventriculus quartus produzierte Liquor cerebrospinalis erreicht über die Apertura mediana und die Aperturae lateralis das Cavum subarachnoidale. Der wasserklare Liquor cerebrospinalis füllt die inneren Hohlräume des ZNS und den Subarachnoidalraum von Gehirn und Rückenmark aus, bietet einen mechanischen Schutz und dient dem Ausgleich von Temperatur- und hydrostatischer Druckschwankungen.

Der Liquor cerebrospinalis ist eine wässrige Lösung mit einer dem interstitiellen Raum vergleichbaren Zusammensetzung in den Einzelbestandteilen. Die Liquormenge wird mit ca. 150 ml angegeben. Das individuelle Liquorvolumen ist variabel und u.a. von Änderungen des intraabdominellen Drucks sowie Änderungen des Füllungszustandes der Epiduralvenen abhängig. Carpenter et al. (1998) weisen anhand von MRT-Untersuchungen eine erhebliche Variationsbreite des individuellen lumbosakralen Liquorraumes von 42 bis 81 ml nach.

Higuchi et al. (2004) beschrieben bei 40 Patienten lumbosakrale Liquorvolumina zwischen 20,5 ml und 61,6 ml. Der Liquor cerebrospinalis ist keine statische Flüssigkeitssäule, sondern unterliegt einem Gleichgewicht aus Produktion und Resorption und weist auch auf Rückenmarkshöhe eine Strömung auf. Die Liquorsäule oszilliert in direkter Abhängigkeit von der arteriellen Pulsation. Die Amplitude der Liquorbewegung nimmt von cranial nach caudal ab und beträgt auf Höhe des thorakalen Übergangs ca. 0,4 ml/Systole.

2.1.3. Cavum subdurale

Der sehr kleine Subduralraum wird von der Dura mater spinalis und der Arachnoidea, die eng aneinander liegen, gebildet. Durch eine minimale Flüssigkeitsmenge wird der subdurale Raum befeuchtet. Shah und Heavner (2003) sowie Mumenthaler (2008) berichten, dass der subdurale Raum ein "*virtueller Raum*" ist, aber einer, der geformt werden kann; mechanische Kräfte können Neurothelzellen in der dura-arachnoiden Schnittstelle zerreißen und einen subduralen Raum formen.

2.1.4. Dura mater spinalis

Die Dura mater spinalis besteht aus einem straffen kollagenen Bindegewebe, enthält aber auch elastische Fasern, wobei sich dazwischen eine mukopolysaccharidreiche Grundsubstanz und Fibroblasten befinden. Die Dura kleidet mit ihrem äußeren Blatt (Lamina externa) den Wirbelkanal aus. Zwischen dem inneren Blatt der Dura mater spinalis (Lamina interna) und der Lamina externa der Dura mater ist das Cavum epidurale zu finden. Der eigentliche von der Dura mater spinalis gebildete Duralsack reicht in der Regel vom Foramen magnum bis in Höhe des 2. Sakralwirbels. Der Duralsack verwächst mit dem Filum terminale internum und strahlt als Filum durae matris spinalis bis zum Periost des Os sacrum aus. Die Dura mater spinalis umhüllt sowohl die beiden Wurzeln der Spinalnerven als auch das Spinalganglion.

Mit der Arachnoidea und der Pia mater bildet die Dura mater spinalis ein zusammenhängendes einheitliches Organ. Reina et al. (1998) entnahmen Proben des duralen Schlauchs der Wirbelsäule menschlicher Leichen, die zwischen 65 und 72 Jahre alt waren. Sie analysierten die Proben mittels Rasterelektronenmikroskopie, die zeigte, dass der Duraschlauch aus der Arachnoidea und der Dura mater mit einer Dicke von 100 bis 150 Micrometern besteht.

Die innere Schicht des Epiduralraums stellt die Dura mater spinalis dar. Die Dura mater spinalis schließt mit der Arachnoidea spinalis und der Pia mater spinalis das Rückenmark sowie die vorderen und hinteren Nervenwurzeln ein. Zum Epineurium der spinalen Nervenwurzeln wird die Durascheide beim Durchtritt der vorderen und hinteren Nervenwurzeln durch das Spatium epidurale. Die Außenschicht der Dura besteht hauptsächlich aus kollagenen Fasern, die alleine oder in Gruppen in allen drei Richtungen verlaufen, und zwar longitudinal, horizontal und transversal.

Nach rasterelektronenmikroskopischen Untersuchungen der Dura mater spinalis von Dittmann et al. (1998) widersprechen seine Befunde den klassischen Beschreibungen, die den Faserverlauf der Dura mater spinalis als parallel und longitudinal im Tangentialschnitt darstellen. Die Arbeitsgruppe um Dittmann (1998) stellt fest, dass in der äußeren, epidural gelegenen Schicht der Dura mater spinalis, die kollagenen Fasern zu Bändern zusammengefasst sind, die in allen Richtungen verlaufen. Eingebunden in dieses dreidimensionale Netz kollagener Systeme finden sich etwa 2 mm dicke elastische Fasern. Innen, arachnoidalseitig, sind dünne kollagene Fasern zu Schichten derart verschmolzen, dass die innerste, der Arachnoidea aufliegende Schicht einen glatten und glänzenden, einer Serosa vergleichbaren Aspekt bietet. Sie haftet mit Bindegewebstrabekel der eigentlichen Dura mater an. Reste des subduralen Neurothels tragen zur Glätte der Flächenansicht bei.

Die Stärke der Dura mater spinalis wird im Allgemeinen mit 1,0-1,5 mm im HWS-Bereich, 1,0 mm in der mittleren BWS und 0,3-0,7 mm im Abschnitt der unteren BWS und LWS angegeben.

> Als eine der wichtigsten Funktionen bietet die Dura mater spinalis einen mechanischen, thermischen und immunologischen Schutz. Die mechanische Schutzfunktion der Dura mater spinalis besteht in der Verankerung des Rückenmarks im Wirbelkanal sowie in der Bildung eines anpassungsfähigen Flüssigkeitsmantels.

2.1.5. Arachnoidea

Die Arachnoidea stellt sich als ein sehr zartes, gefäßarmes, bindegewebiges Bälkchenwerk, den Trabeculae arachnoideae, und beidseits endothelbedeckte Membran dar. Die Arachnoidea ist von der unter ihr gelegenen Pia mater durch den Liquor cerebrospinalis getrennt. Die Arachnoidea bildet mit der Dura mater spinalis und der Pia mater nach dem Verlassen des Foramen intervertrebrale das Peri- und das Epineurium der Spinalnerven. Die Arachnoidea liegt der Dura mater eng an, kann aber z.B. bei Blutungen als Spatium subdurale sehr erweitert sein.

Aus der klinischen Praxis werden immer wieder Einzelfälle berichtet, wo z.B. bei der Platzierung von Epiduralkathetern in herkömmlicher Technik der Katheter akzidentiell das Cavum subdurale erreicht.

2.1.6. Pia mater

Dem Rückenmark und den Spinalnerven liegt die Pia mater dicht an, die seitlich an den Spinalnerven verhaftet ist. Gemeinsam mit der Dura mater spinalis und der Arachnoidea bildet die Pia mater das die Spinalnerven einscheidende Bindegewebe. Die Pia mater wird von der Arachnoidea durch den liquorgefüllten Subarachnoidalraum getrennt.

2.1.7. Ligamentum flavum

Das elastische gelblich erscheinende Ligamentum flavum spannt sich jeweils zwischen zwei hinteren Anteilen der Wirbelbögen dorsal bis in die Gelenkfortsätze und bedeckt das Foramen interlaminare. Im Lumbalbereich ist das Foramen interlaminare annähernd rund. Es flacht sich zunehmend im thorakalen, zervikalen und sakralen Bereich ab.

> Das Ligamentum flavum spielt in der regionalanästhesiologischen Praxis eine besondere Rolle, weil bei der Technik einer Epiduralanästhesie unbedingt das Ligamentum flavum z.B. vom lumbalen bis zum zervikalen Wirbelsäulenbereich mit einer entsprechenden Prozedur (*Loss of Resistance Technique*, LOT) zu punktieren ist, um den Epiduralraum zu erreichen.

Nach Untersuchungen von Bromage (1978) beträgt der größte Abstand zwischen dem Ligamentum flavum und der Dura mater spinalis zwischen 5,0 bis 6,0 mm im Bereich L2, und im Bereich C7 wird ein Abstand von 1,5 bis zu 2,0mm angegeben. Das Ligamentum flavum ist in der zervikalen Region relativ dünn und wird in Richtung caudal dicker.

Das Ligamentum flavum besteht aus echtem elastischen Bindegewebe wie im Lig. nuchae und voccalis sowie im Lig. suspensorium penis. Die scherenartig angeordneten elastischen Fasern verleihen dem Lig. flavum seine gelbliche Farbe. Pathologische Veränderungen im Bereich des Ligamentum flavum wie z.B. Verdickung oder Zysten können zu Spinalkanalstenosierungen bzw. Wurzelkompressionen führen.

2.1.8. Blut- und Lymphgefäße

Arterielle Blutgefäße

Als arterielle Gefäße finden sich im Spatium epidurale Äste der Rami spinalis aus den Interkostalarterien. Der Ramus spinalis teilt sich nach dem Durchtritt durch das Foramen intervertebrale in drei Äste, die Aa. canalis vertebralis anterior und posterior für die Versorgung der Wirbelsäule und den Inhalt des Spatium epidurale sowie in die A. nervomedularis für das Rückenmark und seine Hüllen. Die hintere Wirbelkanalarterie versorgt den Wirbelbogen und das Ligamentum flavum. Die vordere Wirbelkanalarterie gabelt sich in die Rami ascendens und descendens, welche mit den Arterien der Gegenseite und der Nachbarsegmente anastomosieren. Nach Abgabe kleiner Äste an das Ligamentum longitudinale posterior dringen sie dann als Rami centrales posteriores in die Rückfläche der Wirbelkörper ein.

Venöse Blutgefäße

Es existieren stark verzweigte, klappenlose, ringförmig angeordnete Plexus venosi vertebralis interni. In jeder Wirbelkörperhöhe erhält dieser venöse Plexus einen venösen Zufluss von den Venae spinales, Venae vertebrales sowie den Venen des Wirbelbogens. Dabei bildet der epidurale Venenplexus ein vertikalwärts angeordnetes Netz. Durch die anastomisierten Venae intervertebrales wird der Plexus venosus verstärkt. Das Venensystem drainiert sich schließlich über die Venae azygos und Venae hemiazygos in die Vena cava superior. Über dieses anastomosierende Venennetz bestehen sowohl nach cranial Verbindungen zu den tiefen Hals- und Kopfvenen als auch nach kaudal über venöse Verbindungen zu den Beckenvenen. Das epidurale Venengeflecht bildet ein plastisches Polster für den Duralsack, das dessen Volumenschwankungen ausgleicht.

Lymphgefäße

Die Lymphgefäße im Spatium epidurale sind in der Nervenwurzel angesiedelt. Der Lymphabfluss erfolgt durch die Foramina intervertebralia in die Nodi lymphatici cervicales profundi, intercostales, lumbales und präsacrales.

Aufgrund des epiduralen vaskulären Netzes mit einer dichten vaskulären Versorgung der Dura mater spinalis zu den extravertebralen Venengeflechten sind günstige anatomische Voraussetzungen für eine sinnvolle Thermoregulation des Rückenmarks durch das venöse Blut und den Flüssigkeitsmantel des Liquor cerebrospinalis gegeben.

2.1.9. Nervale Strukturen

Spinalnerven entlassen im Cavum epidurale einen dünnen Ramus meningeus sinuvertebralis. Die Rami meningei versorgen mit ihren feinsten Ästen das Periost des Wirbelkanals, die Dura mater spinalis, epidurale Gefäße und das Ligamentum longitudinale posterior. Das Spatium epidurale wird von einem stark verzweigten multisegmentalen Nervengeflecht innerviert. Es besitzt seinen Ursprung im Grenzstrang, den Rr. communicantes der Spinalnerven und perivaskulärer Nerven. Das dorsale Spatium epidurale wird sensibel durch die Rr. lateralis und medialis des R. dorsalis des Spinalnerven und die Rr. communicantes versorgt.

Die Tatsache, dass die Nerven der Cauda equina am Ende des inneren Blattes der Dura bei S1-S2 in das Spatium epidurale eintreten, ist nicht nur aus topographisch-anatomischer Sicht, sondern auch aus klinischer Sicht für die Spinale Endoskopie von Bedeutung. Tiefer als beim Erwachsenen (L2) reichen bei der kindlichen Wirbelsäule das Rückenmark bis L3 und der Duralsack bis L4.

2.1.9.1. Nervi spinales

Die Nn. cervicales, thoracici, lumbales, sacrales und der Nervus coccygeus entspringen aus der Medulla spinalis. Durch die Vereinigung zweier Wurzeln – der vorderen oder Radix ventralis, und der hinteren bzw. Radix dorsalis – entsteht jeder Spinalnerv.

Innerhalb des Canalis intervertebralis teilt sich der kurze Stamm des Spinalnerven in 4 Äste:

- Ramus meningeus, ein Ast, der die Dura mater versorgt
- Ramus dorsalis, dieser Ast versorgt den M. erector spinae
- Ramus ventralis, ist der vorderste Ast der Spinalnerven
- Ramus communicans albus, dieser Ast der Spinalnerven stellt die Verbindung mit dem Grenzstrang des Sympathikus her.

2.1.9.2. Radix

Die beiden seitlichen Längsfurchen jeder Rückenmarkshälfte sind bedingt durch die vorderen und hinteren Wurzeln des Rückenmarks- oder Spinalnerven. Denn jeder Spinalnerv tritt mit zwei Wurzeln, einer vorderen, Radix ventralis, und einer hinteren, Radix dorsalis, mit dem Rückenmark in Verbindung.

Während die Spinalnerven sowohl zuleitende (afferente oder sensible) wie auch ableitende (efferente oder motorische) Fasern enthalten, treten diese beiden Faserarten durch die beiden Wurzeln des Spinalnerven getrennt voneinander mit dem Rückenmark in Verbindung, so dass die vordere Wurzel die motorischen und die hintere Wurzel die sensiblen Fasern enthält. Kurz vor der Vereinigung beider Wurzeln zum Stamm der Spinalnerven entwickelt sich die hintere Wurzel zum Ganglion spinale. Jede Wurzel eines Spinalnervs besteht aus 5-10 Bündeln von Nervenfasern, den Wurzelfäden, Fila radicularia, die fächerförmig zum entsprechenden Foramen intervertebrale zusammenlaufen. Die ventralen Wurzeln werden von zahlreichen feinen, in 2–3 Längsreihen nebeneinander liegenden Bündeln, die dorsalen dagegen von einigen stärkeren, in einer Reihe liegenden Bündeln gebildet.

2.1.10. Ligamentum longitudinale posterior

Das relativ straff der Wirbelkörperhinterwand anliegende hintere Längsband (Ligamentum longitudinale posterior) spannt sich über die Rückseite der Wirbelkörper entlang der Körperachse. Das Ligamentum longitudinale posterior erscheint im kranialen Abschnitt breiter als kaudal und verjüngt sich im Bereich der lumbalen Wirbelkörper zu einem schmalen Streifen. Bindegewebetrabekel verbinden die Dura mater spinalis mit der Wand des Wirbelkanals, insbesondere mit dem Ligamentum longitudinale anterior.

Nach Untersuchungen von Bertram et al. (2003) besteht das Ligamentum longitudinale aus zwei Schichten.Eine tiefe Schicht ist segmental, rautenförmig im Bereich der Bewgungssegmente angeordnet und inseriert an den Bandscheiben, den

Kanten der benachbarten Wirbelkörper und der Wirbelkörperhinterfläche.

Viele dieser epiduralen Bindegewebezüge enthalten Nervenfasern, die dem Nervengeflecht des Ligamentum longitudinale anterior entstammen und in das dichte Nervenfasernetz der Dura mater spinalis einmünden. Die Innervation wird über aus den Rami ventrales nervi spinales rücklaufende sinuvertebrale Nerven (Rami meningei), die sich im Bereich der Ligamenta longitudinale posteriores und anteriores polysegmental ausdehnen, realisiert. Faustmann (2004) konnte mit Hilfe experimenteller immunhistochemischer und molekularbiologischer Untersuchungen an paravertebraler Muskulatur bei Operation eines Postdiskotomiesyndroms feststellen, dass myelinisierte Nervenfasern und positive neuronale Markierungen für schmerzleitende Fasern sich im Anulus fibrosus der Bandscheibe mit Betonung der dorsalen Anteile und im Ligamentum longitudinale posterior finden. Interessanterweise lassen sich unter Bandscheibendegeneration nervale Sprossungen bis in den Nucleus pulposus nachweisen. Die Innervation erfolgt über aus den Rami ventrales nervi spinales rücklaufende sinuvertebrale Nerven (Rami meningei), die sich plexusartig im Bereich der Ligamenta longitudinale posterior und anterior polysegmental ausdehnen.

2.1.11. Fettgewebe

Als Hauptbestandteil des Epiduralraums wird neben dem Plexus venosi vertebralis interni epidurales Fettgewebe angegeben. Das Fettgewebe bildet ein ideales Druckpolster für die rückenmarksnahen Strukturen. Das epidurale Fettgewebe bietet ein ausgezeichnetes Depot für Medikamente, die in den Epiduralraum appliziert werden. Bei der Implantation von Elektroden und Kathetern schützt das epidurale Fett vor Perforationen der Dura mater durch die implantierte Elektroden- bzw. Katheterspitze. Die epidurale Fettverteilung variiert im Spatium epidurale deutlich und korreliert nicht mit der generellen Fettverteilung im übrigen Organismus.

2.2. Histopathologie

Über histopathologische Untersuchungen aus dem Spatium epidurale kann nur aus dem eigenen Krankengut berichtet werden. Anhand unserer histologischen Schnittpräparate lassen sich Aussagen treffen, die der endoskopischen Diagnostik und auch der Qualitätskontrolle dienen.

2.2.1. Histopathologische Stichpunkte

Bei der Schmerzentstehung spielt die Entzündungsreaktion eine wichtige Rolle. Sie besteht in einer komplexen Reaktion des Gefäßbindegewebeapparates auf eine Gewebeschädigung. In der akuten Phase tritt eine Hyperämie mit einer Exsudation als seröse Entzündung (Blutplasma), hämorrhargische Entzündung (Erythrozytenaustritt) und eitrige Entzündung (Emigration von Leukozyten) auf. Im chronischen Stadium der Entzündung steht im Gegensatz zur akuten Entzündungsreaktion die Proliferation von Bindegewebezellen, Histiozyten und Wucherung von Kapillaren, d.h. Granulationsgewebe, im Vordergrund. Der epidurale Entzündungsprozess tritt in verschiedenen Erscheinungs- und Funktionsformen auf. Es handelt sich in der Regel um ein Bindegewebe mit Wucherung von Fibroblasten als Faserbildung bzw. Narbe, Histiozyten und Kapillarsprossen. Auch Lymphozyten und Plasmazellen bzw. Mastzellen oder polymorphkernige Leukozyten können diesem Grundgewebe zugeordnet sein. Entsprechend der histologischen Nomenklatur wird die vorherrschende Zellart in ein

- zellig proliferierendes Granulationsgewebe mit reichlich Lympho- und Histiozyten
- Granulationsgewebe im engeren Sinne (Kapillarsprossen und Fibroblasten)
- infiltrierendes Granulationsgewebe

eingeteilt. Als Folge der Entzündung tritt eine Defektheilung (Narbe) auf.

2.2.2. Histologische Untersuchungen und Befunde

> Auch in der invasiv-interventionellen Schmerzmedizin muss gelten, dass jeder operativ entfernte Gewebeanteil histologisch untersucht wird. Dieses dient nicht nur der Epiduroskopie-Qualitätskontrolle, sondern auch der diagnostischen Sicherheit für den Patienten.

Deshalb ist für die endoskopische Schmerzdiagnostik auch eine gezielte endoskopische Biopsie unter guten optischen Verhältnissen zur histologischen Untersuchung zu empfehlen.

3. Endoskopische Anatomie

3.1. Rückenmarksnahe endoskopische Anatomie

Mit Hilfe der endoskopischen rückenmarksnahen Untersuchungstechnik ist es möglich, die entsprechenden morphologischen Strukturen optisch darzustellen.

Als direktes 3-dimensionales bildgebendes Verfahren ermöglicht die spinale Endoskopie, räumliche und farbige Abbildungen rückenmarksnaher anatomischer Strukturen von Dura mater spinalis, Lig. flavum, Lig. longitudinale posterior, Blutgefäße, Bindegewebe, Nerven und Fettgewebe je nach epiduroskopischen Equipments in guter optischer Qualität wiederzugeben.

Die spinale Endoskopie vermittelt neben der Dynamik des Spatium epidurale und des Cavum subaarachnoidale auch ein visuelles Verständnis für diese topographische Region (☞ Abb. 3.1-3.9).

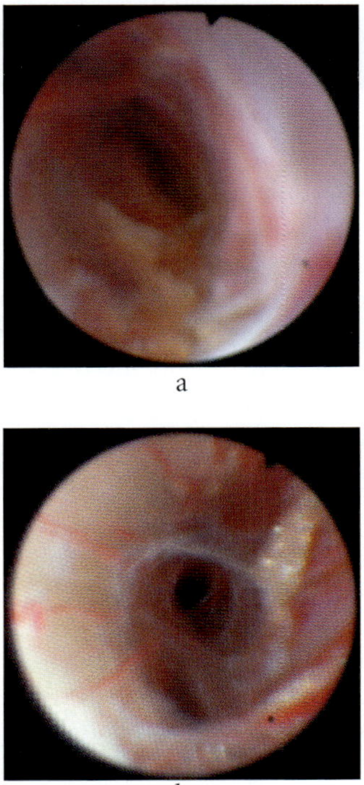

a

b

Abb. 3.1a+b: Spatium epidurale.

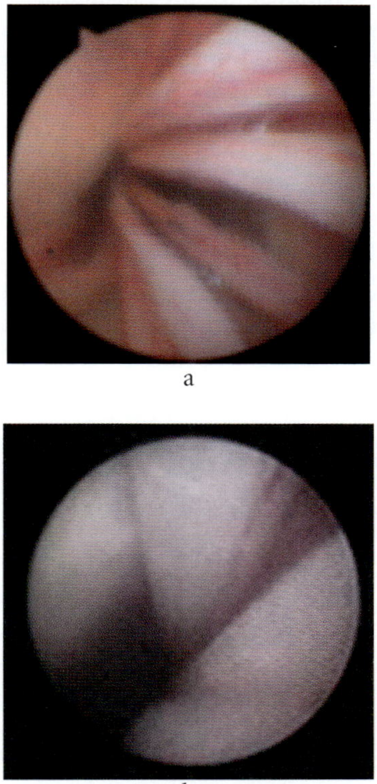

a

b

Abb. 3.2a+b: Cavum subarachnoidale mit Filum terminale.

Allerdings liegen nur vereinzelte Berichte und wenig verlässliches Bildmaterial über die endoskopische Anatomie bzw. pathologische Veränderungen vor. Die in der Literatur sporadisch publizierten Abbildungen vermitteln kein einheitliches Bild. Deshalb ist die Präsentation der DVD (Schütze G, Epiduroscopy. Multilingual DVD-ROM, 02/2006, K. Storz GmbH, ISBN 3-89756-757-1) als Versuch zu werten, für eine einheitliche Nomenklatur zu werben bzw. einen visuellen epiduroskopischen Atlas zur Verfügung zu stellen.

3.1.1. Dura mater spinalis

Im endoskopischen Bild erscheint die Dura mater spinalis als eine blau-graue oder auch grau-weiße Bindegewebestruktur mit kleinen Blutgefäßen auf ihrer Oberfläche. Die Stärke der Dura mater spinalis variiert je nach Untersuchungsabschnitt sehr. Dabei reicht ihre Wandstärke von maximal 1,5 mm, wie von uns beobachtet, fast bis zur Durchsichtigkeit in den Intrathekalraum. Die Elastizität der Dura mater spinalis lässt sich durch Auslösen des so genannten *tenting*-Phänomens (Massey 1963, Kyung 2005) sehr leicht nachweisen. Mit Hilfe einer Katheterspitze, einer PE-Zange oder der Epiduroskopiespitze selbst kann durch ein "Antippen der Dura mater" der Durawiderstand bzw. deren Elastizität dargestellt werden. CAVE: Bei Verwendung relativ scharfer Instrumente (Laser-Fiber, PE-Zange u.a.m.) muss mit einer Duraperforation gerechnet werden!

Zur Navigation im rückenmarksnahen Raum wird von uns die Dura mater spinalis sehr gern als anatomische Leitschiene benutzt (☞ Abb. 3.3).

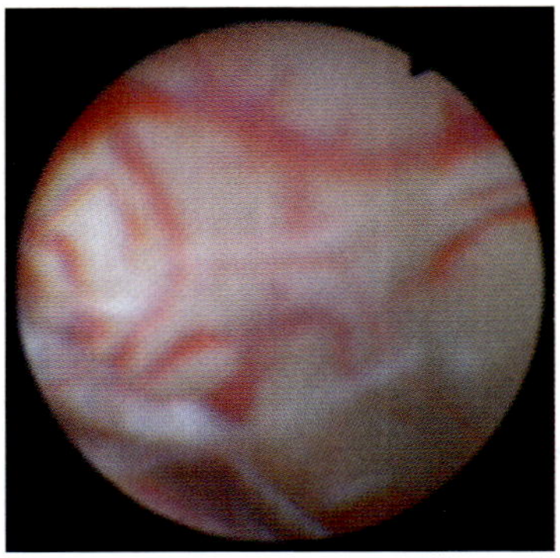

a

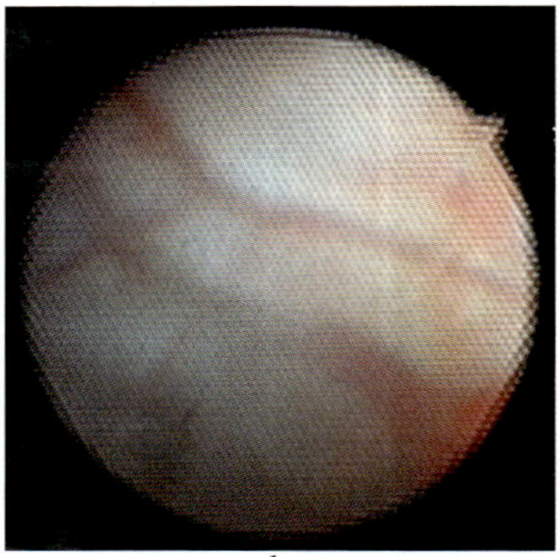

b

Abb. 3.3a+b: Dura mater spinalis.

3.1.2. Fettgewebe

Das epidurale Fettgewebe stellt sich im endoskopischen Bild in einer glänzenden Weiß- bis Gelbfärbung dar (☞ Abb. 3.4). Oft ist es auch von kleinen Blutgefäßen durchzogen. Das epidurale Fettgewebe variiert in den verschiedenen rückenmarksnahen Abschnitten und stellt einen lipophilen Speicher dar.

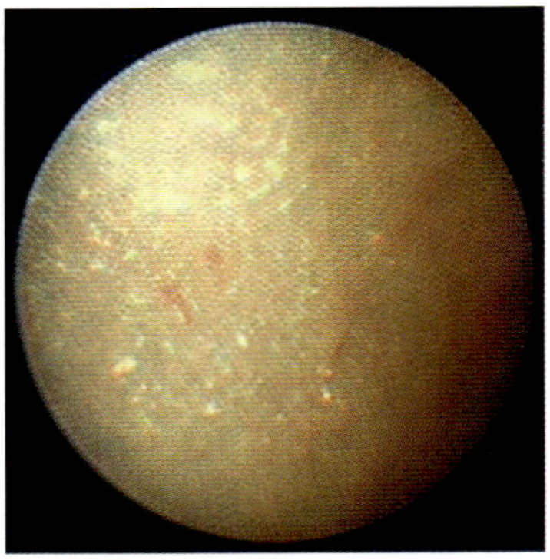

a

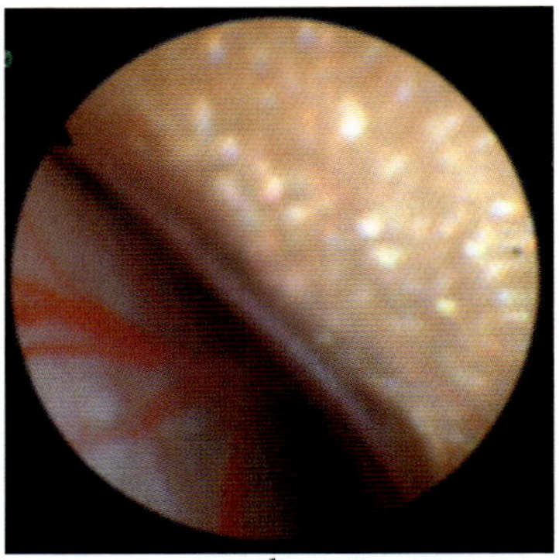

b

Abb. 3.4a+b: Epidurales Fettgewebe.

Igarashi et al. (1997) konnten zeigen, dass das epidurale Fettgewebe als Verschiebeschicht für die Nerven bedeutsam ist und nach chronifizierten Entzündungsprozessen aufgebraucht wird. Dadurch können die nervalen Strukturen in sich bildendes Narbengewebe einbezogen werden.

Von Reina et al. (1988) wurde ein großer Anteil von Fettzellen sowohl zwischen den Schichten der Dura mater als auch darunter festgestellt.

Von den Autoren wird mitgeteilt, dass Fett, ähnlich den peripheren Nerven, inner- und unterhalb der duralen Ummantelung präsent ist. Das Fett, das in der duralen Ummantelung gefunden wurde, ist in engem Kontakt mit den Axonen der Nervenwurzeln; anders als das Fett, das der Epiduralraum enthält. Die Freisetzung von lipophilen Substanzen im Fett der duralen Ummantelung könnte infolge des geringen Abstands, der das Fett von den Axonen trennt, so wie aufgrund der bescheidenen vaskulären Clearance einen größeren Effekt auf die Nervenwurzeln haben.

Der Anteil des Fettgewebes ist im Spatium epidurale entsprechend unserer endoskopischen Untersuchungen sehr unterschiedlich verteilt. Der Hauptanteil des epiduralen Fettgewebes befindet sich nach unseren Erkenntnissen im dorsalen Anteil des Cavum epidurale.

Vor allem im ventralen Spatium epidurale sowie bei postoperativen Zuständen finden sich nach unseren endoskopischen Untersuchungen nur spärliche Anteile von epiduralem Fettgewebe.

3.1.3. Nervale Strukturen

Die oft schwierige endoskopische Inspektion im Bereich der Nervenwurzel erlaubt in der Regel auch eine Beurteilung der Wurzel. Durch die Nähe zum Ramus ascendens und descendens der A. canalis vertebralis posterior bzw. anterior ist auch eine Einschätzung über die Gefäßversorgung, Pulsation, Adhäsion, Ödem und Kontaktempfindlichkeit dieser topografischen Region möglich. Nervenwurzeln stellen sich regelhaft in weißer Färbung bis leichter Pink-Gelb-Tönung mit Blutgefäßen dar, die über die Oberfläche der Nervenwurzel ziehen können. Nervenwurzeln können aber auch eine mattierte Farbstruktur aufweisen, die in der Regel durch das Vorhandensein von Adhäsionen bedingt ist. Bei unseren Endoskopien konnte immer wieder beobachtet werden, dass Nervenwurzeln von longitudinal verlaufenden Gefäßen gekreuzt werden.

Die oft völlig ungehindert durch den Epiduralraum ziehenden nervalen Strukturen sind durch ihre Weißfärbung relativ leicht erkennbar, aber auch mit strangartigen Fibrosen leicht zu verwechseln (☞ Abb. 3.5).

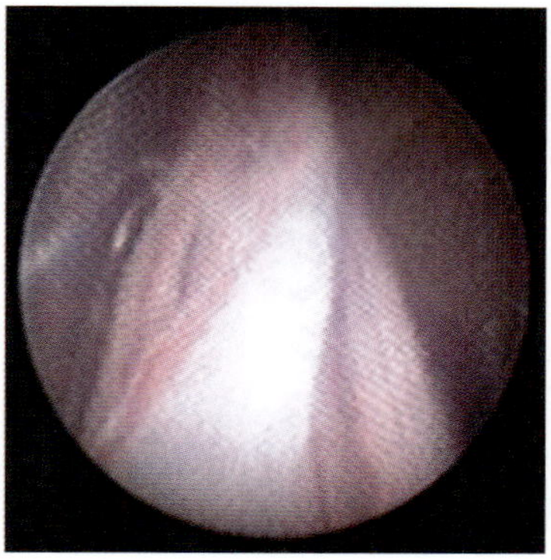

a

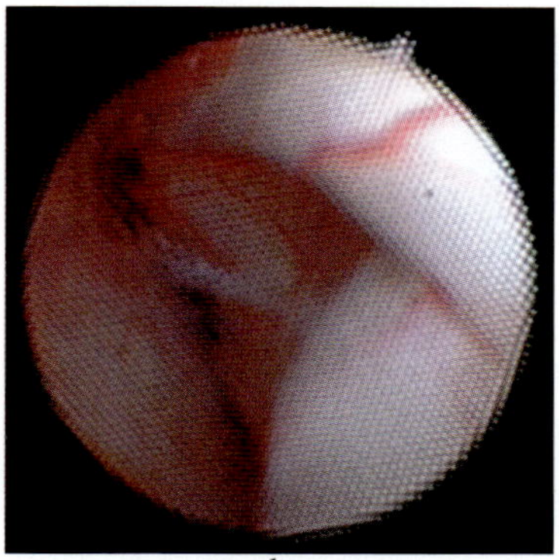

b

Abb. 3.5a+b: Radix dorsales.

3.1.4. Ligamentum flavum

Die gelbliche Farbe des Ligaments wird durch scherengitterartig angeordnete elastische Fasern hervorgerufen. Das elastische Bindegewebe stellt eine Sonderform des geformten straffen kollagenen Bindegewebes dar. Es enthält reichlich parallel verlaufende dicke elastische Fasern. Das Ligamentum flavum kann an seiner weißen bis gelblichen konkaven Oberfläche ohne sichtbare Gefäße im endoskopischen Bild identifiziert werden (☞ Abb. 3.6). Eine Verdickung des Ligamentum flavum kann zur Spinalkanalstenosierung beitragen.

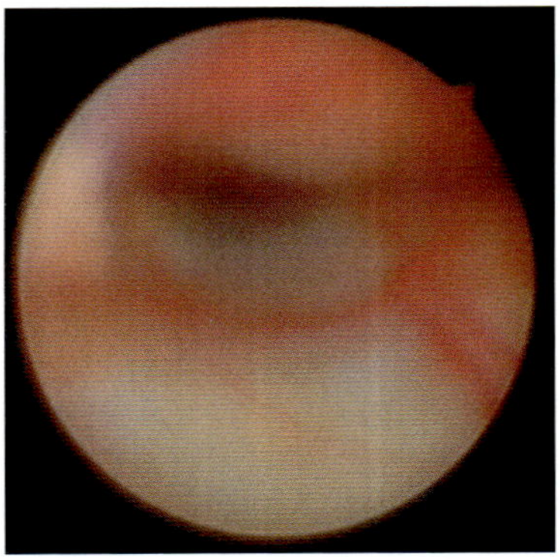

a

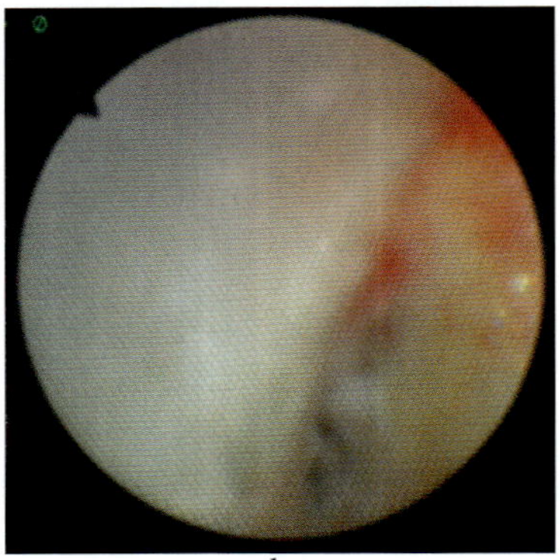

b

Abb. 3.6a+b: Ligamentum flavum.

3.1.5. Ligamentum longitudinale posterior

Bei der Endoskopie des ventralen Epiduralraums ist neben der Dura mater spinalis das Ligamentum longitudinale posterior gut einsehbar. Durch das relativ enge ventrale Spatium epidurale wird eine sehr gute optische Bilddarstellung des Lig. longitudinale posterior vor allem in den thorakalen und zervikalen Abschnitten des Spinalkanals möglich (☞ Abb. 3.7). Die endoskopische Unterscheidung zwischen Dura mater spinalis und Ligamentum longitudinale posterior gelingt zunächst durch die unterschiedliche Vaskularisation. Das Hauptunterscheidungsmerkmal ist nach meinen Erfahrungen das sog. *tenting* (elastisches Zeltphänomen; ☞ auch Kap. 3.1.1.), was nur bei der Dura mater spinalis positiv ist. Das Lig. longitudinale posterior erscheint im endoskopischen Bild weiß mit gefaserter Struktur. Anhand der strukturellen und farblichen Unterschiede des ventralen Spatium epidurale kann beurteilt werden, in welchem Abschnitt des Epiduralraums die Epiduroskopie stattfindet (Schütze 2008).

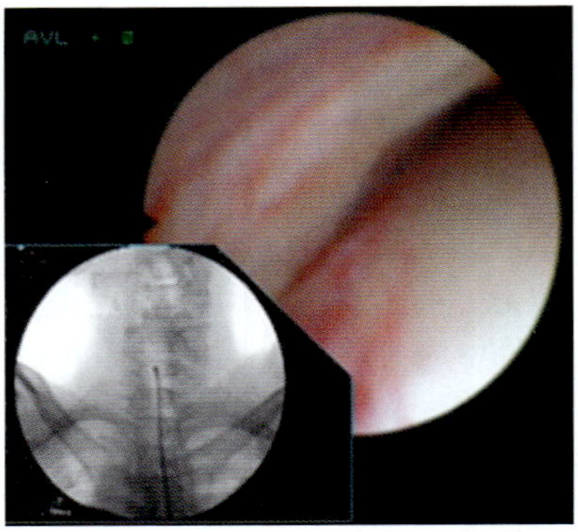

a

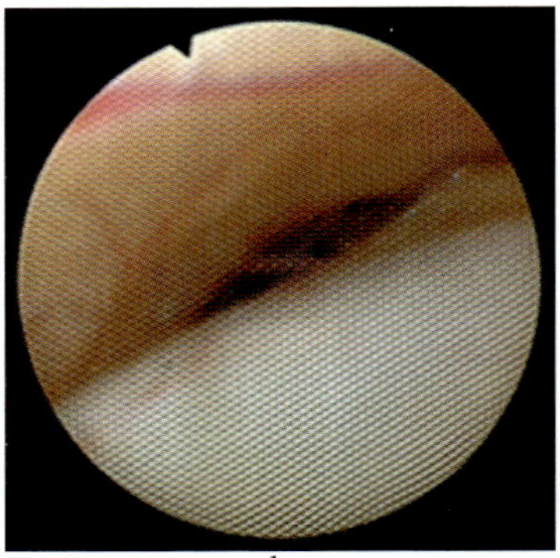

b

Abb. 3.7a+b: Ligamentum longitudinale posterior.

3.1.6. Blutgefäße

Sowohl arterielle als auch venöse klappenlose epidurale Gefäße sind leicht durch die gut sichtbaren Pulsationen unterscheidbar (☞ Abb. 3.8). Im Bereich des ventralen Spatium epidurale oder im dorsalen Spatium epidurale können kleine Äste der A. canalis anterior bzw. posterior endoskopisch beobachtet werden. Gestaute epidurale Venen finden sich vor allem in raumfordernden, meist fibrotischen Abschnitten des Spinalkanals. Igarashi (2000) stellte bei epiduroskopischen Untersuchungen an Schwangeren im Vergleich zu Nichtschwangeren fest, dass das Spatium epidurale bei Schwangeren mit einem dichteren Blutgefäßnetz durchzogen war als bei Nichtschwangeren. Die Verstärkung der epiduralen Blutgefäßdichte trat nach Untersuchungen von Igarashi (s.o.) im ersten Trimenon auf und konnte bis zum letzten Trimester beobachtet werden.

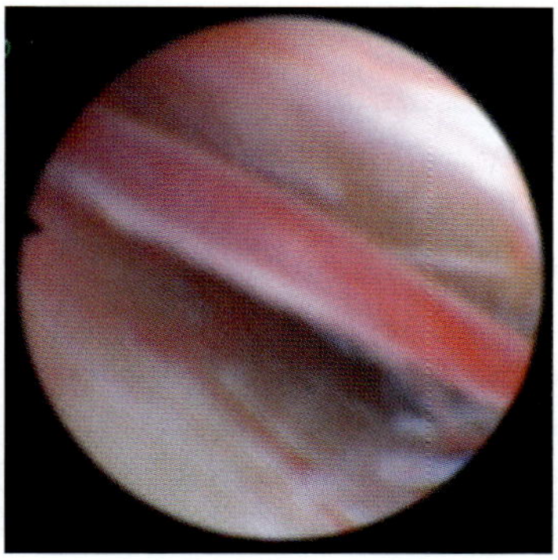

a

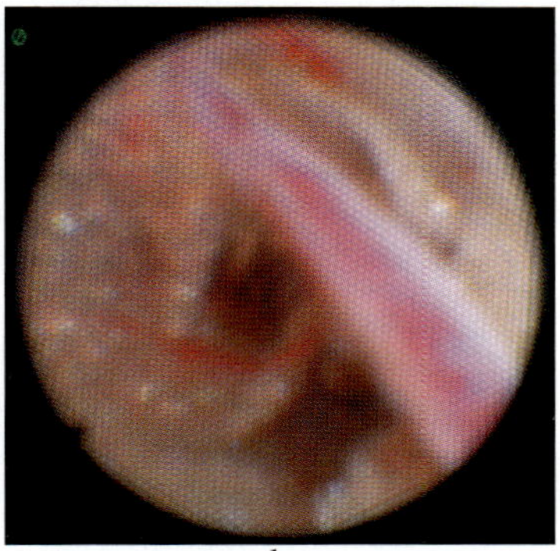

b

Abb. 3.8a+b: Epidurale Blutgefäße.

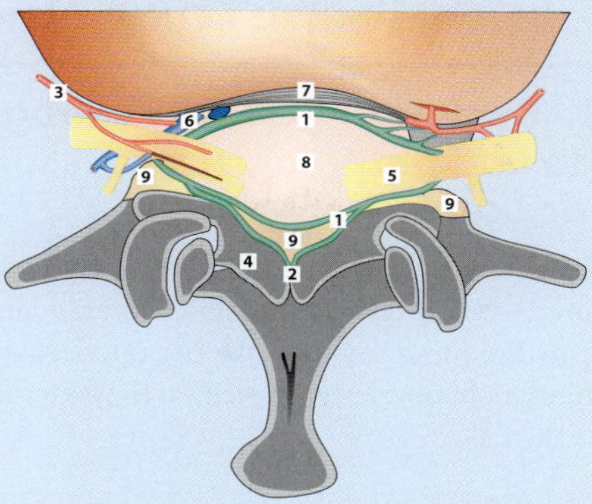

1. Dura mater spinalis (innere Schicht)
2. Dura mater spinalis (äußere Schicht)
3. Plexus venosus und Äste der Radikulararterie
4. Ligamentum flavum
5. Spinalnerv
6. Radikularvene
7. Ligamentum longitudinale posterius
8. Rückenmark (Pia mater)
9. Fettgewebe

Abb. 3.9: Schematischer Querschnitt (thorakale Wirbelsäule).

4. Endoskopische Pathologie

4.1. Bemerkungen zur Pathogenese und pathologisch-endoskopische Befunde

Eine Reihe von rückenmarksnahen Schmerzsyndromen wird durch morphologische Veränderungen im Epiduralraum sowohl bei operierten als auch bei nicht operierten Patienten charakterisiert (☞ Tab. 4.1).

> Epidurale pathologisch-anatomische Veränderungen bei Patienten mit rückenmarksnahen Schmerzsyndromen können mit Hilfe der endoskopischen Untersuchungstechnik z.B. als Arachnoiditis, Adhäsionen, Fibrosen, Stenosierungen, Ischämien, Nervenwurzelkompressionen, perineurale Ödeme, gestaute Venen, chronisch-entzündliche Prozesse, Radikulopathien, Sequester, Zysten und Tumore diagnostiziert werden.

In neueren Untersuchungen konnte nachgewiesen werden, dass nicht nur degenerative Veränderungen bzw. biomechanische Vorgänge, sondern auch biochemische Prozesse für die Schmerzentstehung verantwortlich sind. Ferner ist mit Hilfe von immunhistochemischen Untersuchungstechniken von Ohlmarker et al. (1998) festgestellt worden, dass autologes Bandscheibenmaterial, wenn es lokal oder epidural mit Nervengewebe in Kontakt kommt, immunologisch-entzündliche Prozesse an der angrenzenden Nervenwurzel hervorruft. Diese Vorgänge wurden als immunkompetente zelluläre Reaktionen auf exprimiertes Bandscheibengewebe gedeutet. Der Nachweis monoklonaler Antikörper gegen T-Lymphozyten und Makrophagen scheint diese Auffassung zu stützen.

Unter der Hypothese, dass Bandscheibengewebe physiologischerweise aus dem Immunsystem abgegrenzt ist, vermutet man, dass die Exposition von Bandscheibenmaterial eine Autoimmunreaktion in anderen Geweben zu stimulieren vermag. Weiter konnte in klinischen Studien von Kuslich et al. (1991) gezeigt werden, dass nur bei irritierten oder entzündlichen Nervenwurzeln Kompression oder Zug als schmerzhaft empfunden wird. Diese Ergebnisse bestätigen die Vermutung, dass auch bei radikulärer Symptomatik nicht nur rein mechanische Veränderungen an der Nervenwurzel zur Entstehung schmerzhafter Empfindungen beitragen.

Es ist festzuhalten, dass der Schmerzentstehung bzw. -unterhaltung kein einheitlicher Mechanismus zugrunde liegt. Es existieren entzündliche und immunologische Vorgänge mit Aktivierung von Nozizeptoren, an denen mechanische Einwirkungen mehr oder weniger vorherrschend beteiligt sind. Die Nervenwurzel kann durch die Bandscheibe, Facettengelenke oder durch die Foramina intervertebralia komprimiert, deformiert oder gedehnt werden. Diese Deformierungen der Nervenwurzel oder des dorsalen Spinalganglions führen zu Veränderungen der lokalen Mikrozirkulation des Blutflusses. Gewebe des Nucleus pulposus, das möglicherweise aus einer degenerierten Bandscheibe austritt, bewirkt eine chemisch induzierte Radikulitis. Diese Veränderungen, verbunden mit einer gestörten Liquorzirkulation und insuffizienten Fibrinolyse, führen zu einer beeinträchtigten Ernährung der Nervenwurzel, was letztendlich in Veränderungen der Nervenfaser und des Zellkörpers resultiert. Das ventrale Durablatt ist reichlich von silent Nozizeptoren mit einer hohen Aktivierungsschwelle innerviert. Diese Rezeptoren werden erst mechanosensitiv, nachdem sie durch Substanzen wie Serotonin, Histamin, Bradykinin, Prostaglandin und Phospholipase A2 sensibilisiert werden. Danach können Entzündungsreaktionen nach Austreten von Bandscheibenmaterial durch den rupturierten Anulus fibrosus in das Spatium epidurale zu Adhäsionen führen.

Durch die epiduroskopische Untersuchungstechnik lassen sich auch klinische Phänomene der Epiduralanästhesie mit untypischer Anästhesieausbreitung (*missed segments*) erklären. Das ungünstige Anästhesieergebnis kann z.B. durch die pathologisch-anatomischen Besonderheiten nach entzündlichen Prozessen, postoperativen Adhäsionen und/oder Fibrosen verursacht sein. 36 Tage nach epiduraler Applikation von 10 %igem Butyl-p-aminobenzol (BAB) fanden Korsten und Mitarbeiter (1991) noch immer Ablagerungen in epiduralen Abschnitten. Richardson et al. (2000) diagnostizierten bei allen ihren endoskopisch untersuchten Patienten mit chronischen radikulären

Rückenschmerzen epidurale Adhäsionen als Schmerzursache.

Mit Hilfe der epiduroskopischen Untersuchungstechnik bestehen gute Voraussetzungen, eine entsprechende Diagnostik der pathomorphologischen Veränderungen, die oft die Schmerzursache darstellen, im ventralen bzw. dorsalen Spatium epidurale, zu realisieren.

4.1.1. Adhäsionen

Adhäsionen bzw. adhäsive Bereiche finden sich in unserem Patientengut relativ häufig. Entscheidend ist, ob diese gut sichtbaren weißen, oft bizarren epiduralen zarten bis kräftigen bindegewebigen Strukturen für den Patienten eine Schmerzrelevanz besitzen oder nicht.

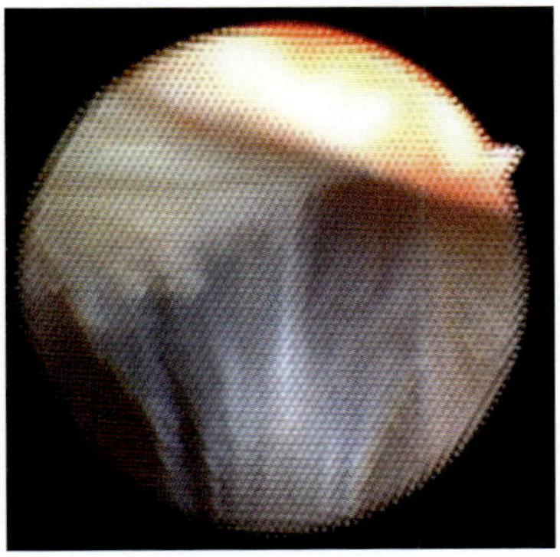

a

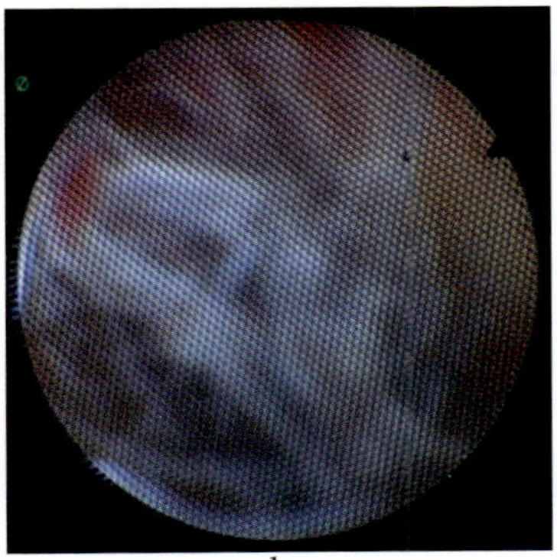

b

Abb. 4.1a+b: Raumgreifende thorakale epidurale Adhäsionen.

In einer experimentellen Untersuchung konnte nachgewiesen werden, dass epidurale Adhäsionen bzw. Fibrosierungen nach Austreten von Proteoglykanen aus dem Anulus fibrosus in das Cavum epidurale induziert werden können. Dieser Sachverhalt erklärt, dass epidurale Adhäsionen auch ohne vorhergehende Operation entstehen können.

4.1.2. Fibrosierung

Häufig ist eine epidurale Fibrosierung in Verbindung mit Stenosen, Instabilitäten und Bandscheibenprolapsen zu diagnostizieren.

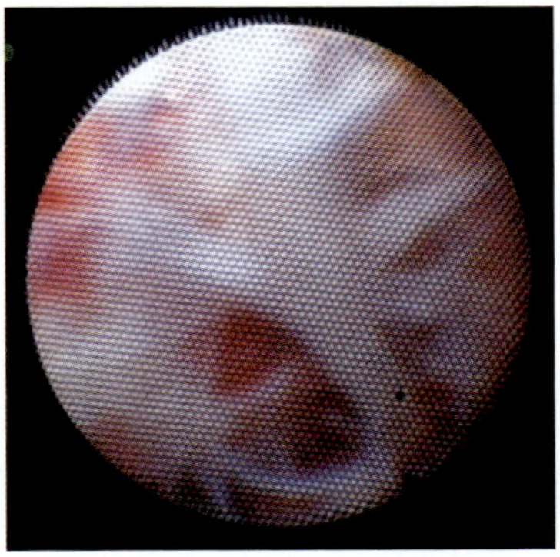

a

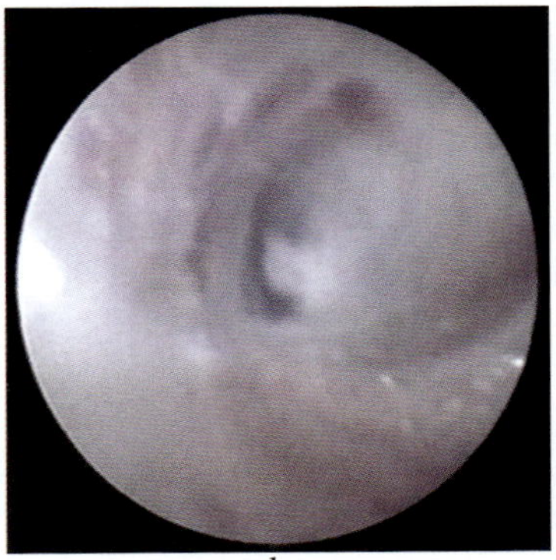

b

Abb. 4.2a+b: **a**: Strangförmige postoperative Fibrosierungen. **b**: Stenosierende epidurale Fibrosierung.

Durch eine regionale Entzündungsreaktion mit Ödembildung in den neurogenen Strukturen, lokalen Durchblutungsstörungen sowie fibrösen Adhäsionen begründet die epidurale Fibrose das klinische Bild. So können auch osteophytäre Anbauten sowie Protrusionen und Bandscheibenherniationen das Ligamentum longitudinale posterior dehnen. Diese Kompression kann in Verbindung mit entzündlichen Veränderungen auch Veränderungen in der Permeabilität oder im transmuralen Druck der endoneuralen Kapillaren (bereits bei 50 mm Hg für 2 Minuten) eine Ödeminduktion erzeugen. Letztlich löst dieser Prozess auch die epiduroskopisch sichtbare starke ödematöse Schwellung mit einem erhöhten intraneuralen Flüssigkeitsdruck aus.

Schließlich führt der weitere Prozess zu einer Störung des epiduralen Blutflusses. Nach Untersuchungen von Brown (1960) kann der venöse Blutfluss bereits bei 5-10 mmHg im betroffenen Segment beeinträchtigt werden und der arterielle Zufluss sich um 20-30 % reduzieren. Durch die Perfusionsstörung erfolgt auch eine Reduktion der Nutrition. Der Nährstofftransport zur Nervenwurzel kann sich bereits bei einem applizierten Druck von 10 mm Hg um 20-30 % reduzieren. Die abgelaufene Entzündungsreaktion begünstigt die Entstehung einer epiduralen Fibrose. Das jetzt gebildete Narbengewebe kann durch Umscheidung der neurogenen Strukturen und nachfolgenden Narbenzüge zu klinisch imponierenden Nervenwurzelkompressionszeichen und lokalisierten Rückenschmerz sowie zur Verminderung der Erregungsleitung führen.

Im endoskopischen Bild erscheinen epidurale Fibrosierungen abhängig von ihrer Ausprägung in einer klaren weißen Färbung und stellen sich in der Regel avaskulär dar.

Die Überprüfung der Schmerzrelevanz einer endoskopisch sichtbaren Narbe kann durch den Laser-Schmerzprovokationstest erfolgen (☞ Kap. 5.4.).

4.1.3. Gestaute Gefäße

Bei den FBSS-Patienten (*failed back surgery syndrome*) stellten sich bei unseren epiduroskopischen Untersuchungen Venen und Venengeflechte dar, die von Narbenzügen abgeschnürt waren und sich pseudovarikös veränderten.

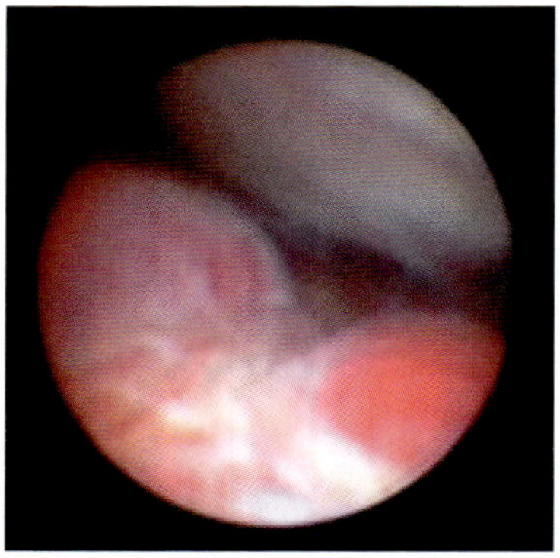

a

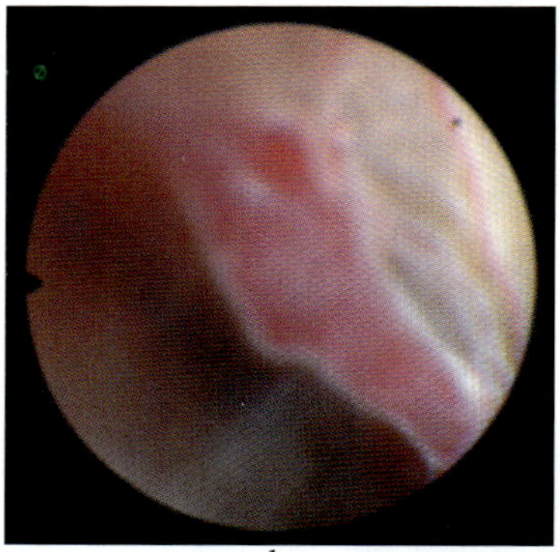

b

Abb. 4.3a+b: Gestaute epidurale Blutgefäße.

Diese venösen epiduralen Stauungen fanden sich in unseren endoskopischen Untersuchungen aber nicht so häufig wie angenommen, denn wir haben bei 120 Patienten, die wir wegen eines FBSS 2006 epiduroskopisch untersuchten, in den epiduralen Abschnitten von S1 bis C4 nur in 12 % eine ventrale Narbe mit endoskopischen Hinweisen für gestaute epidurale Venen diagnostiziert.

4.1.4. Chronisch-entzündliche Prozesse

4.1.4.1. Radikulitis

Pathologisch veränderte Nervenwurzeln können wahrscheinlich wegen der sie umgebenden epiduralen Adhäsionen endoskopisch als avaskulär erscheinen.

Chronisch-entzündliche Prozesse im Spatium epidurale wie die Epiduritis und Radikulitis stellen sich im endoskopischen Bild als deutlich ödematös aufgetriebene Gewebestrukturen dar. Diese inflammatorischen Prozesse gelten als Schmerzursache. Durch die Hyperämie erscheinen die epiduralen Strukturen stark gerötet, wie auch bei einer lokal begrenzten Radikulitis. In diesem Zusammenhang ist auf die granulierende sowie die proliferative Entzündungsform hinzuweisen. Die granulierende Variante zeichnet sich durch die Ausbildung eines kapillarreichen Reparationsgewebes und die proliferative Form durch Aussprossen von Fibroblasten aus.

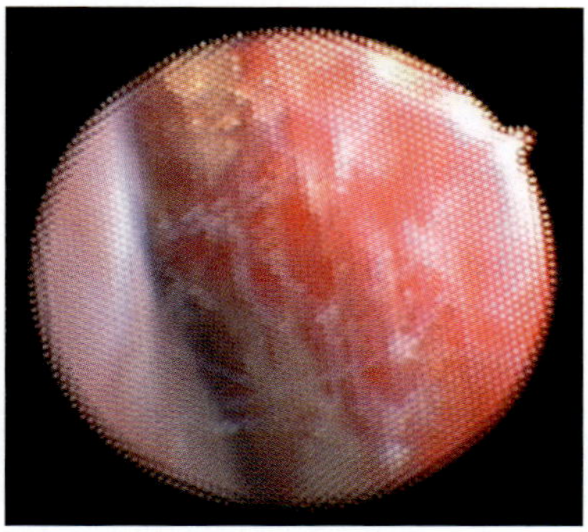

a

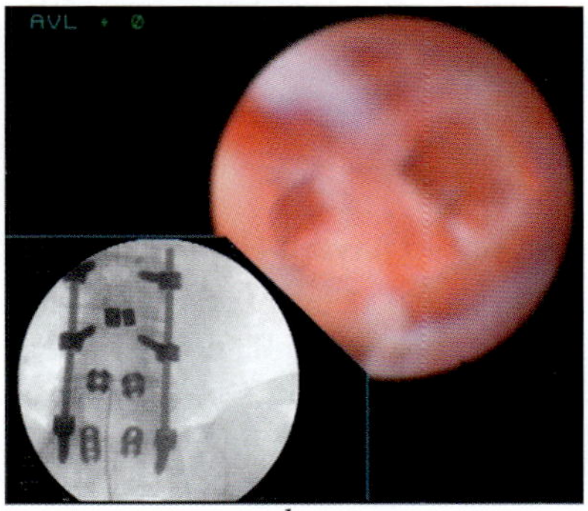

b

Abb. 4.4a+b: Chronisch-entzündlicher Prozess (Radikulitis). Durch die Hyperämie erscheinen die epiduralen Strukturen stark gerötet.

Nach Studien von Kizelshteyn et al. (1991), bei denen ein Fogarty-Katheter in den Spinalkanal eingeführt wurde, bewiesen, dass ein Aufblähen des Ballons gegen die gesunden dorsalen Nervenwurzeln keinen Schmerz, sondern eine Hypästhesie verursachte. Wurde der Ballon allerdings im Bereich eines entzündeten Nervs aufgeblasen, verspürte der Proband einen radikulären Rückenschmerz. Dieses Experiment wurde auf verschiedene Weisen mit dem Resultat wiederholt, dass eine neurale Entzündung als Anstoß für Schmerz, Hyperalgesie und Allodynie gelten kann.

Neben dem pathomorphologischen Modell einer mechanischen Spinalwurzelirritation gewinnt auch eine sekundäre entzündliche Komponente an der Spinalwurzel immer mehr an Bedeutung. Bekannt ist, dass in der Umgebung von disloziertem Bandscheibengewebe TNF-alpha und Interleukin-1 als Entzündungsmediatoren freigesetzt werden. Eine Entzündungsreaktion in der Umgebung der beteiligten Nervenwurzel ist das Resultat der Mediatorenfreisetzung. Dieses Phänomen wird durch die Epiduroskopie gut sichtbar. Diese Tatsache ist auch für den therapeutischen Ansatz von Bedeutung.

4.1.4.2. Epiduritis

Bei der Epiduritis handelt es sich um einen partiellen bzw. raumgreifenden Entzündungsprozess epiduraler Strukturen im Cavum epidurale, der sich im endoskopischen Bild mit den kardinalen Zeichen wie Schwellung, Rötung und einem positiven Schmerzprovokationstest darstellt.

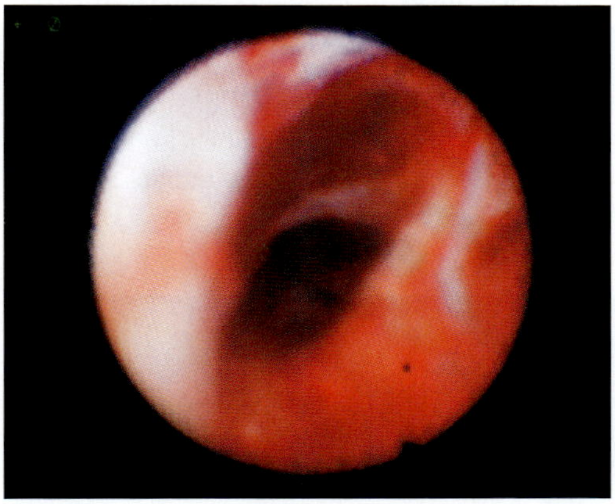

Abb. 4.5: Chronisch-entzündlicher Prozess (Epiduritis).

Young K. Choi et al. (2000) berichteten über 24 Patienten, die wegen chronifizierter Rückenschmerzen epiduroskopiert wurden. Bei allen endoskopisch untersuchten Patienten fanden sich Entzündungen im Sinne einer Epiduritis.

Vergleichsweise entdeckten wir bei unseren epiduroskopischen Untersuchungen verhältnismäßig wenig Patienten mit chronisch-entzündlichen Prozessen im Sinne einer Epiduritis. Laborchemische Zeichen einer Entzündung wie z.B. eine Erhöhung der Blutkörperchen-Senkungsgeschwindigkeit, einer Erhöhung des C-reaktiven Proteins oder erhöhter Leukozytenzahlen konnten bei den Patienten, bei denen eine Epiduritis diagnostiziert wurde, nicht regelmäßig festgestellt werden.

4.1.4.3. Arachnoiditis

Vielfach wird der Begriff der Arachnoiditis für spinale Adhäsionen als auch epidurale Verwachsungen synonym verwendet. Der Begriff der Arachnoiditis ist eigentlich den Prozessen vorbehalten, die sich subdural an den Kaudafasern und den Nervenwurzelscheiden abspielen. Nach Day (2001) ist die Arachnoiditis ein komplexes neuropathisches Schmerzgeschehen mit einer komplexen Ätiologie.

Burton (1978) teilte den Verlauf einer Arachnoiditis in drei Stufen ein. Danach finden sich in der Stufe 1 Entzündungszeichen der Pia mater mit Hyperämie und Schwellung der Kaudafasern und Wurzeln (Radikulitis). Die 2. Stufe ist geprägt von einer Fibroblastenproliferation mit Kollagenablagerungen im Gewebe. Die Schwellung des Gewebes ist nicht mehr vorhanden. Die Nervenwurzeln sind miteinander und mit der Pia mater verklebt. In der 3. Stufe handelt es sich um eine ausgeprägte Proliferation der Pia mater mit dichter Kollagenstruktur, die zu einer konstriktionsähnlichen Umwachsung der nun atrophischen und ischämischen Nervenwurzeln führt.

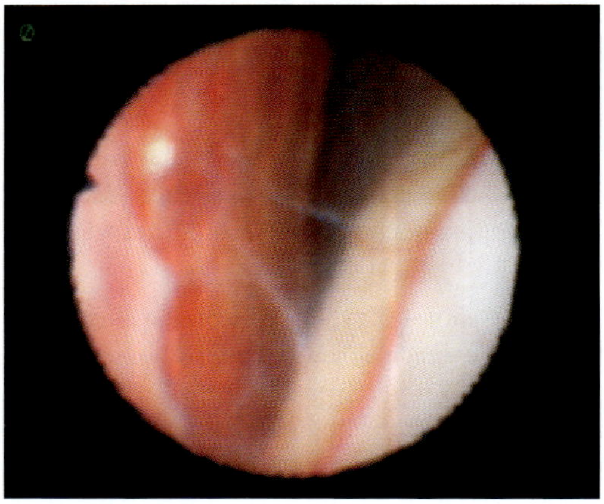

Abb. 4.6: Arachnoiditis.

Bei der Arachnoiditis und perineuralen Nervenscheiden-Fibrose erscheint die Dura mater spinalis verdickt und das Gewebe imponiert als vermehrt durchblutet. Bei Bandscheibenprotrusionen können lokale Venen einer Kompression ausgesetzt sein, in deren Folge die Umgebung gestaut und dilatiert erscheint. Die dadurch verminderte nervale Blutversorgung führt zur Verminderung des Nervenvolumens mit einer sich ausbildenden perineuralen Fibrose. Aus dieser Situation heraus ist das Auftreten eines Ischämieschmerzes nachvollziehbar.

Die rückenmarksnahen entzündlichen Reaktionen laufen in Phasen ab. Zunächst tritt eine entzündliche Reaktion mit Hyperämie und Schwellung z.B. der Nervenwurzel ein, die von Kollagenverbindungen zwischen der Nervenwurzel und der Arachnoidea entstehen. In einer weiteren Phase tritt durch eine Fibroblastenproliferation eine adhäsive Arachnoiditis auf, in deren weiterem Verlauf auch eine Atrophie der Nervenwurzel eintreten kann. Warnke und Mourgela (2007) konstatieren, dass die adhäsive lumbale Arachnoiditis nicht länger eine Erkrankung mit verheerendem Verlauf ist. Infolge einer neuen endoskopischen Behandlung der lokalen CSF-Störungen werden physiologische Reaktionswege der Liquorzirkulation wiederhergestellt (Subarachnoepidurostomie), so dass eine dauerhafte Verbesserung des klinischen Zustandes erzielt werden kann.

4.1.4.4. Weitere endoskopische Befunde

Ligamentum flavum-Hypertrophie

Sairyo et al. (2007) stellten fest, dass die Häufung von Fibrosen bzw. Narbenbildung eine Hypertrophie im Ligamentum flavum (bulging) verursacht. Ebenfalls wurde eine entzündungsbezogene Gen-Expression im Ligamentum flavum entdeckt. Möglicherweise kann einer Hypertrophie des Ligamentum flavum mit entzündungshemmenden Arzneimitteln vorgebeugt werden.

Ligamentum flavum-Verkalkung

Delgado-Lopez et al. (2007) erklären, dass die Verkalkung des Ligamentum flavum (CLF) eine seltene Erkrankung darstellt, die hauptsächlich bei japanischen Frauen im mittleren oder fortgeschrittenen Alter auftritt. Verschiedene klinische und radiologische Eigenschaften der CLF lassen diese von der Ossifikation des Ligamentum Flavum unterscheiden.

Zyste des Ligamentum flavum

Zysten des Ligamentum flavum im lumbalen Abschnitt des Spinalkanals wurden selten beobachtet.

Bloch et al. (1977) berichten über Patienten, die wegen Zysten im Bereich des Ligamentum flavums operativ behandelt wurden. Die Zysten im Ligamentum flavum sind auch im CT und MRT sichtbar und können zur Wurzelkompression führen.

Arachnoidalzyste

Häufig sind Arachnoidalzysten Zufallsbefunde bei CT- bzw. MRT-Untersuchungen. Die Autoren Weber und Knopf (2006) diagnostizierten bei 1,7 % von 2536 gesunden männlichen Anwärtern für die deutsche Luftwaffe mindestens eine Arachnoidalzyste. Obwohl von einer Arachnoidalzyste keine akute Gefahr ausgeht, erfolgt interessanterweise eine Einstufung als militärfluguntauglich, weil in körperlichen Extremsituationen das Verletzungsrisiko erhöht ist. Diese zystisch imponierenden intraspinalen Prozesse können klinisch zu lokalen als auch radikulären ausstrahlenden Schmerzen führen.

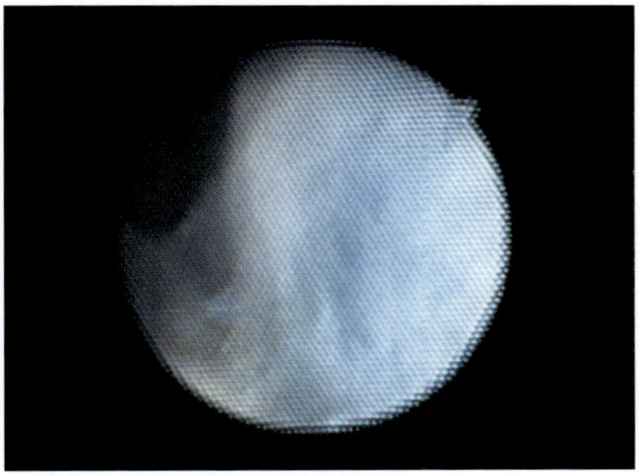

a

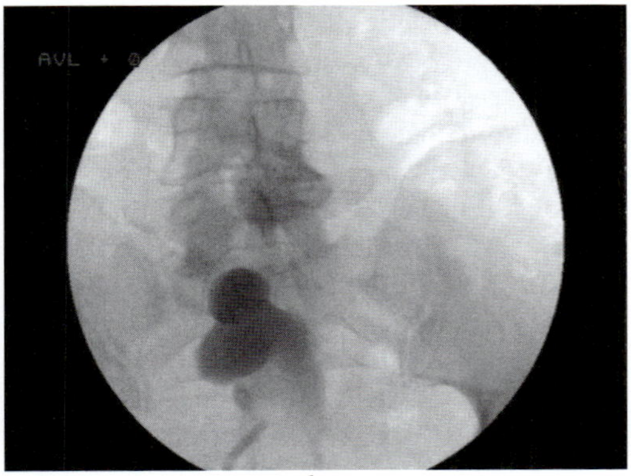

b

Abb. 4.7a+b: Epidurale Zyste. **a**: Endoskopischer Befund. **b:** Radiologischer Befund.

Befund

Die 73-jährige Patientin berichtet über sehr schmerzhafte belastungsabhängige Schmerzen (PS 7-8 (NRS 0-10)) und Kribbeldysästhesien im Bereich L5-S1 mit Ausstrahlung in das linke Bein.

- **Neurologischer Befund:** Lumboischialgie ohne Hinweis für eine relevante Wurzelschädigung.
- **MRT:** Verstärktes Mittelecho entlang der Arachnoidea intraspinal S1, Nachweis einer Arachnoidalzyste li. sacral.
- **Epidurographie**: Schmales Spatium epidurale mit Darstellung einer großen zystischen Veränderung (4x2 cm) in Höhe S3-L5 (☞ Abb. 4.7b).
- **Endoskopischer Untersuchungsbefund**: Raumgreifende epidurale Adhäsionen mit Hinweisen auf eine Arachnoiditis im Abschnitt L5-L4 (☞ Abb. 4.7a).
- **Histologischer Befund**: Ödematös aufgelockertes Bindegewebe mit entzündlicher Reaktion.
- **Mikrobiologische Untersuchung** (epiduraler Abstrich, Liquor): Kein Erregerwachstum.

Xanthosis

Heavner et al. (2004) berichten von der Präsenz gelber Pigmente (Xanthosis) im Epiduralraum eines Patienten mit einer chronischen schmerzhaften Radikulopathie. Die von der Autorengruppe beschriebenen epiduroskopischen Befunde im Bereich der Nervenwurzel L5 und S1, vergesellschaftet mit einer Radikulopathie, beinhalteten diffuse, perivaskuläre, gelbe Pigmente und eine erhöhte Vaskularität und vermehrt vorkommendes fibröses Gewebe. Dies ist nach Heavner, Bosscher, Dunn und Lehmann (2004) ein neuartiges epiduroskopisches Untersuchungsergebnis.

Ähnliche Befunde haben wir ebenfalls in unserem Krankengut als Zufallsbefunde gefunden, allerdings ohne Schmerzrelevanz.

4.1.5. Eigene Untersuchungsergebnisse

In den von uns epiduroskopisch untersuchten dorsalen als auch ventralen Abschnitten der Wirbelsäulensegmente von L5 bis C3 fanden sich bei 61,2 % unserer 1.130 vorwiegend rückenschmerzkranken Patienten pathologische Befunde, die u.a. von Adhäsionen über Fibrosierungen, Stenosierungen und entzündliche Prozesse bis hin zu ausgeprägtem Narbengewebe und Sequester reichten.

Von 1995-2000 führten wir bei einer Patientengruppe mit einem FBSS (*failed back surgery syndrome*) eine endoskopische Untersuchung des Epiduralraums durch. Wir fanden in diesem Zeitraum bei 560 epiduroskopischen Untersuchungen neben einer nur spärlichen Vaskularisation auch sehr stark reduzierte Fettgewebeanteile. Bei der Mehrzahl (70 %) unserer FBSS-Patienten konnte eine ventrale epidurale Narbe als morphologische Schmerzursache ermittelt werden. Bei 19 % der epiduroskopisch untersuchten Patienten fanden sich im dorsalen Epiduralraum neben einer Narbe auch Hinweise für chronisch-entzündliche Prozesse.

Im Jahre 2004 führten wir eine Auswertung über eine epiduroskopische Diagnostik (S1-C3) bei 120 Schmerzpatienten mit einem FBSS bzw. Postdiskektomiesyndrom (M 96.1) durch (Schütze 2005). Bei keinem der FBSS-Patienten bestand neurologisch, funktionell oder bildgebend eine zwingende Indikation zur offenen Intervention. Allen Patienten war neben einer klassischen klinischen PDS-Symptomatik ein Chronifizierungsgrad III nach dem Mainz-Pain-Staging-System (MPSS), dem höchsten Grad einer Schmerzchronifizierung, gemeinsam. Neben vorwiegend ausgeprägten epiduralen Fibrosierungen mit Stenosierungen fanden sich in dem Untersuchungsabschnitt von S1 bis C3 auch Adhäsionen und chronisch-entzündliche Prozesse.

Zusammenfassung epiduroskopischer Befunde von 120 Patienten mit einem *failed back surgery syndrome* (FBSS, Schmerzklinik Iserlohn, 2004):

- 61 % der Patienten wiesen im ventrolateralen Spatium epidurale ausgeprägte **Fibrosierungen** mit **Stenosierungen** auf
- Bei 18 % der Schmerzpatienten wurden neben einer epiduralen Fibrosierung auch einen chronisch-entzündlichen Prozess im Sinne einer **Radikulitis** diagnostiziert.
- In 15 % der Fälle fanden sich im dorsolateralen Epiduralraum **Adhäsionen** und/oder **Fibrosen**
- 13 % der untersuchten Patienten zeigten einen **chronisch-entzündlichen Prozess** (Epiduritis)
- Bei 11 % der epiduroskopierten Patienten handelte es sich um einen **Normalbefund**

Aus einer klinikeigenen Analyse von 2007 über 51 Patienten mit ausschließlich lumbalen rückenmarksnahen Schmerzsyndromen kann berichtet werden, dass sich in 9,8 % der Epiduroskopien der Abschnitte S1-L3 Hinweise für einen entzündlichen Prozess fanden.

Durch eine entsprechende histologische Aufarbeitung der einzelnen Probeexcisionen konnten entzündliche Veränderungen bestätigt werden. Im Rahmen dieser Epiduroskopie-Analyse fanden sich bei 11 Patienten (21,6 %) des Gesamtkollektivs Fibrosen. Die Fibrosen waren ausschließlich links- und rechtsdorsal lokalisiert. Am häufigsten wurden linksdorsale Fibrosen im Bereich L4/L5 sowie L5/S1 diagnostiziert, während die rechtsdorsalen Fibrosierungen am häufigsten im Bereich L4/L5 festgestellt wurden. Zeichen einer epiduralen Gefäßstauung konnten während der Epiduroskopie lediglich bei einem Patienten des Gesamtkollektivs nachgewiesen werden. Die Gefäßstauung fand sich im rechtsdorsalen Abschnitt des Spatium epidurale in Höhe L4/L5.

In Übereinstimmung mit den wenigen Hinweisen aus der Literatur finden sich gegenüber unseren Normalbefunden bei operierten Patienten (z.B. FBSS) reduzierte bis fehlende Fettanteile, eine deutliche Reduzierung der Vaskularisation, epidurale Adhäsionen und Fibrosierungen.

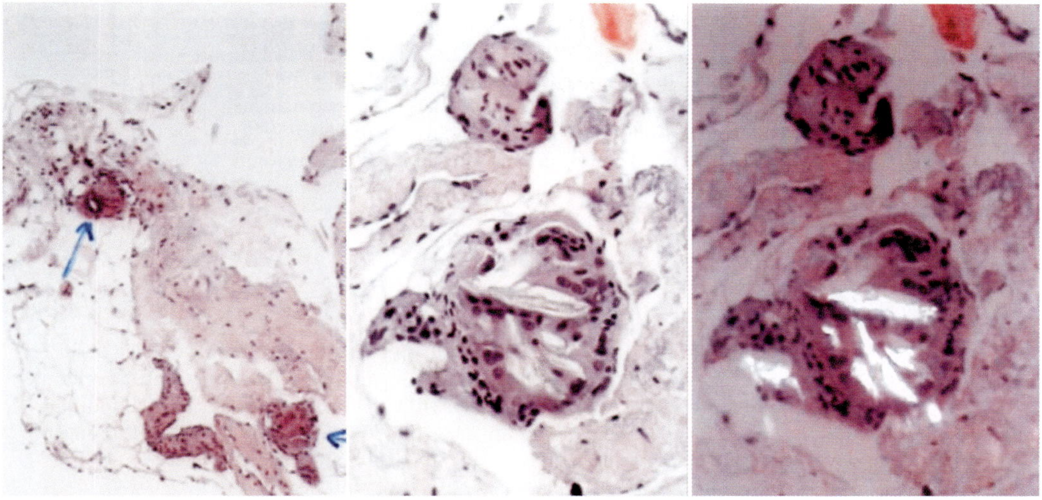

Abb. 4.8: Nach mehrfachen epiduralen Punktionen finden sich im histologischen Präparat doppelbrechende Partikel mit charakteristischen mehrkernigen Riesenzellen vom Fremdkörpertyp. Mit freundlicher Genehmigung Prof. Dr. Böhm, Pathologisches Institut, Klinikum Lüdenscheid.

Epiduroskopische Merkmale für ein FBSS:

- deutlich reduzierter Fettanteil
- Verminderung der Vaskularisation, ggf. Gefäßstauung
- Adhäsionen

Nach perkutanen epiduralen Mehrfachpunktionen mittels Tuohy-Kanüle konnte bei einer epiduroskopierten Patientin in epiduralen Gewebeproben doppelbrechende Partikel mit charakteristischen mehrkernigen Riesenzellen vom Fremdkörpertyp histologisch (☞ Abb. 4.8) nachgewiesen werden. Diese Kenntnis unterstreicht die Notwendigkeit von weiterführenden epiduroskopischen Untersuchungen bezüglich epiduraler Mehrfachpunktionen und des Verhaltens von epidural injizierten Flüssigkeiten sowie kontinuierlicher epiduraler Langzeitinfusionen.

Es bedarf allerdings einiger epiduroskopischer Erfahrung, um die entsprechenden pathologischen Befunde auch exakt interpretieren zu können. Igarashi et al. (2004) untersuchten epiduroskopisch 58 Patienten mit degenerativer lumbal-spinaler Stenose. Die Autoren zogen den Schluss, dass die Befunde der Epiduroskopie mit den klinischen Symptomen korrespondierten. Die bis zum Jahre 2005 bei unseren 1.130 Epiduroskopien diagnostizierten epiduralen pathologischen Veränderungen korrelierten in 76,8 % mit dem klinischen Befund der untersuchten Patienten.

Auch die klinischen epiduroskopischen Untersuchungsergebnisse können noch nicht dazu beitragen, zu den offenen anatomischen Fragestellungen detailliert Stellung zu nehmen, da die vergleichenden endoskopischen Untersuchungen zur Anatomie des Epiduralraums an präparierten Leichen bei uns noch nicht abgeschlossen sind. Vorab kann bestätigt werden, dass bei einer Reihe von Patienten in unterschiedlichen Höhen des Epiduralraums partiell okkludierende Bindegewebestrukturen und Membranen endoskopisch entdeckt wurden, über deren Herkunft noch keine Klarheit besteht.

Patient Diagnose	Histologischer Befund	EDS-Befund	MRT-Befund	Neurologischer Befund
401064645 Diagnose: M 51.2 PSA 7 PSE 2 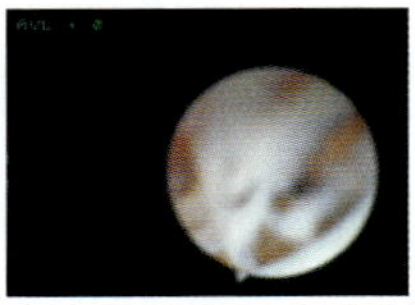	Fettgewebe und Narbengewebe (Spatium epidurale in Höhe LWK 4 rechts). Befund passt zu einer Adhäsion im Epiduralraum.	Raumgreifende epidurale Adhäsionen mit partiellen Fibrosierungen im Abschnitt L5-L4 rechtslateral, entzündlicher Prozess L4.	Geringgradig ausgeprägte mediale Bandscheiben-protrusion im Segment L5/S1.	Kein pathologischer Befund.
401064992 Diagnose: M 51.2 PSA 6 PSE 3 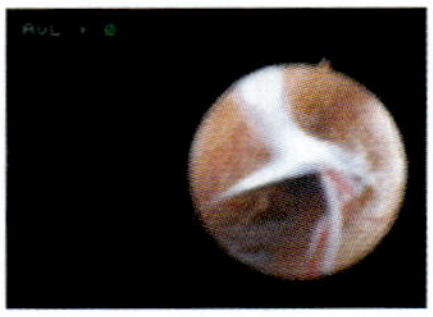	Gefäßführender und stärkergradig ödematös aufgelockerter Verwachsungsstrang im Spatium epidurale in Höhe Th11.	Epidurale Adhäsionen im Abschnitt Th4, Th11 und C6-C4.	Haltungsstörung im Bereich der HWS, Bandscheibendegeneration bei C6-C7 mit ventraler Diskusvorwölbung, angedeutete Vorwölbung des Diskus auch bei C6-C7 dorsal.	Auffällig unsicheres Gangbild mit unsicheren Koordinations-Prüfungen.
401065978 Diagnose: M 96.1 PSA 8 PSE 4 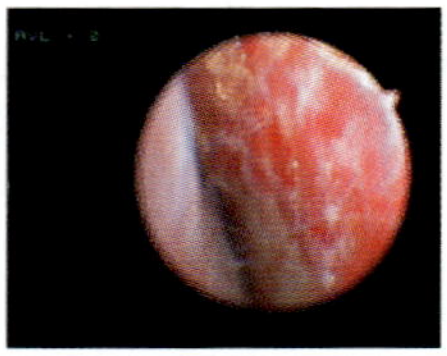	Gefäßführendes Bindegewebe und Fettgewebe mit chronischer entzündlicher Reaktion (Spatium epidurale in Höhe LWK4).	Epidurale Adhäsionen und partielle Fibrosierungen im Abschnitt L5-L3, Spinalkanalstenose im Abschnitt L5-S1, entzündliche Veränderungen im Abschnitt L4 links (Radikulitis).	Narbenbildung nach Hemilaminektomie bei L5-S1, Ummauerung der Nervenwurzel S1, Protrusion bei L4-L5.	Akute L5 Wurzelreizung links mit radikulärer Ausstrahlung ins linke Bein.
401063049 Diagnose: M48.06 PSA 7 PSE 1 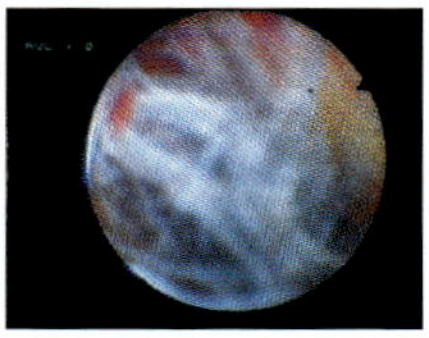	Mittelgradige Fibrose im Spatium epidurale links in Höhe L5.	Epidurale Adhäsionen und stenosierende Fibrosierungen im Abschnitt S1-L5.	Lateralrezessusenge, breitbasige Protrusio mit relativer Stenose L4-L5-S1.	Spinalkanalstenosierung bei L2-L4 mit pseudoradikulärer Schmerzausstrahlung.
401064585 Diagnose: M48.06 PSA 8 PSE 5 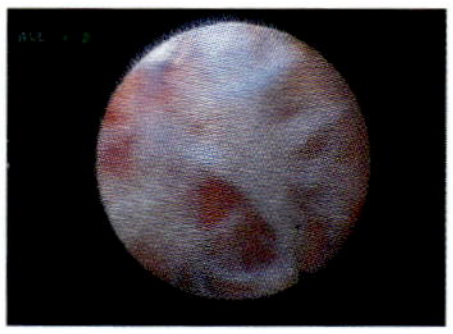	Gefäßhaltiger Verwachsungsstrang aus dem Epiduralraum in Höhe LWK 4 mit diskreter Phlebosklerose (aus dem Untersuchungsabschnitt L4/L5).	Epidurale raumgreifende Adhäsionen im Abschnitt L4/S1, die mit der Dura mater Spinalis deutlich adhärent sind, Adhäsionen und Fibrosierungen im Abschnitt S1-L5.	Regelrechte Darstellung der Bandscheiben.	Seitengleich auslösbare Muskeleigenreflexe, Lasègue-Zeichen beidseitig negativ, Sensibilitätsstörungen nicht nachweisbar, PSR und ASR bds. nicht auslösbar, Stimmungslage: depressiv.

Patient Diagnose	Histologischer Befund	EDS-Befund	MRT-Befund	Neurologischer Befund
401057250 Diagnose: M 51.2 M 54.5 PSA 7 PSE 2 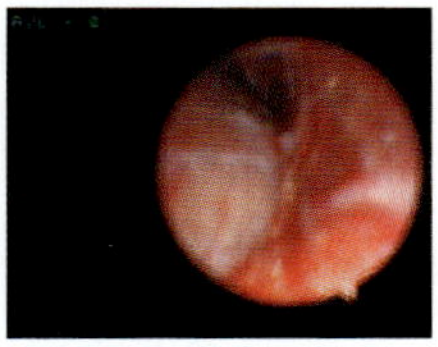	Verwachsungsstrang mit schwacher chronischer Entzündungsreaktion in Höhe LWK 3 im Epiduralraum.	Epidurale Adhäsionen mit raumgreifenden Fibrosierungen im Abschnitt L4-L2 mit chronisch-entzündlichem Prozess im Abschnitt L3 linkslateral.	Lumbale Bandscheibendegenerationen Modic I, lumbale Protrusionen L4/5 und L5/S1, lumbale Spinalkanalstenose.	Funktionelle Spinalkanalstenose mit pseudoradikulärer Ausstrahlung.
401063485 Diagnose: M 96.1 PSA 9 PSE 4 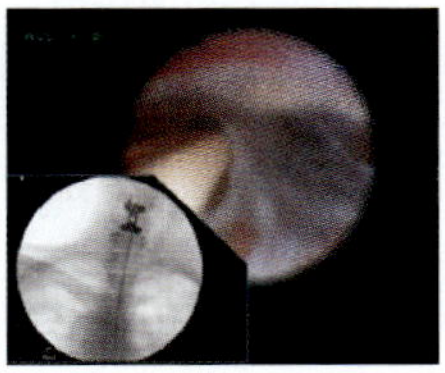	Hyalinisiertes Narbengewebe ohne entzündliche Infiltrate, entsprechend einem Verwachsungsstrang (Spatium epidurale).	Epidurale Adhäsionen mit partiellen Fibrosierungen im Abschnitt C6-C4 linkslateral Spinalkanalstenosierung im Abschnitt L5.	Flache Discusprotrusion L4-L5 und L5-S1 mit Schwellung der Lig. flava	Chronisches Schmerzsyndrom mit Cervikocephalgie, Z.n. OP eines Bandscheibenvorfalls L5/S1 mit Spinalkanalstenose und Claudicatio spinalis. Mögliche Schädigung im Segment C7 rechts.
401065452 Diagnose: M96.1 PSA 7 PSE 3 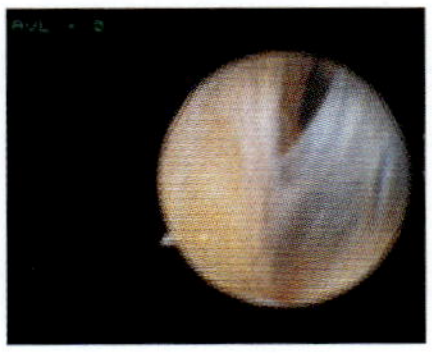	Straffes kollagenes Bindegewebe wie aus dem Bereich einer ligamentären Struktur und gefäßführendes Fettgewebe möglicherweise aus einem Verwachsungsstrang im Spatium epidurale in Höhe LWK 5. Unspezifische entzündliche Infiltrate in Höhe L5.	Raumgreifende epidurale Adhäsionen mit stenosierenden Fibrosierungen bei L5, ausgeprägte Spinalkanalstenose im Abschnitt L5-S1.	Bandscheibendegeneration bei L1-L5, umschriebene Diskusvorwölbung bei L4/L5 mit Impression des Duralsacks rechts.	Fußheberparese rechts, radikuläres Schmerzsyndrom, Gangstörungen, Zehenspitzen-Fersenstand rechts nicht möglich.
646/07 Diagnose: M 48.06 PSA 5 PSE 1 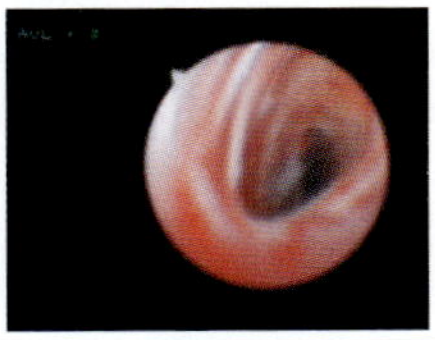	Mittelgradige Fibrose im Spatium epidurale links in Höhe L5.	Epidurale Adhäsionen und stenosierende Fibrosierungen im Abschnitt S1-L5.	Lateralrezessusenge, breitbasige Protrusio mit relativer Stenose L4-L5-S1.	Spinalakanalstenosierung bei L4/L5 mit pseudoradikulärer Schmerzausstrahlung.

Tab. 4.1: Beispielhafte Darstellung gleichzeitig erhobener histologischer Befunde (Pathologisches Institut, Klinikum Lüdenscheid, Prof. Friemann), MRT- (Radiologisches Institut Prof. Beyer, Hagen) und EDS-Befunde (Dr. G. Schütze, Schmerzklinik Iserlohn) sowie ermittelter neurologischer Befunde (Dr. Rother, ZIMT, Dortmund). Diagnoseschlüssel: **M 48.06** = Spinal(kanal)stenose: Lumbalbereich; **M 51.2** = Sonstige nicht näher bezeichnete Bandscheibenverlagerung; **M 96.1** = Postlaminektomie-Syndrom (PDS-Syndrom); **PSA** = *Pain Score* bei Aufnahme (0-10 NRS); **PSE** = *Pain Score* bei Entlassung (0-10 NRS).

5. Spinale Endoskopie

5.1. Epiduroskopie (EDS)

Trotz großer Fortschritte in der radiologischen Diagnostik rückenmarksnaher Schmerzerkrankungen ist es häufig nicht möglich, MRT- oder computertomographische Befundergebnisse mit den klinischen Beschwerdebildern der Schmerzpatienten zu korrelieren.

> Die spinale Endoskopie (Epiduroskopie) gestattet uns heute eine endoskopische Darstellung rückenmarksnaher anatomischer sowie pathologischer Strukturen. Die sakrale, lumbale, thorakale und zervikale Epiduroskopie hat sich in unserer Schmerzklinik zu einem elementaren Bestandteil der Diagnostik und Therapie rückenmarksnaher Schmerzsyndrome entwickelt und wird aufgrund exzellenter klinischer Ergebnisse vorrangig eingesetzt.

Die Wertigkeit der endoskopischen Diagnostik und Therapie rückenmarksnaher Schmerzsyndrome wächst mit der Sach- und Fachkompetenz sowie Kunstfertigkeit des durchführenden Schmerztherapeuten.

Neben der endoskopischen Diagnostik ermöglicht die spinale Endoskopie in der klinischen invasiv-interventionellen Schmerzpraxis vor allem auch bei anatomisch problematischen Verhältnissen, die Durchführung zielorientierter schmerztherapeutische Maßnahmen. Beispielhaft sind topische Medikamentenapplikation, Platzierung von Kathetersystemen wie auch epidurales Operieren, u.a. Laser-Adhäsiolysen, Biopsien, mikrochirurgisches Lösen von Fibrosen und Fremdkörperentfernungen zu nennen.

Durch diese endoskopisch gestützten minimalinvasiven Techniken können Schädigungen des Gewebes und deren Konsequenzen reduziert werden (Rütten 2003). Als ein wichtiges differentialdiagnostisches Instrumentarium kann der endoskopisch gestützte epidurale Schmerzprovokationstest in der klinischen Praxis zur Schmerzbeurteilung eingesetzt werden.

> Aus klinischer Sicht ist es sinnvoll, die spinale Endoskopie zur Diagnostik und/oder Therapie rückenmarknaher Schmerzsyndrome frühzeitig in ein interdisziplinäres schmerztherapeutisches multimodales Gesamtkonzept einzubinden.

5.1.1. Technische Grundlagen

5.1.1.1. Endoskope

Epiduroskope stellen flexible Fiberskope dar, die entsprechend den Bedürfnissen der spinalen Endoskopie spezialisiert wurden und den Anforderungen verschiedener Zertifizierungen für den klinischen Einsatz angepasst wurden.

Die von uns favorisierten Epiduroskope sind wiederverwendbare flexible Endoskope, die mit einer gewissen Härte und Knickfestigkeit ausgestattet sind. Durch die glatte Oberfläche der Epiduroskope werden für die klinische Anwendung gute Gleiteigenschaften gewährleistet. Epiduroskope weisen unterschiedliche Außendurchmesser bis zu 3,8 mm auf und sind mit einem Arbeitskanal von 0,9-1,5 mm ausgestattet. Durch einen distalen Öffnungswinkel von 90° und einer hierzu optimierten proximalen Bildvergrößerung kann trotz einer distalen Linsengröße von weit unter einem Millimeter eine hervorragende Bildqualität erzielt werden.

Es werden auf dem internationalen Markt verschiedene Epiduroskope bzw. für die Epiduroskopie einsetzbare Endoskope angeboten, die auf Grund ihrer unterschiedlichen technischen Qualität, Bildqualität, Außendurchmesser, Arbeitskanal, Flexibilität Endoskoplänge, Wiederverwendbarkeit, Reparaturanfälligkeit usw. für die sehr hohen Anforderungen, die an eine EDS zu stellen sind, unzureichend oder nicht geeignet sind. In unserer Schmerzklinik werden vorwiegend die EDS-Systeme verwendet:

- **Epiduroskop (KARL STORZ nach Schütze)**

Das 40 cm bzw. 70 cm lange und flexible Epiduroskop nach G. Schütze mit einem Außendurchmesser von 2,8 mm, beinhaltet einen Arbeitskanal von 1,2 mm Durchmesser. Das distale Ende lässt sich aufwärts bis 120° und abwärts bis 170°steuern.

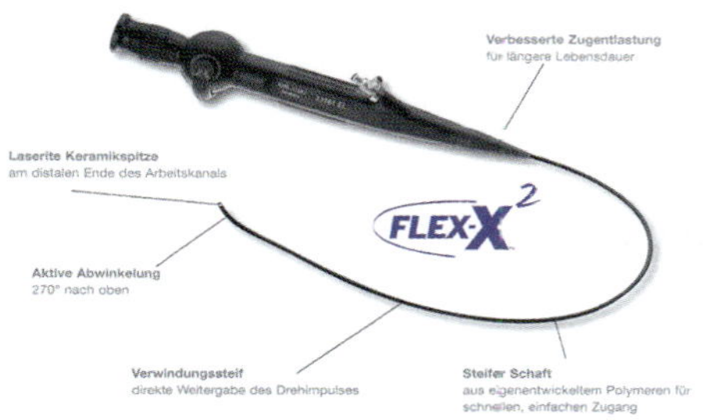

Abb. 5.1: Epiduroskop FLEX-X² (KARL STORZ).

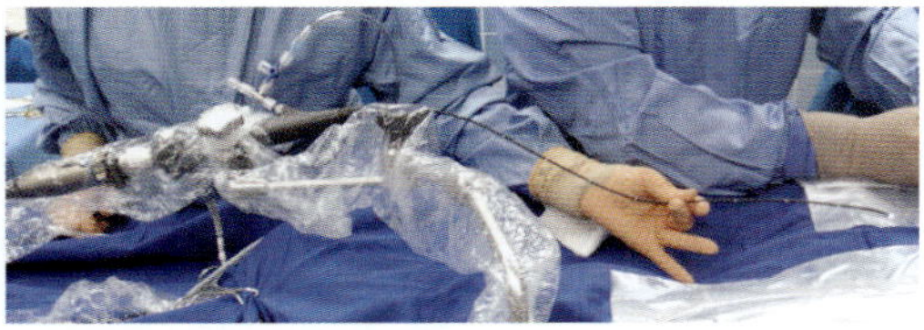

Abb. 5.2: Epiduroskop FLEX-X² im klinischen Einsatz.

Epiduroskop FLEX-X²

Technologie unterscheidet sich durch seine Nutzlänge von 90 cm der Blickrichtung von 0° und einer Abwinkelung von 270°/270° mit einem Durchmesser von 3,1 mm. Das Epiduroskop beinhaltet einen Instrumentenkanal von 1,2 mm Durchmesser. Durch die Verarbeitung besonderer Materialien aus Polymeren im Bereich des Endoskopschaftes zeichnet sich das Epiduroskop FLEX-X² vor allem durch seine Widerstandsfähigkeit und erforderliche Steifigkeit aus. Besondere Merkmale des Epiduroskops sind ein um 50 % vergrößertes endoskopisches Bild sowie eine deutliche Verbesserung der Bildauflösung. Eine spezielle Schaftbauweise ermöglicht eine direkte Weitergabe des Drehimpulses im Verhältnis 1:1, dadurch wird eine bessere Steuerbarkeit des Epiduroskops möglich. Am distalen Ende des Arbeitskanals befindet sich eine laserite Keramikspitze, die einen Schutz gegen Laserstrahlen garantiert.

Das Okular des Endoskops wird mit einem Kamerasystem verbunden. In der klinischen Praxis hat sich auch ein digitales 3-Chip-Kamerasystem bewährt, weil das endoskopische Bild auf drei separate Farb-Chips transferiert wird. Damit können direkt am Kamerakopf Farbe, Kontrast und Auflösung optimiert werden.

Flexible Fiberoptik Endoskope (Myelotec)

Ein vorwiegend in den USA verwendetes Epiduroskop ist ein kurzes flexibles Myelotec Epiduroskop (☞ Abb. 5.3) Ein flexibles 0,9 mm fiberoptisches Endoskop kann mit Hilfe eines steuerbaren, videounterstützten 2,7 mm oder 3,0 mm Katheter platziert werden. Dieser Katheter beinhaltet zwei Arbeitskanäle. Das epiduroskopische Equipment setzt sich aus einem epiduralen Endoskop, einem Videokamerasystem und einem Videobildschirm und einer Röntgen-Fernseh-Durchleuchtungseinrichtung (C-Bogen) zusammen. Kawanishi et al. (2006) berichten, dass sie seit 1996 epidurale Endoskope (Myelotec) mit einem Durchmesser von 0,9 mm über den Hiatus sacralis eingeführt haben, um den lumbalen Epiduralraum zu untersuchen. Noch immer, so stellen Kawanishi et al. fest, müssen einige Probleme der Epiduroskope gelöst werden. Jedoch wurde der dramatische schmerzreduzierende Effekt beachtet, der durch diese Behandlungsmethode möglich wird, und es wurde als viel versprechendes diagnostisches Werkzeug eingestuft.

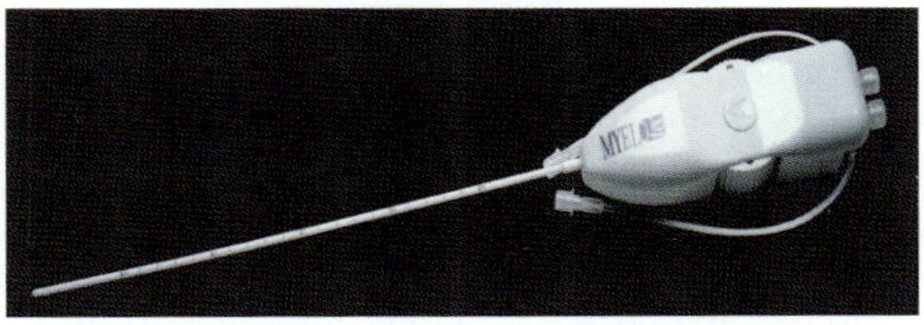

Abb. 5.3: Myelotec 2010 Video Guided Catheters (MYELOTEC, Inc, Roswell, Georgia, USA).

5.1.1.2. Kamera- und Videotechnik

Die ständig zunehmende Komplexität der epiduroskopischen Eingriffe erfordert die Möglichkeit zur simultanen Mitbeobachtung und lückenlosen Dokumentation, die sich vor allem erst durch eine qualitativ hochwertige, in der Epiduroskopie verwendbare Videotechnik realisieren lässt. Neben der Bedeutung der spinalen Endoskopie für die Diagnostik rückenmarksnaher Schmerzsyndrome hat die Industrie diese Notwendigkeit erkannt und die Entwicklung der endoskopischen Videotechnik maßgeblich vorangetrieben.

Bei der von uns verwendeten IMAGE 1®, handelt es sich um eine digitale Video-Kamera für das Farbsystem PAL und NTSC. Mit der Einführung der neuen, durch und durch digitalen epiduroskopischen 3-Chip-Kamera IMAGE 1® mit integriertem digitalen Bildprozessor IPM konnten unsere Erwartungen bezüglich einer verbesserten Bildqualität, unsere Anforderungen für die epiduroskopische Diagnostik erfüllt werden. Durch die Verwendung des neuen IMAGE 1™ HD wird die Bildqualität deutlich verbessert. Die Bildwiedergabe erfolgt im 16:9 Format und einer 1080 p-Auflösung für FULL HD mit 2 Millionen Bildpunkten. Hier handelt es sich um die höchstmögliche Bildauflösung in der Medizintechnik.

Mit der Endovision TRICAM® 3D hat die Firma KARL STORZ ein dreidimensionales endoskopisches Videosystem mir 3-Chip-Technik für das Farbsystem PAL und NTSC in unserer Schmerzklinik eingeführt. Der modulare Aufbau bietet uns die Möglichkeit, zentrale Steuerung, Datenverarbeitung und -verwaltung und Telemedizin in den Schmerz-OP zu integrieren.

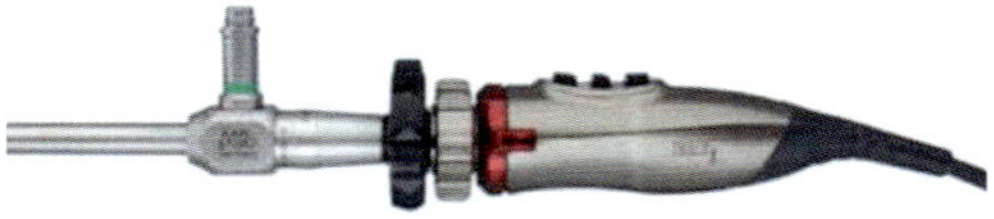

Abb. 5.4: Die autoklavierbare IMAGE I® Kamera, KARL STORZ.

IMAGE 1® ist ein Videokamerasystem, bei dem die optischen analogen Bilder des CCD-Sensors direkt hinter diesem und noch im Kamerakopf digital umwandelt werden. Dies hat den Vorteil, dass die Bilddaten stets in digitaler Form und in bester Qualität im gesamten Kamerasystem zur Verfügung stehen. Dies bringt neben Störungsunempfindlichkeit gegenüber äußeren Einflüssen wie z.B. durch Einsatz von HF-Chirurgie auch Vorteile für die digitale Bildoptimierung mit sich. Diese ist bei KARL STORZ-Video-Systemen im Standardmodell durch das digitale IPM-Modul integriert. Da alle Kameraköpfe von KARL STORZ mit einer einzigen CCU arbeiten, können die Operateure jeden IMAGE 1® Kamerakopf für alle Eingriffe und Fachrichtungen verwenden. Außerdem sind alle neuen IMAGE 1® Produkte voll mit vorhandenen IMAGE 1® Systemen kompatibel. Mit dem optischem Parfocal-Zoom (bis 2-fach) und einer digitalen Endoskop-Filterung erzielen die autoklavierbaren IMAGE 1® Kameras bei allen Epiduroskopen automatisch eine Bildoptimierung (☞ Abb. 5.4). Der Zugang zum sterilen OP-Bereich wird durch die Bedienung aller Kamerafunktionen per Knopfdruck erleichtert.

Das Video-Kamerasystem IMAGE 1® ist neben sämtlichen analogen Signalen auch mit digitalen Ausgangssignalen wie DV (*Digital Video*) und mit SDI (*Serial Digital Interface*) uneingeschränkt videokompatibel und ermöglicht hochauflösende, naturgetreue Bilder in digitaler Qualität.

In unserem Schmerz-OP wird SDI als Signalübertragungs-, Bilderfassungs- und Anzeigeverfahren bevorzugt. Diese Technik ermöglicht, dass die neuen ergonomischen 19"-TFT-Monitore detailgetreue brillante Videosequenzen liefern, als die Röhrengeräte zuvor.

Dokumentation

Zur OP-Daten-Aufzeichnung und -übertragung verwenden wir das modulare Systemkonzept KARL STORZ AIDA 2.0 (*Advanced Image and Data Archiving System*). Direkt aus dem sterilen Epiduroskopie-Bereich werden per Touchscreen, Fußschalter oder Kamerakopftasten Bild-, Video- und Audiodaten des diagnostischen oder therapeutischen Eingriffs erfasst und gespeichert. Printer, Videorekorder, und Diktiergerät werden damit durch das PC-basierte Archivierungs- und Dokumentationssystem AIDA ersetzt.

Das AIDA-System besteht aus einer datenbankgestützten Applikations-Software und einer entsprechenden Hardware-Plattform mit einem Windows Betriebssystem. Die Daten zur Epiduroskopie können patientenbezogen in einer AIDA-Datenbank gespeichert, auf CD/DVD gebrannt und/oder per DICOM3 und/oder HL7-Schnittstelle an andere Systeme (PACS, RIS und KIS) übertragen werden. Mit diesen Systemen können direkt aus dem sterilen Epiduroskopie-Bereich sämtliche Daten des diagnostischen bzw. therapeutischen Eingriffs erfasst werden.

Einzelne Arbeitsschritte lassen sich simultan zur Aufzeichnung des Bildmaterials kommentieren.

Die Bedienung des Systems ist auf die Tätigkeiten und Erfordernisse im OP ausgerichtet und bietet Schritt für Schritt von der Erfassung der Patientendaten bis zur Definition der Datenverwendung genau die Funktionalitäten die aktuell benötigt werden.

Anhand der vorgefertigten Textvorlagen wird innerhalb kürzester Zeit ein OP-Bericht zum invasiv-interventionellen Eingriff generiert.

5.1.1.3. Präoperatives Management

Arbeitsplatz

Mit der Einführung der IMAGE 1®, der neuesten digitalen epiduroskopischen 3-Chip-Kamera mit integriertem digitalen Bildprozessor IPM konnten unsere Erwartungen bezüglich einer verbesserten epiduroskopischen Bildqualität nahezu erfüllt werden. Mit der TRICAM® 3D ist ein dreidimensionales endoskopisches Videosystem, eine digitale 3-Chip-Kamera für das Farbsystem PAL und NTSC, verfügbar. Daneben verwendeten wir mit MEDIMAGE der Firma R. Wolf ein komplettes, digitales Patientenbild- und Dokumentationssystem.

Der modulare Aufbau der EDS-Untersuchungseinheit bietet uns die Möglichkeit, zentrale Steuerung, Datenverarbeitung und -verwaltung sowie Telemedizin in den modernen OP zu integrieren.

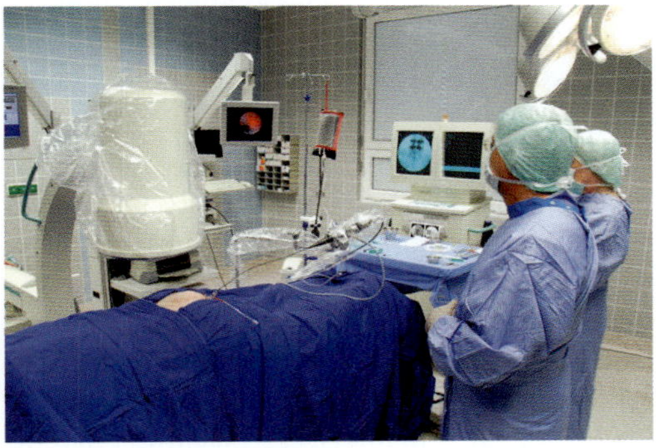

Abb. 5.5: EDS-Arbeitsplatz.

Hygienischer Standard

An die Durchführung einer spinalen Endoskopie müssen strenge hygienische Sicherheitsstandards gestellt werden. Die Endoskopie ist unter absolut sterilen Kautelen im Operationssaal durchzuführen (☞ Abb. 5.5). Neben einer chirurgischen Händedesinfektion ist das Tragen von sterilen Handschuhen und Kitteln, Mundschutz, Haube sowie die fachgerechte Desinfektion der Haut und sterile Abdeckung, Verwendung von Einmal-Materialien (Verpackung des Lichtleiters, Laser, Bildwandler usw.) unabdingbar. Wir halten eine perioperative Infektionsprophylaxe für sinnvoll. Die präoperative, intravenöse Verabreichung einer einmaligen Dosis eines Antibiotikums ist eine wirksame Methode zur Vermeidung von Infektionen im Rahmen des invasiv-interventionellen Eingriffs. Als Standardantibiotikum infundieren wir in aller Regel 1,5 g Cefuroxim unmittelbar vor der Epiduroskopie. Eine prophylaktische weiterführende antibiotische Therapie halten wir für nicht notwendig.

Lagerung

Wegen der sakralen Zugangstechnik zum Epiduralraum wird der Patient in Bauchlage auf dem OP-Tisch gelagert. Eine Epiduroskopie in Seitenlage ist auch möglich. Für den Patienten und den Operateur ist aber die Durchführung einer Epiduroskopie in Bauchlage wesentlich einfacher und sicherer. Um das technische Vorgehen der Punktion des Sakralkanals zu vereinfachen, kann der OP-Tisch im Gesäßbereich abgeknickt werden. Damit das Os sacrum sich horizontal darstellt, kann ein Kissen unter den Hüften positioniert werden. Zur Punktionserleichterung können die Fersen nach außen und die Zehen des Patienten nach innen gedreht werden. Damit Desinfektionsmittel nicht in den Anal- bzw. Genitalbereich abfließen kann, ist eine Mullplatte in die Rima ani zu legen. Besondere lagerungstechnische Anforderungen sind aus unserer Sicht eigentlich nicht zu stellen.

Instrumentarium

Neben dem digitalen Endo-Kamera-System, bestehend aus dem Epiduroskop, Lichtleiter und Kamera mit Kabel, ist für die Durchführung einer Epiduroskopie und das endoskopische Operieren ein entsprechendes steriles Instrumentarium auf einem Instrumententisch bereitzustellen. Für die Endoskopie haben wir ein spezielles EDS-Grundsieb zusammengestellt, das aus folgenden sterilen Instrumenten besteht:

Materialen für die Epiduroskopie, die im OP bereitgehalten werden sollten, sind u.a. Lokalanästhetika, Kontrastmittel, chirurgische Nadeln, NaCl und Spritzen, Transportgefäße für Gewebeproben und Abstriche, Katheter mit Mandrin, Elektroden, lange flexible Fremdkörperfasszangen, Laser-Fiber, Introducer-Set 9.5 F und 11.0 F, Einrichtung zur Erwärmung der Spülflüssigkeit sowie Verbandsmaterialien. Es können sehr viel Zeit und Kosten eingespart werden, wenn die Materialien in abgestimmten Sets bereits fertig steril verpackt sind.

Im Falle des elektiven invasiv-interventionellen Eingriffs-EDS sind besondere Anforderungen auch an die präoperativen Maßnahmen zu stellen.

Da sich rückenmarksnahe Schmerzerkrankungen auch durch Verknüpfung von klinischer Schmerzsymptomatik und radiologischen Befunden erklären, kann sich die Bewertung der diagnostischen Untersuchungen schwierig gestalten. Durch den bisherigen Krankheitsverlauf und den aktuellen klinischen Befund des Patienten wird die Diagnostikauswahl bestimmt.

Die Einordnung der interdisziplinären (z.B. radiologischen, neurologisch-psychiatrischen, orthopädischen, neurochirurgischen, internistischen und laborchemischen) Befunde sowie ein ausführliches Aufklärungsgespräch gehören zu den selbstverständlichen Vorbereitungen zur Epiduroskopie.

5.1.2. Anamnese und klinische Untersuchung

Durch eine ausführliche erstellte Schmerzanamnese und eine eingehende klinische Untersuchung ist ein Differenzieren zwischen nozizeptivem und neuropathischem Schmerz bzw. mixed pain möglich.

Neben der exakten Anamneseerhebung gehört zu den präoperativen Maßnahmen eine klinisch-neurologische Untersuchung. Im Einzelfall sind eine Inspektion, Gang- und Standprüfungen, Funktionsprüfung der WS-Beweglichkeit, Druck- oder Klopfschmerzüberprüfung, und gegebenenfalls Provokations- oder Entlastungstests durchzuführen. Die Prüfung des Lasegue-Zeichen, Femoralis-Dehnungsschmerz, Bragard-Zeichens, Finger-Bodenabstand und das Schober-Zeichen sind vorzunehmen.

Die Leitsymptome bei lumbalen Wurzelsyndromen sind von Krämer (1994) in überzeugender Form zusammengefasst (☞ Tab. 5.1).Neben der Erhebung des Reflexstatus gehört ebenso die detaillierte Einzelmuskelprüfung gemäß der Parese-Skala des British Medical Research Council und die Sensibilitätsprüfung zur Untersuchung. Auf Grund einer denkbaren Kombination von Wurzelkompressionssyndromen mit einer Myelopathie ist auch auf die Symptome einer Rückenmarkschädigung wie z.B. Spastik, Ataxie, Gangstörung, pathologische Reflexe zu achten.

Grundsätzlich sollte wie bei einem frisch aufgetretenen radikulären Befund mit Ausfallerscheinungen, auch ein therapieresistentes Schmerzsyndrom, radiologisch durch ein geeignetes Schnittbildverfahren (CT, MRT) abgeklärt sein.

Zur Vorbereitung des invasiv-interventionellen Eingriffs der Epiduroskopie ist eine bildgebende und neurophysiologische Untersuchung unbedingt zu fordern.

Das Schmerzgeschehen des Patienten wir durch subjektive Wahrnehmungen und psychische und soziale Aspekte moduliert. Eine Schmerzmessung und -dokumentation ist ebenfalls unverzichtbar sowohl für die Vorbereitung als auch für die Therapieverlaufsbeobachtung, Überprüfung der Schmerzdiagnose und Therapieadaptation. Die Praktikabilität umfangreicher diagnostischer In-

Segment	Peripheres Schmerz- und Hypästhesiefeld	Motorische Störungen (Kennmuskel)	Reflex-Abschwächung	Nervendehnungszeichen
L1/L2	Leistengegend	-	-	(Femoralis-Dehnungsschmerz)
L3	Vorderaußenseite Oberschenkel	Quadrizeps	Patellarsehnenreflex	Femoralis-Dehnungsschmerz
L4	Vorderaußenseite Oberschenkel, Innenseite Unterschenkel und Fuß	Quadrizeps	Patellarsehnenreflex	(positives Lasègue-Zeichen)
L5	Außenseite Unterschenkel, medialer Fußrücken, Großzehe	Extensor hallucis longus	-	positives Lasègue-Zeichen
S1	Hinterseite Unterschenkel, Ferse, Fußaußenrand, 3.-5. Zehe	Triceps surae, Glutäen	Achillessehnen reflex	positives Lasègue-Zeichen

Tab. 5.1: Leitsymptome bei lumbalen Wurzelsyndromen (nach Krämer 1994).

strumente richtet sich selbstverständlich nach dem Allgemeinzustand des Patienten.

Das erforderliche Aufklärungsgespräch zur EDS beinhaltet sowohl das geplante epiduroskopische Vorgehen einschließlich weiterführender therapeutischer Maßnahmen als auch die Erörterung möglicher Komplikationen. Dem Patienten wird zusätzlich eine ärztliche Aufklärungsschrift und Einverständniserklärung ausgehändigt.

Zur Qualitätssicherung ist es zwingend, die Basisinformationen zum Aufklärungsgespräch über die Epiduroskopie sowie die Patienteneinwilligung zur Durchführung der rückenmarksnahen Diagnostik und Schmerztherapie entsprechend zu dokumentieren.

Als vorausgehende bildgebende Diagnostik sind für die Epiduroskopie von besonderem Interesse die Ergebnisse der Magnetresonanztomographie (MRT), der Computertomographie (CT)-Befund, Diskographie Befund, ein Myelographie-Befund und ggf. der Röntgen Nativ-Befund. Sie dienen dem Untersucher auch als Grundlage für die endoskopische Navigation.

5.2. Durchführung der EDS

5.2.1. Anästhesiologisches Management

Um den Bedürfnissen und Anforderungen an die Patientensicherheit gerecht zu werden, sollte ein Stand-by als eine eigenständige Anästhesieleistung während der spinalen Endoskopie in Anspruch genommen werden.

Das anästhesiologische Management wie u.a. anästhesiologische Aufklärung, Laboruntersuchungen, Auswahl und Durchführung des Analgesieverfahrens und postoperative Betreuung, wird vom Anästhesisten festgelegt. Bei Patienten mit chronischen Rückenschmerzen treten nach Untersuchungen von Buchner et al. (2007) häufiger Komorbiditäten auf.

Die anästhesiologischen Standards zur OP-Vorbereitung und Durchführung des invasiv-interventionellen Eingriffs sind selbstverständlich zu beachten.

Nach Bedarf kann eine Prämedikation z.B. mit Midazolam 0,05-0,1 mg/kg/KG i.m. bzw. in oraler Darreichungsform vorgenommen werden. In Einzelfällen kann zur spinalen Endoskopie eine kontinuierliche Analgosedierung vorteilhaft sein, weil dieses anästhesiologische Management sehr gut steuerbar ist und eine ultrakurze Aufwachphase dem operativen Eingriff folgt.

Zur Optimierung der Patientensicherheit; Therapie- und Behandlungsqualität wird zunehmend bei der spinalen Endoskopie ein Monitoring der Hirnaktivität (*Cerebral State Monitor*, CSM, danmeter) als Überwachungsverfahren während einer Analgosedierung eingesetzt.

Wie bei jeder rückenmarksnahen Anästhesie muss das gesamte Equipment zur Therapie von Komplikationen bereitgestellt sein. Vor Beginn der Epiduroskopie sollten die Vorbereitungen wie Legen eines i.v.-Zuganges, Infusion, Blutdruckmessung, EKG und SaO_2-Sättigung getroffen sein.

5.2.2. Zugang zum Spatium epidurale

Der von uns favorisierte kaudale Zugang zum Spatium epidurale ist aufgrund einer stets überraschenden bzw. beeindruckenden anatomischen Variabilität als nicht ganz unproblematisch anzusehen. Der anteroposteriore Durchmesser wechselt zwischen 1 mm und 2 mm. Das Füllungsvolumen des Canalis sacralis variiert zwischen 12-65 ml, was für die Infusionsmenge bei der EDS von Bedeutung ist.

So ist von den kaudalen Injektionen zur Analgesie bekannt, dass selbst bei erfahrenen Ärzten in nur 62 % der kaudale Epiduralraum ohne Röntgen-Bildwandler-Technik erreicht werden konnte. Sekiguchi et al. (2004) untersuchten in einer anatomischen Studie 92 sakrale Hiatus mit dem Ergebnis, dass in 42 % der Fälle der Hiatus sacralis als auch die Cornua nachgewiesen werden konnten. Der durchschnittliche Durchmesser des Sakralkanals wurde mit 6,0 mm angegeben. Als wichtigste Information ist zu erwähnen, dass 3 % der untersuchten sakralen Hiatus verschlossen waren. Eine Vielzahl von Methoden zur Identifikation des Epiduralraums ist in der Literatur beschrieben. Als Technik der Wahl gilt die Widerstandverlustmethode (*loss of resistance*) oder der Nachweis eines negativen Drucks im Spatium epidurale. In einer randomisierten Untersuchung von Price (2000) wurden bei 200 konsekutiven Patienten der kaudale (Hiatus canalis sacralis) mit dem lumbalen Zugang in Bezug auf die Treffsicherheit verglichen. Korrekt epidural platziert wurden 93 % der lumbalen, aber nur 64 % der kaudalen Zugänge. Die häufigsten kaudalen Fehlplatzierungen waren subkutan und 6-9 % der kaudalen Punktionen befanden sich intravenös. White et al. (1980) verglichen ebenfalls den kaudalen als auch den lumbalen Zugang zum Epiduralraum an 334 Patienten, wobei 25 % der kaudalen und 30 % der lumbalen Punktionen inkorrekt platziert waren.

5.2.2.1. Punktionstechnik

Entsprechend der vorzustellenden sakralen Zugangstechnik zum Epiduralraum wird der Patient in Bauchlage auf dem OP-Tisch gelagert. Nach großflächiger und gründlicher Hautdesinfektion und steriler Abdeckung wird neben und über dem Bereich des Hiatus sacralis eine Lokalanästhesie mit z.B. Mepivacain hydrochlorid 1 % ausgeführt. Nach Einsetzen der lokalanästhetischen Wirkung kann nach einer Stichinzision ca. 4 cm neben der Rima ani mit der Punktionskanüle aus dem Einführungs-Set der Hiatus sacralis, die Lamina tectoria, in einem Winkel von ca. 45° punktiert (☞ Abb. 5.6+5.7) werden. Nachdem die Führungskanüle das Ligamentum sacrococcygeum perforiert hat, wird die Kanüle in die Achsenlage des Spinalkanals korrigiert.

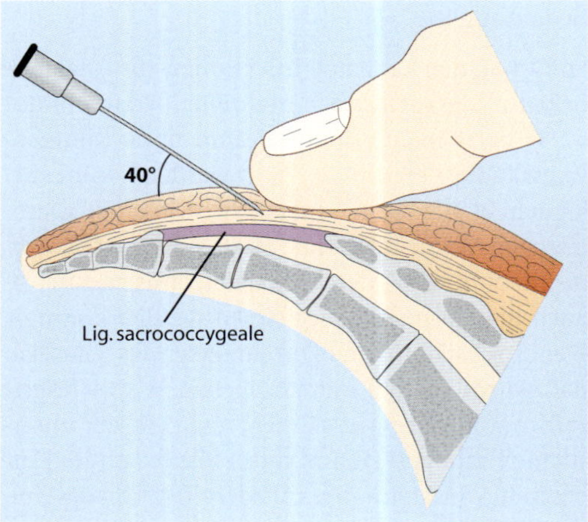

Abb. 5.6: Schematische Darstellung der Punktionsrichtung.

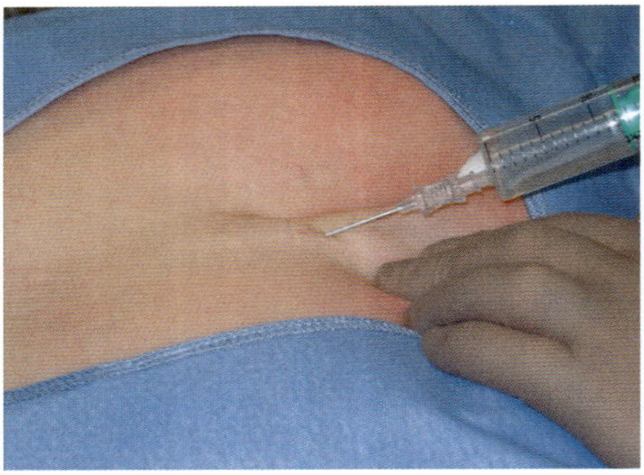

Abb. 5.7: Punktion im Bereich des Hiatus sacralis.

Zu beachten ist der für die sakrale Zugangstechnik wichtige Abstand vom unteren Ende des Duralsacks zum Hiatus sacralis. Er ist sehr variabel und kann bis zu 16 mm betragen. Deshalb kann nach einem negativen Aspirationstest in zwei Ebenen der Führungsdraht (Doppelflex, 0.038 inch, 45 cm, PVB, Kirchesoon, Deutschland) sehr kurzstreckig in den Hiatus sacralis eingeführt werden.

Zur Identifizierung des Führungsdrahtes im Hiatus sacralis ist eine Röntgen-Kontroll-Durchleuchtung im seitlichen Strahlengang sehr hilfreich. Der Dilatator 9.5 F wird mit dem Schaft und seinem seitlichen Schlauchansatz des Einführungssets über den liegenden Draht (Seldinger-Technik) perkutan in den Sakralkanal eingeführt. Anschließend kann eine Epidurographie durchgeführt werden.

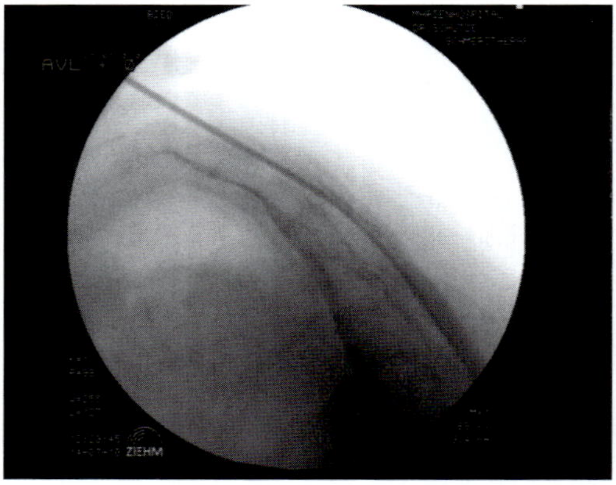

Abb. 5.8: Röntgen-Kontroll-Durchleuchtung im seitlichen Strahlengang: Führungsdraht im Canalis sacralis.

Nach Überprüfung der exakten Lage der Einführhilfe erfolgt die Entfernung des Dilatators einschließlich des Führungsdrahtes. Nun kann das sterile Epiduroskop über die eingebrachte Kunststoffhülse vorsichtig unter ständiger Monitor-Sichtkontrolle in das Spatium epidurale vorgespiegelt werden.

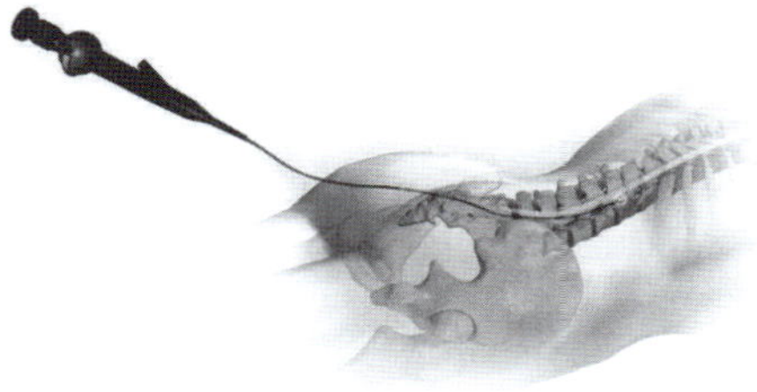

Abb. 5.9: Schematische Darstellung eines über den Hiatus sacralis eingeführten Endoskops.

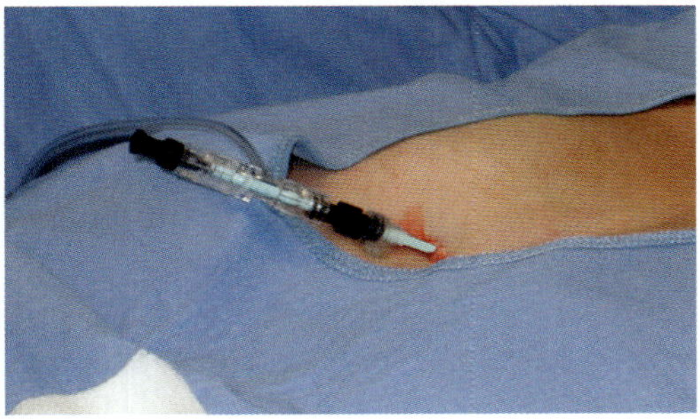

Abb. 5.10: Einführhilfe im Canalis sacralis.

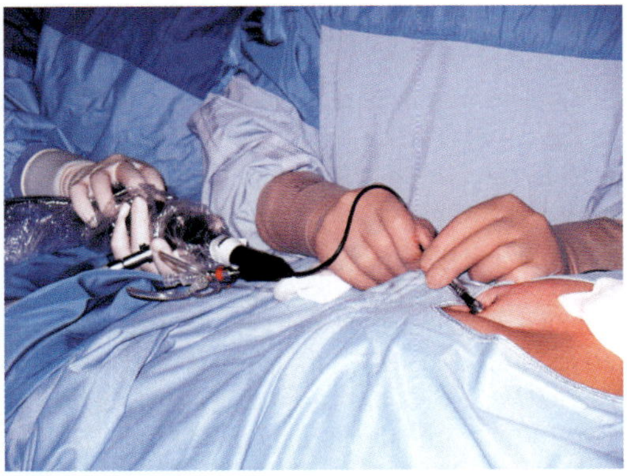

Abb. 5.11: Perkutane Einführung des Endoskops via Einführhülse in das Spatium epidurale.

Eigene Erfahrungen

In unserer Schmerzklinik hat sich für die Epiduroskopie die vorgestellte sakrale Zugangstechnik zum Spatium epidurale seit Jahren als eine sehr vorteilhafte und praktikable Methode erwiesen. Dazu benutzen wir ein spezielles Punktions-Einführungsset (PVB, SMITH Medical, Kirchsoon, Deutschland) in den Größen von 9.5 F bzw. 11.0 F.

Die in den Hiatus sacralis eingebrachte Kunststoffschleuse aus dem Einführungs-Set ermöglicht eine sichere und atraumatische sakrale Einführung sowie ein Vorschieben des Epiduroskops in das Cavum epidurale und sorgt für den sehr wichtigen Abscherschutz (☞ Abb. 5.10, 5.11).

Trotz langjähriger Erfahrungen gestaltet sich aus klinischer Sicht der Zugang zum Spatium epidurale wegen der vielfältigen anatomischen Variationen in diesem topographischen Abschnitt gelegentlich auch kompliziert. Deshalb kann sich bereits die Platzierung der Kanüle bzw. der Epiduroskopie-Einführhilfe in den Hiatus sacralis problematisch gestalten. Es können z.B. nachfolgende Fehllagen der Führungskanüle auftreten:

- Kanüle befindet sich auf dem Kreuzbein
- Kanüle befindet sich unter dem Periost des Sakralkanals
- Kanüle befindet sich ventral vom Kreuzbein
- Kanüle im Foramen sacrale
- Kanüle zwischen Kreuzbein und Steißbein
- Rektumperforation

Es gelingt oft nur nach entsprechenden endoskopischen Navigationsmanövern und gelegentlich auch nur unter Einsatz spezieller Führungsdrähte und Einführhilfen/oder zusätzlicher seitlicher Rö-Bildwandler-Durchleuchtung einen sicheren Zugang zum Epiduralraum zu ermöglichen.

In 0,025 % unserer Fälle, war wegen einer extremen Stenosierung des Canalis sacralis eine Platzierung der Einführhilfe von 9.5 F absolut nicht möglich. Witte und Mitarbeiter (1997) weisen aufgrund der problematischen sakralen Anatomie auch auf die Notwendigkeit der Verwendung einer flexiblen Optik für die Epiduroskopie hin. Es ist hilfreich, über den platzierten Introducer mittels Applikation von Kontrastmittel eine Epidurographie durchzuführen. Nach Bewertung der epidurographischen Aufnahmen und evt. durchgeführten Lagekorrekturen kann über die Plastikhülse das sterile Epiduroskop vorsichtig je nach Bedarf dorsal bzw. ventral unter ständiger Monitor-Sichtkontrolle in das Spatium epidurale eingeführt werden.

Die Aussage, dass sich aufgrund der anatomischen Situation nur ein dorsaler therapeutischer Zugangsweg eröffnet, kann heute ebenso wenig gelten wie die Aussage, dass im thorakalen Teil des Wirbelkanals die Dura mater spinalis so mit dem Ligamentum longitudinale posterior verwachsen ist, dass hier kein ventraler Epiduralraum existiert.

Durch die Epiduroskopie einerseits und durch die Epidurographie andererseits kann der Nachweis erbracht werden, dass auch ein ventraler therapeutischer Zugangsweg möglich ist. Die Identifizierung des Epiduralraums durch die endoskopische Diagnostik gelang bei uns in den Fällen, in denen die Einführung des Introducer-Systems in den Sakralkanal möglich war. In 6 % unserer Fälle gestaltete sich nach erfolgreicher Punktion des Canalis sacralis das Einführen des Introducers von 9.5 F aufgrund einer anatomischen Enge des Sakralkanals ≤ 2,4 mm als sehr problematisch.

5.2.3. Endoskopische Navigation

Voraussetzung für die Inspektion der thorakalen und zervikalen Abschnitte des Spinalkanals ist die Verwendung eines entsprechend langen flexiblen Epiduroskops einschließlich des notwendigen mikrochirurgischen Zubehörs für Interventionen.

Zur Orientierung und Dokumentation der endoskopischen Befundsituation steht ein einfaches Schema (☞ Abb. 5.12) zur Verfügung, um auch eine topographische Standardisierung zu erreichen.

Rö-BV-Technik

Absolute Grundvoraussetzung für den Einsatz der Rö-Bildwandler Technik zur spinalen Endoskopie ist das Beachten der Verordnung über den Schutz vor Schäden durch ionisierende Strahlen (Strahlenschutz-Verordnung - StrlSchV) von 2007.

Eine Rö-BV-Assistenz zur endoskopischen Navigation ist von großem Vorteil. Es empfiehlt sich zur Lagebeurteilung des Endoskops im Spinalkanal die Rö-Durchleuchtung im anterior-posterioren Strahlengang und in seitlicher Ebene durchzuführen. Durch dieses Procedere lässt sich auch die ventrale bzw. dorsale Lage des Endoskops sicher und zweifelsfrei bestimmen. Der Einsatz einer zeitgleichen Röntgen-Bildwandler-Durchleuchtungs-Technik und endoskopischer Bildgebung als sog. Bild-in-Bild-Technik und Kontrolle der epiduralen Infusion bietet beste Voraussetzungen für eine sinnvolle und effektive spinale Navigation mit einer hohen Patientensicherheit.

Epidurale Infusion

Zur Epiduroskopie ist eine kontinuierliche bzw. bedarfsadaptierte epidurale Infusion mit einer physiologischen Kochsalzlösung über den Arbeitskanal des Epiduroskops Voraussetzung. In unserer Klinik wird zur EDS grundsätzlich eine sterile 0,9 %ige NaCl-Spüllösung mittels Flüssigkeitswärmegerät (Medi Temp III, Firma Gaymar, Deutschland) benutzt. Um spinale Irritationen zu vermeiden, wird die physiologische NaCl-Spüllösung auf 37,5 °C erwärmt.

Nach unseren klinischen Erfahrungen ist zunächst nur so viel körperwarme 0,9 %ige NaCl-Spülflüssigkeit zu verwenden, wie zur Schaffung eines freien endoskopischen Sichtfeldes unbedingt erforderlich ist.

Eine zu rasche Tropfenfolge der physiologischen NaCl-Spülflüssigkeit vor allem im thorakalen bzw. zervikalen Untersuchungsabschnitt und in stenosierenden Bereichen des Spinalkanals kann bei dem Patienten Schmerzen auslösen. Ein Reduzieren der Tropfenfolge wird die akute Schmerzsituation sofort beenden.

Die Ableitung der Spülflüssigkeit ist über einen seitlichen externen proximalen Schlauchansatz der Schleuse, die sich im Hiatus sacralis befindet, nur bedingt möglich. Bei unseren durchgeführten Epiduroskopien haben wir einen durchschnittlichen Verbrauch von 85 ml steriler physiologischer Kochsalzlösung pro Untersuchung ermittelt. Dieses Ergebnis liegt deutlich unter dem von dem internationalen Consensus in Graz 2006 (Beltrutti et al. 2007) empfohlenen maximalen Infusionsvolumen von 200 ml pro epiduroskopischer Untersuchung.

In Abhängigkeit von der NaCI-Volumenzufuhr und den epiduralen pathologisch-anatomischen Gegebenheiten schwankten bei 50 von uns epiduroskopierten Schmerzpatienten, bei denen zusätzlich die epiduralen Drucke ermittelt wurden, diese zwischen 22 mmHg und 85 mmHg.

Es ist ein grundsätzliches Problem jeder epiduralen Druckmessung, ob der Messort auch den Ort des höchsten Drucks widerspiegelt. Für die direkte Druckmessung stehen epidurale Sonden zur Verfügung. Bei Verwendung einer Infusionspumpe sollte nach unseren Erfahrungen ein Druck von nicht mehr als 60 mmHg erreicht werden. Es besteht auch die Möglichkeit, ein epidurales Druckmonitoring zur kontinuierlichen Drucküberwachung durch ein integriertes Transducer-System zu installieren. In Abhängigkeit von der NaCl-Volumenzufuhr und den epiduralen pathologisch-anatomischen Gegebenheiten schwankten bei 50 von uns epiduroskopierten Schmerzpatienten, bei denen zusätzlich die epiduralen Drucke ermittelt wurden, diese zwischen 22 mm Hg und 85 mm Hg. Allerdings kann schon bei einer vorsichtigen epiduralen Injektion ein Druck von 50-70 mm Hg und bei einer schnellen Bolusapplikation aus einer 10ml Injektionsspritze ein epiduraler Druck bis zu 300 mm Hg erreicht werden (Saberski 1996).

Die Auswirkungen einer situationsadäquaten kontrollierten 0,9 %igen NaCl-Infusion auf die spinalen Druckverhältnisse während der Epiduroskopie scheinen nach unseren Erfahrungen eher unbedenklich.

5.2.4. Endoskopische Untersuchung

Eine Epiduroskopie kann je nach anatomischer Struktur des Spinalkanals und bei einer professionellen Untersuchungstechnik über den Hiatus sacralis von sakral bis in die zervikalen Abschnitte der Wirbelsäule durchgeführt werden.

Bei der Durchsicht der Literatur zu den untersuchten EDS-Regionen wird deutlich, dass es sich vor allem um Untersuchungen des Spatium epidurale im Bereich des Sakrums bzw. des lumbalen Anteils des Spinalkanals handelt. Die Ursache dafür ist u.a. darin begründet, dass die Mehrzahl der pathologischen Prozesse sich im lumbalen Abschnitt befindet. Andererseits verwendet eine Vielzahl von Anwendern Epiduroskope, die auf Grund ihrer technischen Konstruktion nur eine Untersuchung bis in den lumbalen Bereich gestatten.

Berichte über thorakale oder zervikale Epiduroskopien liegen außer den eigenen Untersuchungen nicht vor.

Die anatomische Architektur des Wirbelkanals und die leichte Verletzbarkeit rückenmarksnaher Strukturen insbesondere im zervikalen und thorakalen Abschnitt erfordert ein präzises, standardisiertes und professionelles Vorgehen der Epiduroskopie.

In der Regel wird nach dem Einführen des Epiduroskops in das Spatium epidurale zunächst der dorsale Abschnitt des Cavum epidurale erreicht. Problematisch kann anfänglich das Auffinden des ventralen Cavum epidurale sein. Dazu benötigt der Untersucher einige Erfahrung mit der Epiduroskopie, um die ventralen Bereiche aufzusuchen. Die Epiduroskopspitze lässt sich aufgrund der vorgegebenen anatomischen Gegebenheiten des Spinalkanals nur in engen Grenzen navigieren. Durch vorsichtige äußere Drehbewegungen des Epiduroskops bzw. gezielten Richtungsänderungen der Epiduroskopspitze, die aufwärts bis 120° und abwärts bis 170° steuerbar ist, können epidurale Lageveränderungen der Epiduroskopspitze optimiert werden.

Um den Untersuchungsabschnitt trotz behindernder Bereiche (raumgreifende Adhäsionen, Fibrosen, Stenosierungen u.a.m.) zu erreichen, können nach unseren endoskopischen Erfahrungen z.B. die Adhäsionen und fibrotischen Gewebeanteile mit Hilfe von flexiblen Fasszangen oder durch einen Lasereinsatz mobilisiert bzw. entfernt werden. Nicht sehr ausgeprägte Adhäsionen können u.a. auch mit Hilfe einer gezielten Kochsalzinjektion oder mit der Spitze des Epiduroskops mobilisiert bzw. von der Dura mater spinalis gelöst werden.

> Grundsätzlich darf jede Manipulation und Intervention mit dem flexiblen Epiduroskop einschließlich des mikrochirurgischen Instrumentariums nur unter sehr guter endoskopischer Sichtkontrolle erfolgen, um Verletzungen und unnötigen Druck auf die rückenmarksnahen Strukturen zu vermeiden.

Um die epidurale Zielposition zu erreichen, darf keinesfalls das Epiduroskop blind oder gewaltsam vorgespiegelt werden. Eine permanente optimale endoskopische Sicht schützt vor vermeidbaren Komplikationen. Die Höhenlokalisation des Epiduroskops im Spinalkanal lässt sich durch eine Bildwandler-Röntgen-Durchleuchtung bzw. Bild-in-Bild-Technik leicht realisieren. Neuerdings befinden sich in 5 cm Abständen Markierungen am Epiduroskop der Firma Karl Storz, um dem Untersucher die Höhenlokalisation zu erleichtern.

Um die entsprechenden Abschnitte des Spatium epidural zu erreichen, setzen wir die von der Firma Karl Storz zur Verfügung stehenden flexiblen Epiduroskope in den Längen von 40 cm, 70 cm und 90 cm ein.

Sakrale EDS

Nach Überwindung des Ligamentum sacrococcygeum in Höhe S2-S3 wird über den eingeführten Plastik-Sheet das Spatium epidurale einsehbar. Oftmals finden sich durch den Führungsdraht verursachte kleine unbedenkliche minimale Blutungen. Besonders schwierig gestaltet sich das Vorspiegeln bei ossären Stenosierungen im Sakralbereich. Eine zeitgleiche endoskopische und radiologische Navigation, im seitlichen Strahlengang, ist in dieser Situation sehr hilfreich und bewahrt das Epiduroskop vor unnötigen Beschädigungen. Nach Erreichen des Abschnitts S1 nimmt im Regelfall der epidurale Fettanteil deutlich zu, die Bindegewebestrukturen formen sich zum Ligamentum flavum und die Dura mater spinalis wird bereits schon im Abschnitt S1-L5 sichtbar.

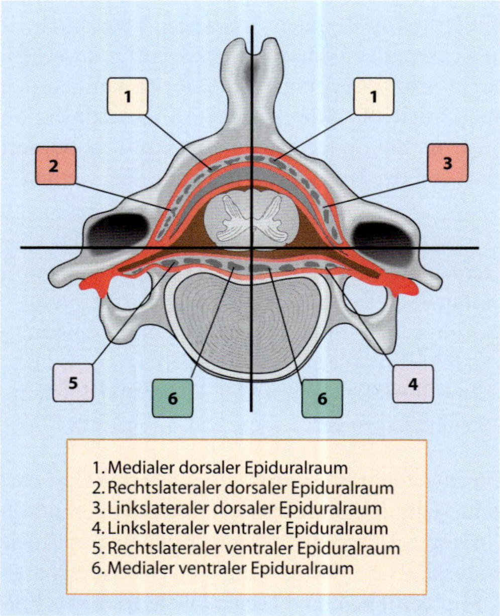

Abb. 5.12: Orientierungs- und Dokumentationsschema zur spinalen Topographie und endoskopischen Navigation.

Lumbale EDS

Die häufigsten epiduroskopischen Untersuchungen werden im lumbalen Abschnitt durchgeführt, weil

- alle weiter nach kranial gerichteten Untersuchungen über den lumbalen Abschnitt ausgeführt werden müssen
- die meisten epiduroskopischen Untersuchungen und Therapien aufgrund der Prävalenz von *low back pain* im lumbalen Abschnitt der Patienten durchgeführt werden
- auf dem Markt befindliche Epiduroskope vorwiegend für die Untersuchung der lumbalen Bereiche konzipiert sind

Im Abschnitt S1-L5 kann der Untersucher entscheiden, ob er den ventralen oder dorsalen Zugang zum Cavum epidurale wählt.

Durch eine geschickte endoskopische und radiologische Navigation ist es möglich, das schwieriger zugängliche ventrale Cavum epidurale zu erreichen. Neben der endoskopischen Darstellung des Ligamentum longitudinale posterior und der Dura mater spinalis ist eine Lagekontrolle des Epiduroskops mit Hilfe der Röntgen-Bildwandler-Technik im seitlichen Strahlengang empfehlenswert.

Thorakale EDS

Durch eine deutliche Rauminhaltverminderung im thorakalen Abschnitt des Cavum epidurale verbessert sich auch die Qualität der endoskopischen Bilder. Im thorakalen Untersuchungsabschnitt kann nach unseren Erfahrungen auch die NaCl-Spülflüssigkeitszufuhr oft deutlich reduziert werden. Unsere Ergebnisse bei der thorakalen Epiduroskopie weisen darauf hin, die epiduroskopische Untersuchung über mehrere Etagen der Wirbelsäule durchzuführen, um sog. Zufallsbefunde auszuschließen. Die Untersuchungen zeigen nämlich, dass sich oftmals pathologisch-anatomische schmerzrelevante Strukturen fernab von der geplanten Untersuchungshöhe finden.

Zervikale EDS

Durch die Verwendung des flexiblen Epiduroskops mit FLEX-X^2-Technologie mit einer Nutzlänge von 90 cm sind nach eigenen klinischen Erfahrungen auch endoskopische Inspektionen bis in den Zervikalbereich des Patienten möglich.

Derzeit wurden in der Schmerzklinik Iserlohn über 100 Epiduroskopien im zervikalen Wirbelsäulenabschnitt mit dem Karl Storz Epiduroskop mit FLEX-X^2 absolut komplikationslos ausgeführt. Es handelt sich dabei weltweit um die ersten zervikalen Epiduroskopien bei schmerzkranken Patienten.

Bei der Untersuchung der zervikalen Abschnitte des Spinalkanals gilt eine besondere Aufmerksamkeit und Sorgfalt. Auf Grund der anatomischen Gegebenheiten und der exzellenten technischen Voraussetzungen sind sehr gute bis brillante ventrale bzw. dorsale Live-Bilder, oft auch ohne Substitution von Spülflüssigkeit, zu erhalten. Deshalb kann in der Regel auf eine epidurale Spülung zur Verbesserung der optischen Bedingungen verzichtet werden.

Zur Durchführung z.B. einer Biopsie im zervikalen Abschnitt der Wirbelsäule ist ein entsprechendes Instrumentarium zu verwenden. Flexible Fasszangen bzw. flexible Zangen zur Probeexcision mit einem Durchmesser von 1,0 mm und einer Nutzlänge von 160 mm gehören zum Zubehör des Epiduroskops FLEX-X^2.

Probeexzisionen und Laser-Adhäsiolysen werden bei uns zunächst nur bei absolut zwingender Indikation durchgeführt. Nach unseren klinischen Erfahrungen an einer Vielzahl von Patienten sind zervikale Katheteranlagen in der Regel problemlos über das Epiduroskop zu realisieren. Es werden allerdings Katheter mit einer Überlänge benötigt. Wir verwenden einen mandringeführten Epiduralkatheter 0.6x1.0x1800 mm der Firma Vygon GmbH & Co. KG, Aachen, Deutschland.

Wegen des Risikos, nicht nur nervale Strukturen bei der Epiduroskopie zu verletzen, darf diese Untersuchung nur den Erfahrenen überlassen bleiben.

5.2.5. Probeexzision

Zur Gewinnung von epiduralen Gewebeproben kann ein entsprechendes mikrochirurgisches Instrumentarium über den Arbeitskanal des Epiduroskops eingeführt und benutzt werden. Um gezielt unter epiduroskopischer Sicht Gewebeproben entnehmen zu können, stellt die Medizintechnik eine Reihe verschiedener Biopsiezangen zur Verfügung. Flexible Biopsiezangen sind in unterschiedlichen Längen und Durchmessern je nach Epiduroskop und Gewebe verfügbar. Grundsätzlich wird die Zange über einen Seilzug geöffnet bzw. geschlossen. Aufgrund der Verletzungsgefahr des Biopsiekanals durch den Zangendorn sollten für die Epiduroskopie Zangen ohne Dorn benutzt werden.

Für die histologische Diagnostik entnehmen wir Gewebeproben aus dem Spatium epidurale mit Hilfe entsprechend langer flexibler Fasszangen (z.B. oval, flexibel, Nutzlänge von 60-160 cm mit einem Durchmesser von 1,0 mm).

Wegen der Vulnerabilität der rückenmarksnahen Strukturen ist unbedingt darauf zu achten, dass die Probeexzision unter guter endoskopischer Sicht erfolgt und keine Blutgefäße bzw. die Dura mater spinalis oder andere Strukturen verletzt werden. Sind bei einer Probeexzision Gefäße beschädigt worden, können diese mittels Laserfaser über den Arbeitskanal koaguliert werden. Das Biopsie-Procedere, vor allem im thorakalen und zervikalen Abschnitt des Spinalkanals, muss besonders sorgfältig und gewissenhaft durchgeführt werden. Besondere Vorsicht und Aufmerksamkeit ist bei entzündlichen Prozessen und im Bereich der Nervenwurzel zu empfehlen.

Selbstkritisch ist anzumerken, dass die Durchführung einer Gewebeprobenentnahme besonders in vulnerablen Abschnitten des Spatium epidurale sich oft als potentiell gefährlich bzw. problematisch gestalten kann. Daher wurde bei uns zunächst aus Gründen der Patientensicherheit auf riskante Probeexzisionen vor allem im thorakalen und zervikalen Abschnitt des Spinalkanals verzichtet. Unter diesem Aspekt sind auch die ermittelten Daten zur histologischen Situation bei der Epiduroskopie zu bewerten.

Eigene Untersuchungsergebnisse

120 Schmerzpatienten mit einem Postdiskotomie-Syndrom wurden 2004 in unserer Schmerzklinik einer epiduroskopischen Diagnostik unterzogen. Dazu wurde jeweils der dorsale als auch ventrale Abschnitt des Spatium epidurale endoskopisch untersucht. Bei den zur Diagnosesicherung durchgeführten 120 Biopsien aus dem Spatium epidurale wiesen 70 % der histologischen Untersuchungen auf narbig veränderte Bindegewebestrukturen hin. In 20 % der Probeexcisionen fanden sich chronisch entzündlich veränderte Gewebestrukturen.

10 % der Untersuchungsergebnisse wiesen auf eine normale Histologie hin.

Im Jahre 2007 haben wir im Rahmen einer Vergleichsstudie 46 histologische Untersuchungen bei 51 epiduroskopierten Patienten ausgewertet. Bei vier der 46 untersuchten Patienten fand sich kein pathologischer Befund (8,7 %). Bei 42 Patienten, bei denen eine histologische Untersuchung des entnommenen epiduralen Gewebes vorgenommen wurde, konnten in 63 % Fibrosierungen nachgewiesen werden. Neben Gefäßeinsprossungen (28,2 %), Fettgewebe (26 %), bindegewebigen Strukturen (21,7 %) und Kollagenfasern (13,0 %) konnten in 4,3 % der Biopsien Entzündungszeichen feingeweblich nachgewiesen werden.

Bei 600 Probeexzisionen wurden in 22 % unserer Fälle entzündlich veränderte Gewebestrukturen im Sinne einer Epiduritis bzw. Radikulitis histologisch nachgewiesen.

5.2.6. Untersuchungsabschluss

Während der EDS werden die Verlaufsparameter wie unblutiger Blutdruck, Herzfrequenz, SaO_2, CSM (*Cerebral State Monitor*) und weiteres Monitoring, Medikamentenverabreichung, Bilanzierung der Ein- und Ausfuhr (epidurale NaCl-Spülflüssigkeit, Druckmessung, Infusionstherapie), Technik (z.B. Röntgen, Laser, Ultraschall etc.), Personal und Zeit protokolliert.

Nach beabsichtigter Beendigung des epiduroskopischen Eingriffs erfolgt die sorgfältige Überprüfung auf Bluttrockenheit. Anschließend wird das Epiduroskop unter ständiger Sicht aus dem Cavum epidurale vorsichtig zurückgezogen. Unter einer kontinuierlichen epiduralen Spülung und langsamer Retraktion des Epiduroskops werden in der Regel auch die besten Video-Aufnahmen erzielt.

Sollte zum Beispiel ein Katheter im Epiduralraum verbleiben, so ist das Epiduroskop, über den liegenden Katheter mit seinem Mandrin, behutsam unter endoskopischer Sicht zu retrahieren.

Mittels Einzelknopfnaht kann die sakrale Punktionsstelle verschlossen werden. Mit dem Anlegen eines Wundverbands ist die schmerzarme bis schmerzlose Epiduroskopie abgeschlossen.

Selbstverständlich ist die Epiduroskopie in einem entsprechenden Protokoll nachzuweisen. Es empfiehlt sich, die endoskopischen Aufnahmen auf einem elektronischen Datenträger zu sichern.

Es gilt auch für die Epiduroskopie, dass in der postoperativen Nachsorge alle Verhaltensmaßregeln, wie sie nach einem operativen Eingriff in Lokalanästhesie bzw. Analgosedierung üblich sind, übertragen werden.

Nach der Epiduroskopie sollte der Patient im Aufwachraum unter ärztlicher bzw. pflegerischer Aufsicht bleiben, bis die Analgosedierung abgeklungen ist. Ambulante Patienten unserer Klinik verbleiben ca. 1 Stunde auf der Wachstation und können nach Herstellung der Straßenfähigkeit in Begleitung die Schmerzklinik verlassen.

Von besonderer Bedeutung ist, dass nicht nur bei stationärer Vorgehensweise dem Patienten rund um die Uhr ein kompetenter ärztlicher Ansprechpartner zur Verfügung steht, an den sich der Patient in Zweifelsfragen oder Notfällen wenden kann. Am nächsten Tag stellen sich die Patienten zu ambulanten Weiterbehandlung wieder vor.

5.2.7. Kontroll-EDS

Im Verlauf der epidural-analgetischen Schmerztherapie ist es in Einzelfällen sinnvoll, eine endoskopische Verlaufsbeurteilung durchzuführen. Epiduroskopien zur Verlaufskontrolle sind im Besonderen dann indiziert, wenn z.B. die epiduralanalgetische Therapie oder Adhäsiolyse nicht zu einer klinischen Besserung geführt hat. Neben den erneuten therapeutischen epiduralen Spüleffekten konnten nochmals schmerzrelevante, oft raumgreifende bzw. stenosierende pathologische Prozesse reduziert bzw. die Katheterlage zur epiduralanalgetischen Therapie (EAT) optimiert werden.

Die endoskopische Verlaufskontrolle kann abschließend oft die freie epidurale Passage und in Bedarfsfall den korrekten Sitz des Katheters bzw. der Elektrode zeigen. Bei nicht ausreichend behutsamer Durchführung der Epiduroskopie einschließlich Umgang mit dem mikrochirurgischen Instrumentarium oder Laser-Fiber ist mit einer Perforation der Dura bzw. Laser-Läsionen zu rechnen. Eine epiduroskopische Kontrolle nach operativen bzw. akzidentiellen Dura-Defekten oder epiduralen Läsionen erscheint deshalb hilfreich. Auch eine endoskopische Kontrolle nach der Applikation von speziellen Pharmaka zur Adhäsiolyse als

Wirksamkeitsnachweis bzw. Qualitätskontrolle erscheint im Einzelfall sinnvoll.

Nach unseren Erfahrungen haben sich die Outcomes der endoskopisch behandelten Schmerzpatienten nach dem zweiten Eingriff – 5 bis 7 Tage nach der ersten Intervention – wiederholt deutlich verbessern können. Durch diese wiederholten bzw. erweiterten invasiv-interventionellen schmerztherapeutischen Maßnahmen konnte die Schmerzsituation bei den Patienten in dem Sinne verbessert werden, dass der *Pain Score* bei den Verlaufkontrollen nochmals um durchschnittlich 30 % gesenkt werden konnte.

Die Lebensqualität der behandelten Schmerzpatienten, ermittelt nach dem *Pain Disability Index*, verbesserte sich insgesamt weiter.

Von Juni 2006 bis Juni 2007 wurden in unserer Schmerzklinik 25 % aller Epiduroskopien (263 EDS) als Verlaufs-bzw. Kontrollepiduroskopien(66 EDS) ausgeführt. Bei 22 Patienten wurde innerhalb von 5-7 Tagen nach dem epiduroskopischen Ersteingriff wegen Fortbestehens der Beschwerden eine endoskopische Verlaufskontrolle durchgeführt. Eine epiduroskopische Untersuchung bzw. erneute EDS-gestützte Therapie (EAT oder Laser-Adhäsiolyse) wurde wegen erneut aufgetretener Schmerzen bei 13 Patienten nach 6 Monaten und bei 31 Patienten nach 12 Monaten und mehr erfolgreich wiederholt. Bei den Patienten, die von den epiduroskopisch gestützten therapeutischen Bemühungen nicht profitieren konnten, sind entsprechend der interdisziplinären multimodalen Schmerztherapiekonzeption, z.B. Stufenplan der epiduralen Schmerztherapie, weiter betreut worden.

Indikationen für eine epiduroskopische Verlaufs-bzw. Kontroll-Epiduroskopie:

- Fortbestehen der Schmerzsituation
- Epiduroskopie einer anderen spinalen Region
- Fortbestehen ausgeprägter schmerzrelevanter pathologischer Befunde, die eine weitere mikrochirurgische Therapie erfordern
- Kontrolle und Überwachung von
  - chronisch-entzündlichen Prozessen (Radikulitis, Epiduritis)
  - pharmakologischen lokalen Wirkungen
  - Katheteranlagen (Optimierung epiduraler Katheter- und Elektrodenanlagen)
- Kontrolluntersuchungen nach einer durchgeführten epiduralen Intervention
- Abbruch der primären EDS wegen:
  - Überschreiten des zugeführten Volumens oder Zeitfaktors
  - Epiduraler Blutung
  - Duraperforation
  - Unruhe des Patienten
  - technischer Probleme bei der primären EDS: Endoskop zu kurz oder defekt (kein weiteres Epiduroskop zur Verfügung)

Die epiduroskopisch-diagnostische Untersuchung und Therapie einer anderen rückenmarksnahen Region als bei der ersten Epiduroskopie war die häufigste Begründung für die Durchführung einer weiteren Epiduroskopie innerhalb von 5-7 Tagen in unserem Krankengut. In den meisten Fällen handelt es sich nach einer lumbalen EDS um die Durchführung einer zervikalen Epiduroskopie einschließlich der therapeutischen Maßnahmen.

Die epiduroskopisch unterstützten Kathetertechniken zur EAT bilden neben den epiduralen Adhäsiolysen eine weitere Indikation einer zweiten Epiduroskopie nach 6 Monaten bis mehr als ein Jahr.

Ergebnisse

Mit Hilfe der epiduroskopischen Untersuchungs- und Behandlungstechniken können in der Mehrzahl der Fälle offene operative Interventionen bzw. Re-Interventionen vermieden und langwierige sowie kostenintensive Verläufe abgekürzt werden.

Wichtig ist auch die Tatsache, dass, falls die endoskopischen Bemühungen nicht zum Erfolg führen, keine Nachteile für anschließende konventionell operative Maßnahmen zu befürchten sind.

Als ein gutes Therapieergebnis bei allen unseren epiduroskopisch gestützten invasiv-interventionellen Eingriffen wurde eine Schmerzreduzierung von mindestens 50 % bewertet. Danach konnte bei durchschnittlich 62,3 % der Patienten ein sehr gutes schmerztherapeutisches Ergebnis ermittelt werden.

Nach einer Stichprobe bei 100 epiduroskopierten Patienten wurden 12 Monate nach Durchführung der EDS mit therapeutischen Konsequenzen wie Katheteranlage zur EAT und Laseradhäsiolyse die Patienten befragt, ob sie diesen Eingriff erneut durchführen lassen würden oder nicht. Ausnahmslos alle Patienten beantworteten diese Frage mit "ja". Kein Patient klagte über Beschwerden bzw. Nebenwirkungen durch die EDS.

Die endoskopischen Nachfolgeuntersuchungen dienen neben der Verbesserung der Schmerzsituation des Patienten auch der Objektivierung des Operationserfolges und der Qualitätskontrolle.

Unter gesundheitsökonomischen Gesichtspunkten ist die Epiduroskopie zur Diagnostik und Therapie rückenmarksnaher Schmerzsyndrome kostengünstig.

5.3. Funktionelle epiduroskopische Diagnostik

5.3.1. Diagnostische Blockaden und Laser-evozierte Potentiale

Diagnostische Injektionen an den Facettengelenken mit Unterstützung von bildgebenden Verfahren bei bestehenden nicht-radikulären bzw. übertragenen Schmerzsyndromen (*refered pain*) sind vor allem in der interventionellen Schmerztherapie etabliert. Die aus differentialdiagnostischen Gründen erforderliche Blockade des Ramus medialis mit einem Lokalanästhetikum bewirkt eine zuverlässige Unterbrechung der Schmerzleitung mindestens für die Zeitdauer der lokalanästhesiologischen Wirksamkeit. Die selektive Blockade des Ramus medialis ist für die Diagnose Facettgelenksschmerz beweisend. Nach Stern (2005) wird die Diagnose "Facettgelenkssyndrom" ausschließlich durch zwei bis dreimalige probatorische Anästhesien des Ramus medialis des Ramus dorsalis (*medial branch block*) gestellt.

Durch eine selektive endoskopisch gestützte diagnostische Epiduralanästhesie bzw. Analgesie können sowohl die motorischen als auch die sensiblen Nervenfunktionen und autonomen Funktionsanteile blockiert werden. Im Gegensatz zu therapeutischen Blockaden werden bei den diagnostischen Blockaden nicht primär die Schmerzen gelindert, sondern die Identifikation der Schmerzursache steht dabei im Mittelpunkt.

Neben einer exakten endoskopischen Lokalisation besteht die Möglichkeit, durch eine Titration der applizierten Lokalanästhetikum-Konzentration, einen Differentialblock für die Schmerzdiagnostik herbeizuführen. Grundvoraussetzung sind eine exakte technische Ausführung der diagnostischen Blockade sowie die sorgfältige Aufklärung des Patienten über das geplante Vorgehen und die zu erwartenden Ergebnisse.

> Zur Objektivierung des Blockadeerfolgs bzw. dem Nachweis einer möglichen Mitbeteiligung des sympathischen Nervensystems an der Schmerzgenese haben neben der Messung der Hauttemperatur an den Akren auch einfache Funktionstests und die Doppler-Sonographie ihren festen Platz.

Für eine Radiofrequenzläsion bzw. Denervation des Ramus medialis mittels Laser muss vorausgesetzt werden, dass eine kontrollierte, bildwandlergesteuerte Diagnostik die neuronale Struktur der Schmerzübertragung demaskiert hat.

In der minimal-invasiven Schmerzmedizin wird auch eine standardisierte Diagnostik und Dokumentation angestrebt. So steht z.B. der modernen Schmerzdiagnostik ein für die Praxis geeigneter Infrarot- Laser-Stimulator, der einen eindeutig definierten Laser-Testreiz emittiert, zur Verfügung. Bromm (2007) berichtet, dass bei Patienten mit einer akuten Wurzelreizung die Diagnostik mittels Laser-evozierter Potentiale bereits in einem frühen Krankheitsstadium eine Quantifizierung des Wurzelschadens ermöglichen kann. In solchen Fällen wäre zu einem möglichst frühen Zeitpunkt der chirurgische Eingriff indiziert; Laser-evozierte Potentiale dienen nach Bromm (2007) der Prognoseabschätzung und frühzeitigen Operationsentscheidung. Der ausgesandte Laserreiz induziert Gehirnpotentiale, die hochsignifikant mit der Stärke des empfundenen Schmerzes korrelieren.

Damit kann der subjektiv empfundene Schmerz durch ein technisches Verfahren objektiviert werden.

5.3.2. Epiduraler Schmerzprovokationstest

Ein schmerztherapeutisches Problem besteht oft in dem zweifelsfreien Nachweis einer Schmerzursache.

Mit Hilfe eines in unserer Klinik entwickelten Epiduralen-Laser-Schmerz-Provokations-Test (ELPPT, *Epidural-Laser-Pain-Provocation-Test*) wird bei Patienten mit rückenmarksnahen Schmerzsyndromen unter endoskopischen Bedingungen überprüft, inwieweit radiologisch bzw. endoskopisch gesicherte rückenmarksnahe pathologisch-anatomische Strukturen (z.B. Adhäsionen, Fibrosierungen, ausgeprägtes Narben- bzw. Granulationsgewebe) eine tatsächliche Schmerzrelevanz für den Schmerzpatienten besitzen. Interessanterweise berichteten Jensen et al. (1994) in einer Studie, dass sich bei 52 % asymptomatischer Probanden im MRT der LWS signifikante pathologische Befunde befanden, die als potentiell chirurgische Pathologien eingeschätzt wurden.

Durch eine definierte Laserstrahl-Leistung (Dioden-Laser, Diolas) von 1,0 Watt (1 Sekunde Reizdauer) kann ein reproduzierbarer Schmerzreiz an den zu testenden epiduralen Strukturen ausgelöst werden. Der Laser emittiert sehr kurze und steile Hitzeimpulse, die berührungslos appliziert werden. So werden gezielte Afferenzen des Schmerzsystems aktiviert. Dadurch wird eine stechende (A-Delta-Fasern) und brennende (C-Fasern) Schmerzsensation ausgelöst.

Alternativ sind auch die Epiduroskopspitze, die Katheterspitze oder ein mikrochirurgisches Instrumentarium geeignet, einen allerdings nicht quantifizierbaren Schmerz auszulösen.

Während der epiduroskopischen Untersuchung ist es bei entsprechender Kooperation des Patienten, ggf. auch unter entsprechender Sedierung, möglich, einen epiduralen Schmerzprovokationstest durchzuführen.

Unter endoskopischer Sicht ist zu prüfen, ob ein für die Diagnostik wichtiger Schmerz – *Memory Pain* – im Untersuchungsbereich ausgelöst werden kann oder nicht. Die Schmerzintensität kann intraoperativ mit Hilfe der Numerischen *Rating Scale* 0-10 NRS vom Patienten und/oder Untersucher eingeschätzt werden.

Bekannt ist, dass eine durch den Untersucher ausgelöste Kompression bzw. ein Reiz auf eine normal strukturierte Nervenwurzel in der Regel eine Parästhesie und Analgesie beim Patienten auslösen wird.

Ross et al. (1996) stellen fest, dass epidurale Narben selbst nicht schmerzhaft sind. Epidurale Fibrosierungen können mechanische Probleme induzieren und zu narbigen Verbindungen mit benachbarten Nervenwurzeln führen. Unter bewegungsabhängigen Längenveränderungen treten über die narbigen Gewebsbrücken Zugbelastungen und mechanische Irritationen der Nervenwurzeln auf, die schließlich das klinische Bild einer Radikulopathie ausmachen.

Die Kompression einer traumatisierten Nervenwurzel kann Schmerzen beim Patienten verursachen. Das bedeutet, dass durch Kompression auf die Nervenwurzel nur dann ein Schmerz hervorgerufen wird, wenn die Nervenwurzel geschädigt ist. Bei nicht-entzündlichen Nervenwurzeln ist bei entsprechendem Kontakt kein *Memory Pain* auszulösen. Durch einen epiduralen Schmerzprovokationstest kann also bei pathologischen Voraussetzungen ein *Memory Pain* ausgelöst werden.

Die Schmerzempfindlichkeit auf Druckreize nimmt allerdings bei Chronifizierung der Entzündung wieder ab. Die Schmerzsymptomatik insgesamt bleibt erhalten und wird nicht mehr durch Druck von außen verstärkt. Das bedeutet für den Schmerzprovokationstest im Rahmen der Epiduroskopie, dass ein definierter Schmerzreiz bei einer akuten Radikulitis eine massive Schmerzempfindung auslösen kann, wohingegen bei einer Radikulopathie keine Schmerzempfindung auszulösen ist.

5.3.3. Eigene klinische Resultate

Lang und Schütze (2007) untersuchten in unserer Schmerzklinik 150 Schmerzpatienten, die sich im Rahmen einer epiduroskopischen Diagnostik einer EPPT unterzogen. Dazu wurde der dorsale als auch ventrale Abschnitt des Spatium epidurale endoskopisch untersucht. Das Vorhandensein einer Schmerzrelevanz dorsaler bzw. ventraler epiduralen Schmerzursachen wurde unter epiduroskopischer Beobachtung überprüft und bei allen Patienten ein standardisierter Epiduraler Laser-Schmerz-Provokationstest (EPPT) durchgeführt.

Zur Diagnosesicherung sind bei allen Patienten über den Arbeitskanal des Epiduroskops entsprechende Gewebsproben aus dem Spatium epidurale entnommen und histologisch untersucht worden. In den endoskopisch untersuchten epiduralen Abschnitten von S1 bis C4 fanden sich bei den 150 Patienten neben pathologischen Befunden wie Adhäsionen, Fibrosierungen, Stenosierungen, ausgeprägtes Narbengewebe, Sequester und entzündliche Prozesse auch Befunde eines normal strukturierten Spatium epidurale.

Durch einen definierten Laserstrahl (Diodenlaser-Diolas) mit einer Leistung von 1,0 Watt und einer Reizdauer von 1,0 Sekunde wurde ein reproduzierbarer Schmerzreiz an den zu testenden epiduralen Strukturen ausgelöst bzw. es war unter endoskopischer Sicht zu prüfen, ob ein für die Diagnostik wichtiger Schmerz im epiduralen Untersuchungsbereich auslösbar ist oder nicht.

Bei 76 % der getesteten Patienten ist ein positives Testergebnis erzielt worden. Die Schmerzintensität ist mit Hilfe der *numerical rating scale* (NRS 0-10) vom Untersucher eingeschätzt worden. Unter der Schmerzprovokation wurde bei den positiv getesteten 114 Patienten eine NRS von ≥ 6 ermittelt.

2007 berichteten Roohani und Schütze (2007) über weitere Ergebnisse zum endoskopisch gestützten Schmerzprovokationstest. In dieser Mitteilung über 36 Patienten mit einem LWS-Syndrom wurde während einer Epiduroskopie ein standardisierter Laser-Epiduraler-Schmerz-Provokationstest (ELPPT) durchgeführt. Bei 20 Patienten (55,5 %) ist der Test einseitig (nur auf der rechten oder auf der linken Seite) durchgeführt worden, bei 16 Patienten (44,5 %) wurde der Test beidseitig vorgenommen. Die Intensität des durch den ELPPT ausgelösten Schmerzes wurde von den 36 Patienten intraoperativ nach einer 10-Punkte-Numerischen *Rating Skale* (NRS 0-10) angegeben. Es sind bei 7 Patienten auf einer numerischen Ratingskala 0 Punkte (0–10 NRS), bei 13 Patienten 6 Punkte (0–10 NRS), in 8 Fällen 8 Punkte (0–10 NRS) und bei weiteren 8 Patienten ein *Pain Score* von 3,5 (0–10 NRS) ermittelt worden.

Nach unseren Erfahrungen mit dem ELPPT lässt sich in den epiduroskopisch festgestellten Narbenbereichen häufig, aber nicht regelmäßig eine Schmerzempfindlichkeit nachweisen.

Vorstellbar ist, dass durch den ausgelösten Laserkontakt z.B. auf epidurale Fibrosierungen eine Reizung des Ramus meningeus ausgelöst wird, weil die beschriebenen pathologischen Prozesse sehr häufig mit der Dura mater spinalis adhärent waren und dadurch z.B. Reizungen des Ramus meningeus verursacht werden konnten. In der Folge berichten die Patienten kurzfristig über einen heftigen akuten Schmerz in der angegebenen Schmerzregion.

Grundvoraussetzung für den ELPPT ist allerdings, dass während des Tests ein kooperativer Zustand des Patienten gewährleistet ist. Eine zu ausgeprägte Analgosedierung kann das Ergebnis deutlich beeinflussen. Eine CSM-Überwachung (*Cerebral State Monitor,* CSM, Danmeter, www. danmeter.dk) während der Epiduroskopie unter Analgosedierung hat sich in unserer Schmerzklinik als vorteilhaft erwiesen.

Die Frage, ob die radiologisch bzw. epiduroskopisch diagnostizierten pathologischen Prozesse der untersuchten Schmerzpatienten mit einem FBSS- bzw. PDS-Syndrom auch tatsächlich als Schmerzursache gelten können, wird nach unseren Untersuchungsergebnissen dahingehend beantwortet, dass von 150 Schmerzpatienten mit einem FBSS bzw. Postdisketomiesyndrom in 73,3 % der getesteten Patienten der Schmerzprovokationstest positiv ausfiel. Das bedeutet, dass die endoskopisch gesicherten pathologischen Strukturen tatsächlich als Schmerzursache in Frage kommen.

In 26,7 % der untersuchten Schmerzpatienten blieb der Schmerzprovokationstest negativ. In den endoskopisch untersuchten epiduralen Abschnitten von S1 bis C4 der Wirbelsäule fanden sich bei den 150 PDS-Patienten neben normalen epiduralen Strukturen vorwiegend pathologische Befunde wie Adhäsionen, Fibrosen, gestaute Venen und entzündliche Prozesse.

Von den 73,3 % der PDS-Patienten, bei denen der Schmerzprovokationstest positiv war, verspürten 67 % einen *Memory Pain* in den oberen bzw. unteren Extremitäten und bei 33 % dieser Patientengruppe konnte ein *Memory Pain* im Rücken ausgelöst werden.

Mit dem epiduroskopischen Schmerzprovokationstest kann eine Schmerzrelevanz epiduraler pathologischer Strukturen nachgewiesen werden, die nach unserer Kenntnis auch bei schmerzgutachterlichen Fragestellungen eine wichtige Rolle spielen kann. Entsprechend unserer klinischen Erfahrung und Ergebnissen ist der Epidurale-Laser-Schmerz-Provokations-Test (EPPT) für uns zu einem wichtigen und unverzichtbaren differentialdiagnostischen Hilfsmittel in der Schmerzbeurteilung geworden.

Durch die Etablierung eines EPPT, wie oben beschrieben, gewinnt diese spezielle Schmerzdiagnostik in der Diagnostik rückenmarksnaher Schmerzsyndrome an Bedeutung.

5.4. Empfehlungen zur Epiduroskopie

Aufgrund langjähriger und umfassender klinischer Erfahrungen mit der Spinalen Endoskopie - Epiduroskopie sind nachfolgende Hinweise für die Praxis beachtenswert.

Voraussetzungen

- Voraussetzungen für die Effizienz einer Epiduroskopie sowie für die Patientensicherheit sind unbedingt Erfahrungen mit der Untersuchungsmethodik sowie fundierte theoretische Kenntnisse und ein gewisses Maß an manueller Geschicklichkeit des invasiv-interventionell tätigen Schmerztherapeuten
- Es ist ein Endoskop bzw. epiduroskopisches Equipment einzusetzen, das den Anforderungen, die an eine EDS gestellt werden, entspricht
- Neben einer exakten Schmerzdiagnostik und einem professionellen technischen Management hängt der Erfolg einer epiduroskopisch gestützten invasiv-interventionellen Schmerztherapie auch von einer sachkundigen Patientenselektion ab
- Grundsätzlich gelten für die Durchführung des invasiv-interventionellen epiduroskopischen Verfahrens eine eingehende klinische und funktionelle Untersuchung sowie eine bildgebende Diagnostik als Voraussetzung
- Zur individualmedizinischen Qualitätssicherung ist es erforderlich, die Basisinformationen zum Aufklärungsgespräch über die Epiduroskopie sowie eine Patienteneinwilligung zur Durchführung der rückenmarksnahen Diagnostik und Schmerztherapie zu dokumentieren
- Unabhängig von der Klinikstruktur sollte die spinale Endoskopie möglichst am kooperativen Patienten und unter einer adäquaten kontinuierlichen Überwachung der Vitalfunktionen (anästhesiologisches *stand-by*) in einem geeigneten Operationssaal erfolgen
- Die anatomische Architektur des Wirbelkanals und die leichte Verletzbarkeit rückenmarksnaher Strukturen, insbesondere im zervikalen und thorakalen Abschnitt, erfordert ein präzises, standardisiertes Vorgehen der Epiduroskopie

Zugangstechnik

- Die Verwendung eines flexiblen steuerbaren Endoskops setzt einen sakralen Zugangsweg zum Cavum epidurale voraus
- Entsprechend der sakralen Zugangstechnik ist der Patient auf dem OP-Tisch vorzugsweise in Bauchlage zu bringen
- Die Epiduroskopie ist in Lokalanästhesie bzw. Analgosedierung durchzuführen
- Nach der Punktion des Ligamentums sacrococcygeum bzw. Lamina tectoria wird nach negativem Aspirationstest über die Punktionskanüle ein Führungsdraht (Seldinger-Technik) kurzstreckig in den Hiatus sacralis eingeführt
- Zur Identifizierung des Führungsdrahtes und zur Lage- bzw. Höhenlokalisation des Epiduroskops im Wirbelkanal ist eine Röntgen-Bildwandler-Assistenz hilfreich
- Über den eingeführten Führungsdraht werden Dilatator und Schleuse kurzstreckig in den Sakralkanal vorgeschoben

Procedere

- Zur Epiduroskopie ist eine kontinuierliche und bedarfsadaptierte epidurale Spülung mit einer körperwarmen physiologischen Kochsalzlösung obligat. Es sind die Aspekte einer Druck-Infusionsvolumen-Begrenzung, gegebenenfalls eine epidurale Drucküberwachung sowie die Ableitung der epiduralen Spülflüssigkeit unbedingt zu berücksichtigen
- Das Epiduroskop ist nur unter guter optischer Sicht zu navigieren. Interventionen müssen unter bester endoskopischer Beobachtung erfolgen. Aus Sicherheitsgründen sollte ein einsatzbereiter Laser, ggf. für eine Blutstillung, zur Verfügung stehen

- Die Funktionsfähigkeit der in den Arbeitskanal des Endoskops einzuführenden Instrumente ist zuvor zu überprüfen
- Die Epiduroskopie ist in einem entsprechenden Protokoll nachzuweisen. Es empfiehlt sich, die endoskopischen Aufnahmen auf Videofilm, USB, CD-ROM oder DVD zu dokumentieren

Durch die Verwendung eines geeigneten epiduroskopischen Equipments und Herstellung optimaler Sichtverhältnisse sowie entsprechende Erfahrungen mit der Epiduroskopie-Technik können Komplikationen weitestgehend verhütet werden.

Die hohe Rate der Patientenzufriedenheit sowie die ausgesprochen geringe bis zu vernachlässigenden Komplikationsdichte stellen das Verfahren der Epiduroskopie konkurrenzlos zwischen bildgebenden Verfahren, erfolglose konservative Therapien und offene Operationstechnik.

5.5. Ausblick

Seit der Erfindung des ersten echten Endoskops durch den Arzt Adolf Kussmaul (1822-1902) ist die Endoskopie jetzt am Beginn des 3. Jahrtausends ein fixer Bestandteil moderner medizinischer Diagnostik und Therapie. Heute umfasst das Spektrum der minimal-invasiven Chirurgie solche häufig durchgeführten Eingriffe wie z.B. Leisten- und Schenkelhernien-Operationen, die endoskopisch gestützte Gelenkchirurgie, die laparoskopische Appendektomie, laparoskopische Gallen- und Colonchirurgie, Staging-Laparoskopien, die diagnostische Laparoskopie, die laparoskopische Refluxchirurgie, die minimal-invasive Chirurgie benigner Erkrankungen der Leber und die transanale endoskopische Mikrochirurgie am Enddarm und minimalinvasive thoraxchirurgische Eingriffe.

Diese minimal-invasiven OP-Techniken haben in vielen anderen Fachdisziplinen, unter anderem in der Gastroenterologie, Gynäkologie, Orthopädie, Neurochirurgie, Augenheilkunde, Hals-, Nasen-Ohrenheilkunde, Urologie, Kardiologie, Onkologie und Gefäßchirurgie nicht nur Einzug gehalten, sondern gehören zum klinischen Alltag.

Die ständige Weiterentwicklung spezieller Operationstechniken hat auch entscheidenden Anteil an dem Fortschritt in der Schmerzmedizin, speziell für die spinale Endoskopie bzw. Epiduroskopie.

Die Entwicklung der spinalen Endoskopie ist mit dem jeweiligen internationalen Stand der Technik verknüpft und hat in letzten Jahren in zunehmendem Maße auch Inhalte und Ziele von Forschungs- und Entwicklungsarbeiten in Klinik und Praxis bestimmt. Diese Entwicklung entspricht auch der zunehmenden Bedeutung der invasiv-interventionellen Therapie in der Schmerzmedizin.

Um neben Therapievorteilen auch finanzielle Einsparmöglichkeiten im Gesundheitswesen zu erzielen, sollten sich zukünftige Aspekte der endoskopisch gestützten invasiv-interventionellen Schmerzmedizin in der Form abbilden, dass

- interventionelle Verfahren zu entwickeln sind, die bei möglichst atraumatischer Belastung des Patienten zu größtmöglichsten Therapieeffekten führen
- der Schmerztherapeut bei der Interventionsplanung und Durchführung im Sinne von Sicherheit, Präzision und Qualität unterstützt wird
- Abläufe der Patientenversorgung, Eingriffsplanungen und Durchführung der interventionellen Diagnostik und Therapie optimiert werden
- eine effektive und effiziente Nachsorge und Rehabilitation für den Schmerzpatienten organisiert bzw. erreicht wird

Weitere Ausblicke bezüglich der rückenmarksnahen Endoskopie lassen sich u.a. definieren als Realisation neuer Therapiemöglichkeiten, bei denen die Vorteile der diagnostischen Verfahrenstechniken (Epiduroskopie, Epidurographie, Sonographie) durch eine sinnvolle Kombination mikrosystemtechnische Instrumentarien für die Schmerztherapie genutzt werden.

Unter dem Aspekt einer weiteren Miniaturisierung des Operationsinstrumentariums als auch der Systemintegration unterschiedlicher Technologien zu neuen Funktionsmodulen operativer Komponenten ist das Technologiefeld der Mikrosystemtechnik für langfristige Entwicklungstrends der EDS von Bedeutung.

Eine ständige Qualitätsverbesserung bei der Bilddarstellung durch eine höchstmögliche Bildauflösung von 1920 x 1080 Pixel sowie das Darstellungsverhältnis von 16 : 9 und die *High Definition Television* (HDTV)-Plattform bedeutet, dass zukünftig ein nahezu ermüdungsfreies Arbeiten am Monitor möglich wird. Die Vorteile von HDTV, das letztlich auch einen Fortschritt des Sehens bedeutet, sind die fünffach höhere Eingabe-Auflösung der Kameras, die mehr Detail- und Tiefenschärfe gewährleistet. Das 16 : 9-Format vergrößert das Betrachtungsfeld und unterstützt die Ergonomie des Sehens des Untersuchers. Zukünftig wird durch die Optimierung der Farbbrillianz auch die Beurteilung der epiduroskopischen Befunde erleichtert.

Künftige Aspekte der invasiv-interventionellen Schmerztherapie zeichnen sich zudem in Form der Robotik-Chirurgie und der Telemedizin ab. Die ständige Weiterentwicklung chirurgischer Operationstechniken hat selbstverständlich auch eine entscheidende Bedeutung für den Fortschritt bei den modernen invasiv-interventionellen Behandlungsmethoden in der Schmerzmedizin, speziell für die Epiduroskopie. So können z.B. Telemedizineinheiten, endoskopisches Equipment und Dokumentationseinrichtungen in einem mobilen System vereinigt werden.

Die wichtigsten Telemedizinfunktionen, die im klinischen EDS-Alltag benötig werden, sind Bildübertragung, Videokonferenz, Telefonfunktionalität. Diese werden durch die *Plug* & *Play*-Technologie in jedem Raum einsetzbar.

Seit dem Erscheinen einer weltweit ersten zusammenfassenden Darstellung über die Epiduroskopie, der deutschen Auflage "*Epiduroskopie - Ein praxisorientierter Leitfaden zur epiduroskopischen Diagnostik und Therapie rückenmarksnaher Schmerzsyndrome*" von G. Schütze (2006) und einer 2009 in englischer Sprache erschienen Publikation "*Spinal Endoscopy-Epiduroscopy*" wurden weitere Fortschritte auf dem Gebiet der Epiduroskopie erzielt.

Hoffnungsvoll stimmen die Tatsachen eines wachsenden internationalen Interesses und der zunehmenden Verbreitung der Epiduroskopie. Dies spiegelt sich u.a. durch eine Zunahme der EDS-Publikationen sowie die Vielzahl von ausländischen Kollegen, die z.B. in unserer Schmerzklinik hospitieren wider. Steigende Teilnehmerzahlen bei nationalen und internationalen Workshops sowie Anfragen aus dem Internet zeigen ebenfalls eine wachsende Bedeutung des Verfahrens.

Die Gründung der *World Initiative on Spinal Endoscopy* (WISE) im März 2006 ist Ausdruck einer beginnenden internationalen kooperativen Zusammenarbeit.

Ein deutlicher Fortschritt für die rückenmarksnahe Endoskopie ist die Markteinführung des neuen Epiduroskops FLEX-X^2 durch die Firma Karl Storz (Deutschland). Dieses Epiduroskop ist weltweit das erste, mit dem das Epiduroskopieren über die etablierte sakrale Zugangstechnik bis in die zervikalen Abschnitte der Wirbelsäule möglich ist. Das FLEX-X^2 entspricht den klinischen Anforderungen, die heute an die Epiduroskopie gestellt werden.

> Die umfangreichen klinischen Erfahrungen, positive Ergebnisse und eine hohe Patientenzufriedenheit berechtigen zu der Aussage, dass die endoskopische Diagnostik rückenmarksnaher Räume, einschließlich ihrer innovativen operativen Möglichkeiten, ein sicheres, effizientes und vor allem zukunftsorientiertes Verfahren in der Schmerzmedizin darstellt.

Der Umgang mit medizinisch ungeklärten oder zweifelhaften Symptomen gehört zum Alltag der schmerztherapeutischen Tätigkeit. Besonders schwierig sind oft chronische rückenmarksnahe Schmerzen einzuordnen, bei denen die bisherigen Methoden der Diagnostik keine ausreichende Erklärung für die Ursache der Schmerzen bieten. Die EDS liefert dem Schmerztherapeuten wichtige Erweiterungsmöglichkeiten der Visualisierung pathologisch-anatomischer Veränderungen und zudem potentielle Behandlungsoptionen im Spinalkanal. Durch die endoskopische Untersuchung der rückenmarksnahen Räume scheint auch perspektivisch die Diskrepanz zwischen den bildgebenden Verfahren kleiner zu werden.

> Der epidurale Schmerzprovokationstest (EPPT) kann zukünftig für die Schmerzmedizin als ein wichtiges professionelles differentialdiagnostisches Instrumentarium zur Schmerzbeurteilung, auch für gutachterliche Beurteilungen, herangezogen werden.

Nach unserer Erkenntnis ist der EPPT unbedingt als ein standardisiertes Verfahren geeignet, um eine verbesserte Schmerzbeurteilung zu ermöglichen.

Die Epiduroskopie hat sich bei uns zu einem wesentlichen Bestandteil der Diagnostik und Therapie rückenmarksnaher Schmerzsyndrome entwickelt und ist deshalb nach unserer Überzeugung in der Schmerzklinik vorrangig einzusetzen. Um einer programmierten Chronifizierung des Schmerzgeschehens beim Patienten rechtzeitig entgegen zu wirken, ist die Festlegung eines geeigneten Zeitpunktes für die EDS bzw. zur epiduralen Intervention für den Patienten eine wichtige Entscheidung, weil eine unkritische Fortführung konservativer Therapiemaßnahmen die große Gefahr einer Schmerzchronifizierung in sich birgt. Speziell in der Therapie rückenmarksnaher Schmerzsyndrome können dem Patienten mit Unterstützung der spinalen Endoskopie neue therapeutische Wege, speziell weit vor deren Chronifizierung, eröffnet werden. In der noch spärlichen Literatur zur Endoskopie des Spinalkanals wird deren Wertigkeit ähnlich positiv eingeschätzt.

Die rückenmarksnahe endoskopische Untersuchungstechnik erfordert wie andere neue Techniken auch eine kritische Distanz. Internationale Erfahrungen mit der EDS sind derzeit vergleichsweise noch gering. Es fehlen noch weitere klinisch-wissenschaftliche Untersuchungen an größeren Patientenkollektiven, die näheren Aufschluss über die endoskopische Anatomie und pathologische Morphologie sowie den Stellenwert und die Effektivität der invasiv-interventionellen epiduroskopischen Konzeptionen im Rahmen der Schmerzmedizin geben könnten. Es gilt, das Spektrum an therapeutischen Möglichkeiten sowie das Mikroinstrumentarium systemastisch zu erweitern.

Im konsequenten Dialog von Wissenschaft und Klinik besteht jedoch die berechtigte Hoffnung, weitere Fortschritte auf dem Gebiet der Epiduroskopie zu erzielen. Durch diese Fortschritte im Management der spinalen Endoskopie können auch zukünftig die diagnostischen und therapeutischen Möglichkeiten in der Behandlung rückenmarksnaher Schmerzsyndrome ohne wesentliche Zusatzbelastungen für den Patienten optimiert und erweitert werden.

Neben der Vorstellung der Endoskopie des Spinalkanals mit Ausblicken in die Zukunft soll die Präsentation der bisher erzielten Ergebnisse auch einen Beitrag dazu leisten, dass diese neue innovative Form von Diagnostik und Therapie rückenmarksnaher Schmerzsyndrome – die spinale Endoskopie – in die multimodale Konzeption einer modernen zukunftsorientierten und vor allem sinnvollen Schmerztherapie zum Wohle der schmerzkranken Patienten Eingang findet.

6. Ergänzende bildgebende Diagnostik

6.1. Ultraschall in der Schmerzmedizin

Der Einsatz von Ultraschallverfahren gehört heute zum festen Repertoire in der medizinischen Diagnostik. Die Ultraschalldiagnostik hat sich zunächst nur zögerlich, dann aber zunehmend auch in der Anästhesiologie und deren Teilbereich, der Intensiv- und Notfallmedizin, etabliert. Auch im Bereich der Schmerzmedizin gewinnt die Sonographie ständig an Bedeutung.

Durch die Anwendung der Ultraschalltechnik in der Schmerzmedizin besteht ohne Strahlenbelastung für Patient und Anwender die Möglichkeit, Zielstrukturen – vor allem nervale Strukturen – darzustellen und gleichzeitig die Platzierung von Instrumenten ultraschallgestützt vorzunehmen sowie z.B. die Ausbreitung von Lokalanästhetika kontinuierlich zu beobachten.

Der wachsende Einsatz des Ultraschalls in der Schmerzmedizin verlangt allerdings auch umfassende Kenntnisse der Sonoanatomie. Das bedeutet, nicht nur die Fähigkeit zu besitzen, z.B. kleine Nerven sonographisch sicher zu identifizieren, sondern setzt auch topographische Kenntnisse voraus. Für die Ultraschall-Anwendung bei rückenmarksnahen Verfahren in der Schmerztherapie ist nach Moriggl (2010) zu beachten, dass im Bereich der Wirbelsäule nach Ausbildung knöcherner Wirbelbögen schmale Schallfenster verbleiben. Im Bereich der Lendenwirbelsäule und bei paramedianem Zugang lassen diese eine Aussage über die Tiefe von Zielstrukturen wie z.B. das Spatium epidurale, Dura mater spinalis und Lig. flavum zu (Grau et al. 2002). Die Beachtung der Schallphysik und die Kenntnis von Artefakten sind hier noch von besonderer Bedeutung. Die publizierten Daten zur Sonographie in der Schmerztherapie als auch die klinische Erfahrungen lassen den Schluss zu, dass schmerztherapeutische diagnostische als auch therapeutische Eingriffe in Zukunft unter Ultraschallkontrolle effektiver und sicherer durchgeführt werden können. Noch wird die Anwendung des Ultraschalls in der interventionellen Schmerztherapie wenigen Spezialisten in einzelnen Zentren vorbehalten bleiben.

Unter Ultraschallkontrolle können z.B. Nervenblockaden der zervikalen und lumbalen Facettengelenke, Blockaden des Ganglion stellatum, Blockaden von Interkostalnerven, inguinale Nervenblockaden, Trigger- und Tenderpunktinfiltrationen sowie Iliosacral-Blockaden durchgeführt werden.

Sonographisch gestützte rückenmarksnahe Blockaden befinden sich teilweise noch in der klinischen Entwicklungsphase. Der lumbale Wirbelsäulenbereich wurde von Grau (2005) bei 20 gesunden Probanden ohne relevante Wirbelsäulenerkrankungen sowohl sonographisch als auch kernspintomographisch im Sitzen und im Liegen untersucht. Die Ergebnisse bei der sonographischen Untersuchung mit paramedianem Schallzugang waren im Sitzen in der Qualität mit den Ergebnissen der Kernspintomographie vergleichbar oder überlegen. Die Korrelationswerte und die Präzision waren besonders gut für die Tiefenbestimmung der einzelnen Strukturen wie z.B. des Ligamentum flavum und der Dura mater. Geringere Korrelationswerte wurden bei der Bestimmung der lichten Weite des Spinalkanals und der Höhe der Wirbelkörper erzielt. Die lagerungsabhängige Variabilität der Strukturen im Bereich der lumbalen Wirbelsäule bedingte deutliche Unterschiede der Messwerte.

Leipold (2003) untersuchte die Möglichkeit, den Epiduralraum der Brustwirbelsäule in der Ultraschallbildgebung darzustellen und verglich die Präzision der sonographischen Messung mit der der MRT. Der thorakale Epiduralraum konnte mit beiden Verfahren bei allen seiner Probanden lokalisiert werden. Während das Ligamentum flavum mit vergleichbarer Erkennbarkeit abgebildet wurde, war die Dura mater spinalis unter gewissen Bedingungen besser abzubilden. Die Korrelation der Verfahren wird von dem Autor als gut bezeichnet. Vergleichend werden MRT und Sonographie von Leipold gleichwertig eingeschätzt.

Im klinischen Alltag ist ein Sicherheitszugewinn aus der sonographischen Untersuchung z.B. vor thorakaler Epiduralpunktion zu erwarten. McLeod et al. (2005) untersuchten elf Patienten, bei denen eine korrigierende Skolioseoperation geplant wurde. Die Wirbelsäule wurde mit einem tragbaren Ultraschallsystem mit einem 38 mm linearen Schallkopf in zweidimensionalem B-Modus untersucht. Bei 8 von 11 Patienten konnte eine erfolgreiche epidurale Katheterisierung in der angegebenen Ebene verzeichnet werden. Bei zwei weiteren Patienten wurde der darüber liegende Raum erreicht. Die durch die Ultraschalluntersuchung gewonnenen Informationen waren bei insgesamt sieben Patienten hilfreich. McLeod (2005) schlussfolgert, dass die Sonographie die Einführung eines epiduralen Katheters bei Patienten mit Skoliose potentiell erleichtert.

Die Vorteile der sonographischen Verfahren in der Anästhesiologie und Schmerzmedizin liegen in den besonderen Eigenschaften des Ultraschalls. Mit Hilfe der neuesten Generation von Ultraschallgeräten sind Darstellungen von Gelenkflächen, Muskeln und feinster, nur wenige Millimeter dünner Nervenfasern möglich. So kann z.B. jetzt auch in Echtzeit verfolgt werden, wie sich Lokalanästhetika, die ins Gewebe appliziert werden, sonographisch darstellen. Im Bereich der Schmerzmedizin hat sich das Ultraschallverfahren auch bei der Durchführung einer Stellatumblockade als hilfreich herausgestellt.

In den letzten Jahren erleben die ultraschallgestützten Blockaden peripherer Nerven eine zunehmende Bedeutung.

Trotz erschwerter Schallbedingungen an der Wirbelsäule sind Konzepte für die klinische Anwendung von ultraschallgestützten neuroaxialen Blockaden in der Erprobung. Die Wirbelsäule kann sonographisch in einer transversalen und einer sagitalen Ebene dargestellt werden. In der sagitalen (longitudinalen) und medianen Ebene lassen sich die Dornfortsätze der Wirbelkörper gut darstellen. Im sog. *Offline*-Verfahren wird die Punktion des Spatium epidurale konventionell mit der Widerstandsverlustmethode, allerdings ohne Ultraschall durchgeführt. Grau und Mitarbeiter (2001) konnten in einer randomisierten, prospektiven Untersuchung an schwangeren Patientinnen zeigen, dass der Einsatz von Ultraschall zur lumbalen neuroaxialen Blockade gegenüber der alleinigen Widerstandsverlustmethode die Anzahl der Punktionsversuche verringert. Der Blockadeerfolg sowie die Patientenzufriedenheit waren bei diesen Patientinnen besser. Das galt auch für erwartete schwierige Punktionen.

Bei Kindern bis zum 6.-8. Lebensjahr ist die Verknöcherung der Wirbelsäule noch nicht voll ausgeprägt. Deshalb sind Schallschatten und Schallauslöschungen deutlich geringer darstellbar als beim Erwachsenen. Die Schallbedingungen der lumbalen Region sind nach Angabe von Rapp (2005) bei Kindern bis zum 8. Lebensjahr wegen der noch nicht abgeschlossenen Verknöcherung der Wirbelsäule teilweise sehr gut. Deshalb ist es möglich, dass die Kanülenführung, wie auch die Anlage von Epiduralkathetern sowie die Injektion von Lokalanästhetika unter direkter Ultraschalldarstellung überwacht werden können.

Sonographie-Vorteile:

- risikoarme, nicht-invasive, strahlenexpositionsfreie, schmerzfreie Anwendung
- hohe Verfügbarkeit
- schnelle Durchführbarkeit

Der Einsatz von Kontrastmitteln (sog. Echosignalverstärker) in der Sonographie hat die Ultraschalldiagnostik weiter verbessert. Die Kontrastmittelsonographie erlaubt eine kontinuierliche Beurteilung des dynamischen Kontrastmittelverhaltens in Echtzeit.

Die Anschaffungs- und Betriebskosten sind im Vergleich zu den bildgebenden Verfahren wie der (CT) oder (MRT) und Epiduroskopie (EDS) geringer. Die Ultraschalldiagnostik wird heute von fast allen medizinischen Fachdisziplinen genutzt und ist deshalb durch den gemeinsamen Hardware-Gebrauch kostensparend. Als ein weiterer Vorzug gilt auch, dass Strahlenschutzmaßnahmen und -belehrungen bei der Sonographie entfallen.

Die Sonographie kann sich als nachteilig erweisen, weil die Herstellung und Interpretation der sonographischen Bilder hohe Anforderungen an den Untersucher stellt. Die Sonographie weist eine geringere Raumauflösung als die EDS, CT und MRT auf. Dies gilt insbesondere für tiefer liegende Gewebe. Die Qualität der sonographischen Aufnahmen ist von Einflüssen wie z.B. der Erfahrung des Untersuchers in Sonographie und Anatomie, Hand-Augen-Koordination, der Position des Patienten, dem Sondenhandling und von Softwareeinstellungen abhängig.

6.1.1. Sonographisch unterstützte Epiduroskopie (SONO-EDS)

Die derzeitig verfügbaren steuerbaren Epiduroskope gestatten zwar eine endoskopische Orientierung, jedoch sind Größenbestimmung oder Flächenbeurteilung epiduraler und angrenzender Strukturen, vor allem bei hochgradigen pathologischen Verhältnissen, erschwert bzw. unmöglich. Um dieses Problem einer Lösung näher zu bringen und die endoskopische Untersuchungstechnik zu optimieren, haben wir im Jahre 2000 eine mikroinvasive intraluminale Ultraschalltechnik (IVUS) in die epiduroskopische Technologie integriert: In die bekannte IVUS-Technologie wurde ein modernes Spektralanalyseverfahren eingebunden.

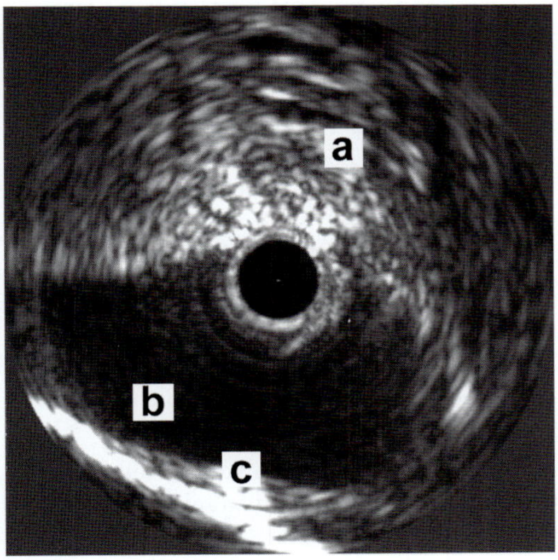

Abb. 6.1: Sonographie des Spatium epidurale. **a**: Fettgewebe. **b**: Spatium epidurale. **c**: Dura mater spinalis.

Die IVUS-Technologie bietet dem Untersucher eine detaillierte Information über die Zusammensetzung anatomischer Strukturen des Patienten. Die farbigen Darstellungen der virtuellen Histologie zeigen vier Arten von Komponenten: faserartige, faserartige/fette, dichtes Kalzium und solche mit nekrotischem Kern. Die Bilder der virtuellen Histologie der IVUS-Technologie werden mit Hilfe der Volcano-Bildkonsole und dem *Eagle Eye Gold*-IVUS-Katheter produziert. Die sonographischen Bilder werden dann im EDS-Katheterlabor in Echtzeit angezeigt, damit der den Eingriff vornehmende Schmerztherapeut und sein OP-Team diese auswerten können, während der Patient noch auf dem Operationstisch liegt. Diese Technologie bietet ein automatisches Vermessungstool, um die Interpretation der Bilder zu vereinfachen, und setzt eine vordefinierte Farbverschlüsselung zur Anzeige der Zusammensetzung an einem bestimmten Bereich der Dura mater spinalis oder innerhalb des Cavum epidurale ein.

Als Ultraschallkatheter wurde von uns ein Visions Five-64-Katheter F/X TM (*Intravascular Ultrasound Imaging Catheter*) verwandt. Die 135 cm lange Ultraschallsonde mit einem Außendurchmesser von 1,18 mm ist an ihrer Spitze mit einem Transducer ausgestattet. Das Modul von 1 mm Durchmesser und einer Länge von 3 mm enthält einen zylindrischen Ultraschallwandler. Dieser miniaturisierte Wandler beinhaltet zirkulär integrierte Chips (64 Elemente), die ein Bildformat von 360 Grad in 2D-Darstellung ermöglichen. Der Ultraschallkatheter wurde neben dem epiduroskopischen Equipment mit dem *Cathscanner Imaging System* des EndoSonic- bzw. Volcano-Ultraschallgerätes konnektiert.

6.1.2. Eigene klinische Resultate

In einer klinischen Mitteilung konnten wir bereits 2000 über epiduroskopisch-sonographische Untersuchungen (SONO-EDS) und Epiduralkatheteranlage bei Patienten mit *failed back surgery syndrome* berichten. Die Platzierung der Ultraschallsonde erfolgt über den Arbeitskanal des Epiduroskops. Die im Epiduralraum platzierte Ultraschallsonde erzeugt über den Ultraschallwandler senkrecht zur Achse des Sonographiekatheters Ultraschallbilder mit einem Blickwinkel von 360 Grad. Die Ultraschallwellen treten im rückenmarksnahen Raum in Wechselwirkung mit dem umgebenden Gewebe. Die Gewebedichte und der Wassergehalt im Spatium epidurale beeinflussen diese ebenso wie Schallwinkel, Form des Anschnitts der entsprechenden anatomischen Struktur oder Druck der Schallsonde auf das Gewebe. Damit hat der Untersucher bezüglich dieser genannten Einwirkungen auf das Ultraschallbild wenig Einflussmöglichkeit.

Bei der Epiduroskopie benutzen wir die Dura mater spinalis als orientierende optische Leitschiene. Das Ultraschallbild der Dura mater spinalis ist besonders gut zu identifizieren und kann deshalb in hervorragender Weise zur rückenmarksnahen Navigation herangezogen werden.

Die echoreiche Dura mater spinalis bleibt nach intraoperativen Untersuchungen von Lerch et al. (2002) auch bei Patienten mit traumatischer oder tumoröser Myelonkompression (höhergradiger Kompression) als Trennschicht zwischen Knochen oder Tumorgewebe und Myelon sonographisch sichtbar. Nach Grau et al. (2007) ist die sonographische Darstellung der Dura mater spinalis im thorakalen Abschnitt des Spinalkanals relativ gut möglich.

Mithilfe der etablierten sonographischen Nomenklatur lassen sich die zeitgleichen sonographischen Zusatzinformationen der Epiduroskopie analysieren und beschreiben. Eine automatische Nachzeichnung mit sehr schneller Berechnung der sonographischen Befunde ermöglicht fundierte diagnostische Aussagen. Die hohe Kontrastauflösung sorgt für eine zuverlässige Wiedergabe der geweblichen Feinstruktur im sonographischen Schnittbild. Die Cathscanner-Technologie erlaubte zu jeder Zeit eine realistische Darstellung der rückenmarksnahen Gewebelokalisation und erreicht eine sonographische Schnittstärke von einem Millimeter.

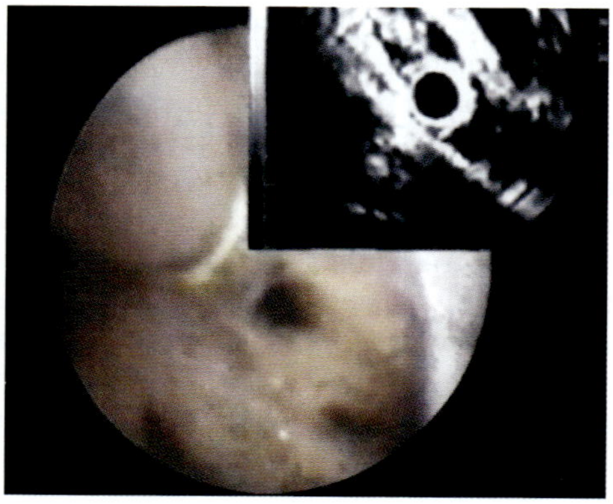

Abb. 6.2a: SONO-EDS. Zeitgleiche Untersuchungsbilder (endoskopische Darstellung und Ultraschallsequenzen) auf einem Monitor (im Bild-in-Bild-Verfahren). Der Ultraschallkopf (Transducer) ist im Cavum epidurale sichtbar.

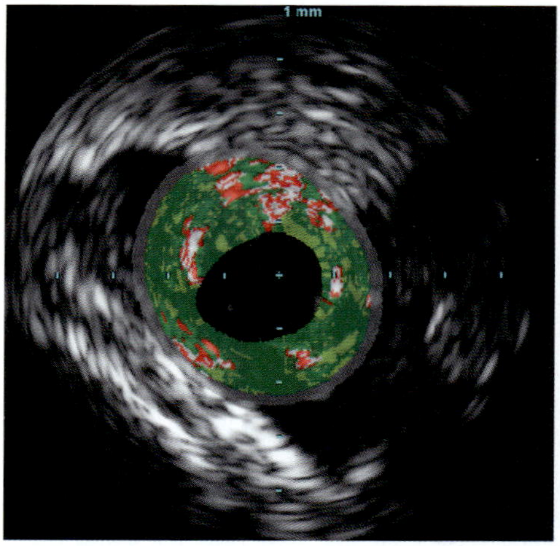

Abb. 6.2b: Sonographie des Spatium epidurale mit einer IVUS-Radiofrequenzanalyse (Volcano Corporation, Rancho Cordova, CA) im Querschnittsbild. Die Abbildung der sonographischen Untersuchung eines Schmerzpatienten unserer Klinik zeigt neben echoarmen und echodichten epiduralen Arealen eine farbkodierte Spektrumanalyse der vier hauptsächlich vorkommenden IVUS- Komponenten (virtuelle epidurale Histologie): fibrotisches Gewebe (grün), fibrotisch-lipidhaltiges Gewebe (gelb), nekrotisches Gewebe (rot) und kalkhaltiges Gewebe (weiß).

Sonographisch unterstützte Epiduroskopie (SONO-EDS) – Vorzüge
• Das SONO-EDS-System bietet Sicherheit vor akzidentiellen Duraverletzungen.
• Nicht nur bei eingeschränkter epiduroskopischer Sicht kann das sonographische Bild dem Untersucher notwendige morphologische Zusatzinformationen (virtuelle Histologie) vermitteln.
• Optimierung der endoskopischen Bildinformation und Hinweise auf anatomische Strukturen außerhalb des endoskopischen Live-Bildes.
• Als ein ergänzendes diagnostisches bildgebendes Verfahren kann die SONO-EDS vor allem zur Erweiterung der epiduralen Bildinformation und zur Verbesserung der endoskopischen Navigation beitragen.

Tab. 6.1: Vorzüge der sonographisch unterstützten Epiduroskopie (SONO-EDS).

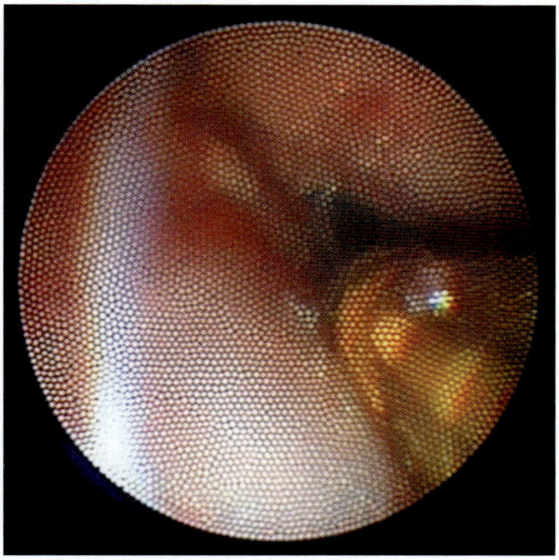

Abb. 6.3: Der Ultraschallkopf (Transducer, gelb) ist im Cavum epidurale sichtbar.

Mit der SONO-EDS-Methodik können in das epidurale endoskopische Gesamtbild auch rückenmarksnahe Strukturen (z.B. Liquor cerebrospinalis oder Dura mater spinalis) integriert werden, die mit dem Epiduroskop auf Grund der technischen Bedingungen oder wegen anatomischer Gegebenheiten nicht erfassbar sind.

6.2. Radiologische Verfahren

6.2.1. Konventionelle radiologische Diagnostik

Mit der zunehmenden Verbreitung und Qualitätsverbesserung von Schnittbildverfahren (CT, MRT) hat der Stellenwert der Röntgennativdiagnostik deutlich an Bedeutung verloren. Zum Ausschluss von Frakturen, zur Quantifizierung einer eventuellen Spondylolisthesis und zur Erkennung von Wirbelanomalien besitzt die Röntgendiagnostik jedoch weiterhin ihre Bedeutung. Eine mangelhafte Darstellung von Weichteilen und die projektionsbedingte Verzerrung bzw. Überlagerung von anatomischen Strukturen kann sich allerdings nachteilig auswirken. Einerseits liefern die modernen radiologischen bildgebenden Techniken sehr gute und detaillierte Bilder, andererseits ist ihre diagnostische Aussagefähigkeit z.B. bei Radikulopathien oftmals unbefriedigend. Ein weiterer Nachteil der radiologischen Diagnostik besteht darin, dass sie nicht die Ursachen des Schmerzes bzw. die Abweichung von der Norm zum Trauma und Alter unterscheiden kann.

> Allgemein gilt: Wenn keine klinischen Warnhinweise vorliegen, ist innerhalb von vier Wochen die Indikation für ein bildgebendes Verfahren auch nicht zwingend erforderlich (NVL-Programm, 2010).

Indiziert ist die Durchführung eines bildgebenden Verfahrens bei Verdacht auf ein Cauda equina-Syndrom, bei Progredienz einer segmentalen muskulären Schwäche sowie bei Infektion, Tumor und Fraktur.

Die Bewertung der diagnostischen Untersuchungen bei rückenmarksnahen Schmerzsyndromen ist dadurch erschwert, dass sich das Krankheitsbild oft aus einer Kombination von klinischer Beschwerdesymptomatik und radiologischen Befunden definiert.

6.2.2. Computertomographie (CT)

Zur Diagnostik von pathologischen Veränderungen im Spinalkanal werden vor allem Schnittbildverfahren wie die MRT (Magnetresonanztomographie) und das CT (Computertomogramm) verwendet. Die CT- und MRT-Untersuchung sind in der Bildgebung annähernd gleichwertig. Sie unterscheiden sich allerdings in der sagitalen Schnittebene, die von der MRT geliefert wird.

Die Computertomographie (CT) gestattet eine gute Differenzierung von knöchernen Strukturen und Bandscheibengewebe. Im direkten Vergleich zur MRT-Untersuchung ist das Schnittbildverfahren der Computertomographie zur Analyse knöcherner Strukturen besser geeignet. Zur Planung von operativen Eingriffen kann die Computertomographie auch in Kombination mit der intrathekalen Applikation von Kontrastmittel (postmyelographische Computertomographie) verwandt werden.

Bei der computertomographischen Untersuchung zeigt z.B. ein gut durchblutetes Narbengewebe ein besseres Enhancement als alte fibröse Narbenplatten. Deshalb sollte aufgrund eines postoperativen computertomographischen Bildes mit der Diagnose "Rezidivprolaps" zurückhaltend umgegangen werden, weil die meisten Beschwerden dieser operierten Patienten nicht durch einen neuen

Bandscheibenprolaps, sondern durch Narben und Verwachsungen verursacht werden.

6.2.3. Kernspin- oder Magnetresonanztomographie (MRT)

Nach Bradly (1989) ist die MRT das Diagnoseverfahren der Wahl bei komplizierten lumbalen Schmerzzuständen. Die MRT hat die Myelographie und die Computertomographie in den letzten Jahren ersetzt.

Durch die Kernspintomographie (MRT) kann eine umfassende Bildgebung der lumbalen, thorakalen und zervikalen Wirbelsäule erreicht werden. Nach der *Agency for Healthcare Research and Quality, Appropriateness Criteria low back pain*, ACR, bietet die MRT-Untersuchung derzeit die beste Auflösung von Weichteilstrukturen in sagittaler und axialer Schnittführung. Bei der Verwendung STIR- und T2-gewichteter *Fast-Spin*-Echo-Sequenzen können klinisch relevante Befunde mit der MRT zuverlässig diagnostiziert werden. Eine exzellente Darstellung des Rückenmarks, der Nervenwurzelabgänge und des paravertebralen Weichteilgewebes sind die Vorteile der MRT-Untersuchung. Epidurales Narbengewebe und Bandscheibenmaterial lassen sich durch eine kontrastverstärkten MRT unterscheiden. Deshalb empfiehlt es sich bei Verdacht auf einen Rezidivprolaps eine T1-betonte Sequenz ohne und mit Kontrastmittel durchzuführen.

Besonders häufig wird die MRT-Diagnostik bei Patienten mit chronischen Rückenschmerzen eingesetzt. Neben Radikulopathien stehen Ischialgien, Cauda equina-Syndrom, Bandscheibenprolaps oder eine Spinalkanalstenose zur Differenzialdiagnose. Bei der Magnetresonanztomographie erzeugt die signalintensive cerebrospinale Flüssigkeit eine myelographische Darstellung des Duralsacks. Das Rückenmark kontrastiert sich hervorragend gegenüber der zerebrospinalen Flüssigkeit und der Duralsack gegenüber dem epiduralen Raum.

So wie bei einem akut aufgetretenen radikulären klinischen Befund mit Ausfallerscheinungen ist auch ein chronifiziertes rückenmarksnahes Schmerzsyndrom durch ein geeignetes Schnittbildverfahren wie MRT oder Computertomographie abzuklären.

Richardson (2001) zeigte, dass mit Hilfe der Epiduroskopie Pathologien zu finden sind, die im MRT nicht erkennbar waren und wo auch die durchgeführten Epidurographien keine eindeutigen Aussagen zuließen. Die Arbeitsgruppe um Geurts (2002) berichtet über 20 Patienten: "*In sciatica, adhesions unreported by MRI can be identified*".

Eine deutliche Verbesserung der MRT-Bildgebung ist von dem *Stand-up*-MRI zu erwarten. Die neue MRT-*Stand-up*-Technik ermöglicht u.a. Untersuchungen der Wirbelsäule im Liegen, in Schräglage und im Stehen. Darüber hinaus sind auch Untersuchungen der HWS- und LWS in Hyperextension, in Hyperflexion und in Skoliosehaltung durchführbar.

Das weitere diagnostische Vorgehen sollte vom klinischen Verlauf der Schmerzerkrankung bzw. den geplanten therapeutischen Maßnahmen abhängig gemacht werden.

Eine häufige Fragestellung im Zusammenhang mit der intrathekalen Langzeittherapie ist, ob durch die Durchführung einer MRT-Untersuchung im Bereich der Implantate Störungen auftreten können. Grundsätzlich sind Systemstörungen bei magnetresonanztomographischen Untersuchungen mit höheren Feldleistungen möglich. Eine Kontaktaufnahme mit dem Hersteller des jeweiligen MRT-Systems ist daher vor dem Einsatz eines MRT-Verfahrens zu empfehlen. Aufgrund der sich ständig verändernden Produktpalette hat es sich in der Praxis bewährt, vor einer MRT-Untersuchung im Zweifelsfall beim Hersteller zu erfragen, ob neben der Pumpe auch Katheter bzw. Konnektor und SCS-Systeme für die MRT zugelassen sind. Magnetfelder, wie sie z. B. auch bei Personenkontrollen auf Flughäfen eingesetzt werden, beeinträchtigen die Funktion der Pumpen nicht.

6.2.4. MRT vs EDS

Die Epiduroskopie unterscheidet sich gegenüber anderen bildgebenden Techniken auch dadurch, dass während der Untersuchung eine Wechselwirkung zum Patienten besteht. Die wichtigsten Unterschiede zwischen der Epiduroskopie und dem MRT, vor allem in der Beurteilung der Radikulopathie, sind in der Tab. 6.3 dargestellt.

In einer vergleichenden klinischen Arbeit über den diagnostischen Stellenwert der Epiduroskopie ge-

Vorteile der EDS	Vorteile der MRT
• Die EDS verfügt im Vergleich zur MRT über eine hohe Spezifität, aber eine niedrige Sensitivität. • Überlegen ist die Epiduroskopie in der Beobachtung, Beurteilung und Differenzierung der pathologisch-anatomischen Strukturen wie Adhäsionen, Fibrosen, entzündlicher Prozesse. • Neben der endoskopischen Diagnostik stellen die Ausführbarkeit zeitgleicher spinaler Funktionstests sowie die Option zu spinalen Interventionen einen beachtlichen Vorteil gegenüber der MRT dar. • Im Vergleich zwischen der EDS und dem MRT im Management des radikulären Rückenschmerzes ist die Epiduroskopie bezüglich der Beurteilung von Vaskularisation, Radikulitis und Schmerzlokalisation, des Ausschlusses unterschiedlicher Pathologien (Probeexzision, PE) sowie der Identifikation von Narbengewebe und therapeutischer Aspekte überlegen.	• In den Kategorien - Beurteilung der anatomischen Verhältnisse der Nervenwurzel - Feststellung der Größe des Spinalkanals - Identifikation von Bandscheibenprolaps und Protrusionen ist die MRT der EDS eindeutig überlegen.

Tab. 6.2: Stellenwert der Epiduroskopie (EDS) gegenüber der Magnetresonanztomographie (MRT) anhand von 51 Patienten mit einem chronischen lumbalen Schmerzsyndrom, 2007, Schmerzklinik Iserlohn.

genüber der MRT wurden in unserer Schmerzklinik im Zeitraum von 2004-2006 51 Patienten wegen eines lumbalen Schmerzsyndroms (51 % Lumbago ICD-10 54.5, 27,4 % Postnukleotomiesyndrom ICD-10 96.1, 21,5 % Lumboischialgie ICD-10 M.54.4) exklusiv endoskopisch untersucht und die Befunde mit einer aktuellen MRT-Untersuchung verglichen. Bei endoskopischer Untersuchung der lumbalen Abschnitte S1-L3 fanden sich bei 62,7 % der Schmerzpatienten Adhäsionen mit partieller Fibrosierung, bei 25,4 % Adhäsionen mit ausgeprägter Fibrosierung, bei 21,6 % ausschließlich Fibrosen, bei 9,8 % der Schmerzpatienten eine Radikulitis, bei 4,2 % ein entzündlicher epiduraler Prozess sowie bei 2 % deutliche Zeichen einer epiduralen Gefäßstauung. In 31,4% der epiduroskopischen Untersuchung wurde eine epidurale Spinalkanalstenose diagnostiziert.

Im MRT der 51 untersuchten Schmerzpatienten fanden sich in den gleichen Untersuchungsabschnitten in 68,6 % Bandscheibenprotrusionen. In 21,5% der Patientenuntersuchungen zeigten sich Fibrosen bzw. Narbenbildungen, in 9,8% fanden sich radiologische Zeichen eines Bandscheibenprolaps, in 3,9% bestanden radiologische Zeichen einer Radikulitis, bei 17,6% lag eine ligamentäre Spinalkanalstenose vor, in 29,4% der Fälle wurde eine ossäre Spinalkanalstenose diagnostiziert. Nebenbefundlich wurden bei 90,2% der untersuchten Patienten im MRT degenerative LWS- Veränderungen wie z.B. Osteochondrose und Facettenarthrose festgestellt.

Die zusammengefassten Untersuchungsergebnisse von Roohani und Schütze (2007) über den Stellenwert der Epiduroskopie gegenüber der Magnetresonanztomographie anhand von 51 Schmerzpatienten mit einem lumbalen Schmerzsyndrom sind der Tabelle 6.2 zu entnehmen.

Die räumliche und farbliche Live-Darstellung sowie Bewertung der spinalen Topographie einschließlich Überprüfung der Schmerzrelevanz der sichtbaren pathologisch-anatomischen Strukturen sind Bereicherungen in der Diagnostik rückenmarksnaher Schmerzsyndrome.

6.3. Epidurographie

Der diagnostische Nachweis schmerzrelevanter epiduraler pathologischer Strukturen ist mit den konventionellen Verfahren oft schwierig. Neben der Anwendung herkömmlicher radiologischer Methoden bietet sich für diesen speziellen rückenmarksnahen Untersuchungsabschnitt die Epidurographie besonders an.

Bei der Epidurographie handelt es sich um ein radiologisches Verfahren, bei dem ein Röntgen-Kontrastmittel in den Epiduralraum appliziert und zeitgleich Röntgenaufnahmen bzw. Video-Sequenzen angefertigt werden können.

Ziel der Epidurographie ist eine Differenzierung zwischen den rückenmarksnahen Geweben ähnlicher Röntgendichte. Mit Hilfe der Epidurographie können beim Patienten zusätzliche, wichtige radiologische Informationen über die aktuelle anatomische Situation des Spatium epidurale bzw. des rückenmarksnahen Bereichs der Wirbelsäule erzielt werden.

6.3.1. Indikation und Kontraindikationen

Indikationen

Als Indikation für die Epidurographie gelten u.a.:

- Diagnostik von epiduralen pathologisch-anatomischen Strukturen
- Überprüfung einer Katheterlage
- Nachweis einer Katheterfehllage und ggf. zur Diagnostik eines atypischen lokalanästhetischen Blocks
- Höhenlokalisation und Unterscheidung einer ventralen bzw. dorsalen Lage des Epiduroskops bzw. eines mikrochirurgischen Instruments während der EDS
- Ergebnisüberprüfung einer epiduralen Intervention

Es empfiehlt sich, unbedingt vor jeder Epiduroskopie entweder über die von sakral eingeführte Kanüle oder die Einführhilfe mittels Kontrastmittelapplikation ein Epidurogramm anzufertigen. Damit wird der Untersucher in die Lage versetzt, sich einen aktuellen anatomisch-pathologischen Überblick des Spinalkanals zu verschaffen.

Aufgrund der beispiellosen anatomischen Variationsbreite des Hiatus sacralis bzw. des Sakralkanals kann nach dem aktuell vorliegenden Epidurogramm grundsätzlich die technische Realisierbarkeit einer Epiduroskopie eingeschätzt werden. Darüber hinaus können vorab epidurale Septen, Spinalkanalstenosen, Diskushernien und andere Raumforderungen, eine epidurale Fibrosierung oder Adhäsionen sowie weitere Besonderheiten dargestellt werden. So können z.B. klinische Phänomene der Epiduralanästhesie mit untypischer Anästhesieausbreitung durch die Epidurographie oft eine nachvollziehbare Erklärung finden.

Kontraindikationen

Gegenanzeigen für die Durchführung einer Epidurographie entsprechen denjenigen bei rückenmarksnahen Regionalanästhesie-Verfahren unter Beachtung der entsprechenden anatomischen Gegebenheiten. Als Kontraindikationen für die Anwendung von Iopamidol (Solutrast 250 M) sind hochgradige Nierenfunktionsstörungen bei

	EDS	MRT
Anatomie der Nervenwurzel	+	++
Vaskularisation der Nervenwurzel	++	-
Radikulitis	++	+/-
Nervenwurzelsensibilität	++	-
Schmerzlokalisation	++	-
Spinalkanalgröße	+/-	++
Identifikation von Narbengewebe	++	+
Identifikation von Bandscheibenprolaps	-	++
Ausschluss unterschiedlicher Pathologien (PE)	++	++
Therapeutische Aspekte	++	(+)

Tab. 6.3: Vergleich zwischen der Epiduroskopie und der Kernspintomographie im Management mit dem radikulären Rückenschmerz (modifiziert nach J. Richardson, 2001). ++ sehr hilfreich; + hilfreich; - nicht hilfreich

gleichzeitig bestehender schwerer Ausscheidungsstörung der Leber, manifeste Hyperthyreose und dekompensierte Herzinsuffizienz. Lungenödem, neuromuskuläre Übererregbarkeit und einen manifeste Tetanie, zu nennen.

6.3.2. Management der Epidurographie

Für die sakrale Zugangstechnik zum Spatium epidurale, der Navigation im Wirbelsäulenbereich sowie zur Durchführung einer Epidurographie ist die Verwendung einer zusätzlicher Röntgen-Bildwandler-Technik erforderlich.

Bei der Röntgendurchleuchtung wird die aus dem Körper austretende Röntgenstrahlung, die nicht absorbierte Strahlung, mit Hilfe einer Bildverstärker-Fernsehkette auf einem Monitor als Bild bzw. als Video dargestellt. Dabei hängt die diagnostische Bildqualität vor allem von der Leistungsfähigkeit der Röntgeneinrichtung, der Aufnahmetechnik und den Eigenschaften des Bildverstärker-Fernsehsystems ab. Die Abstimmung des gesamten Bilderzeugungssystems mit Aufnahmeparametern und Auflösungsvermögen des Bildverstärker-Fernsehsystems ist die Voraussetzung für eine adäquate Bildqualität und eine akzeptable Strahlenexposition. Moderne digitale Bildverstärker ermöglichen eine größtmögliche Verringerung der verwendeten Strahlendosis durch optimale Verstärkung der empfangenen Röntgenstrahlen. Der Untersucher kann mit Hilfe der Röntgen-Bildwandler-Technik funktionelle Abläufe im Spinalkanal kontinuierlich auf dem Monitor beobachten. Es stehen zur Bildaufzeichnung verschiedene Dokumentationsmöglichkeiten zur Verfügung. Dokumentiert werden auch alle patientenbezogenen Daten. Ein magnetoptisches Laufwerk erlaubt eine filmlose Archivierung. Das Röntgenbild-Verstärker-System besitzt u.a. einen Video-Ausgang und ein CD-Laufwerk, mit dem die Bilder im PC-fähigen TIF-Format ausgegeben werden können.

Unter Röntgen-Bildwandler-Technik kann zur Epidurographie wahlweise über eine perkutane Injektionstechnik, eine sakrale Einführungshilfe, einen platzierten Epiduralkatheter oder das Epiduroskop selbst ein Röntgen-Kontrastmittel in das Spatium epidurale appliziert werden. Das von uns verwendete wasserlösliche Kontrastmittel Iopamidol (Solutrast 200M/-250M) enthält 408,2 mg bzw. 510,3 mg Jod/ml. Die im Solutrast 250 M gebundenen Jodatome absorbieren Röntgenstrahlen, worauf die eigentliche kontrastgebende Wirkung beruht. Nach epiduraler Applikation geht das Kontrastmittel in die Blutbahn über und wird in nicht-metabolisierter Form über die Nieren ausgeschieden. Je nach Bedarf werden unterschiedliche Volumina von 1 ml bis zu 15 ml des Kontrastmittels in das zu beurteilende zervikale, thorakale, lumbale oder sakrale Niveau injiziert. Als Maximaldosis sollten nicht mehr als 3,75 g Jod (15 ml Solutrast 250) injiziert werden. Während der Kontrastmittelinjektion können unter Röntgen-Bildwandler-Durchleuchtung in a.p.-Ebene und unbedingt auch in der seitlichen Ebene Einzelbilder oder Videoaufzeichnung wertvolle Hinweise auf pathologisch-anatomische Veränderungen im und um das Spatium epidurale gewonnen werden.

Komplikationen

Die zur Verfügung stehenden Kontrastmittel sind wasserlöslich und werden vollständig resorbiert. Dennoch können Unverträglichkeitsreaktionen wie z.B. Kopfschmerzen, Nackensteifigkeit, Fieber, orthostatische Dysregulation, spinale Funktionsstörungen, psychoorganische Syndrome bzw. eine "Kontrastmittelallergie" auftreten. Bei bekannter Kontrastmittelallergie ist zu empfehlen, primär auf die Applikation von Kontrastmitteln zu verzichten und sich ausschließlich auf die endoskopische Diagnostik zu konzentrieren.

In speziellen Einzelfällen könnte eine Vorbehandlung mit Cortison und Antihistaminika vorgenommen werden, um schwerwiegende allergische Reaktionen zu vermeiden.

Mizuno et al. (2007) beschreiben eine Komplikation unter einer Epiduroskopie mit dem Auftreten einer Enzephalopathie und Rhabdomyolyse, die durch die Applikation des Kontrastmittels Iotrolan induziert wurde. Durch eine Duraverletzung während der Epiduroskopie gelangte das Kontrastmittel in den Liquorraum.

6.3.3. Eigene Ergebnisse

Die noch vorherrschende Auffassung, dass im thorakalen Teil des Wirbelkanals Dura mater spinalis und Ligamentum longitudinale posterior miteinander verwachsen sind, sodass hier kein ventraler Epiduralraum existiert, kann anhand unserer epidurographischen als auch epiduroskopischen Befundergebnisse keinesfalls bestätigt werden.

Über die sakrale Zugangstechnik ist es nach unseren Erfahrungen durchaus möglich, neben lumbalen und thorakalen auch zervikale Abschnitte des ventralen Epiduralraums zu erreichen und zu untersuchen. Durch die Überprüfung der Lage des Epiduroskops im Spinalkanal mittels Röntgen-Bildwandler-Technik im a.p.- und seitlichen Strahlengang lässt sich diese Tatsache leicht überprüfen.

Entsprechend der individuellen Morphologie des Spatium epidurale bilden sich die unterschiedlichsten Epidurogramme ab.

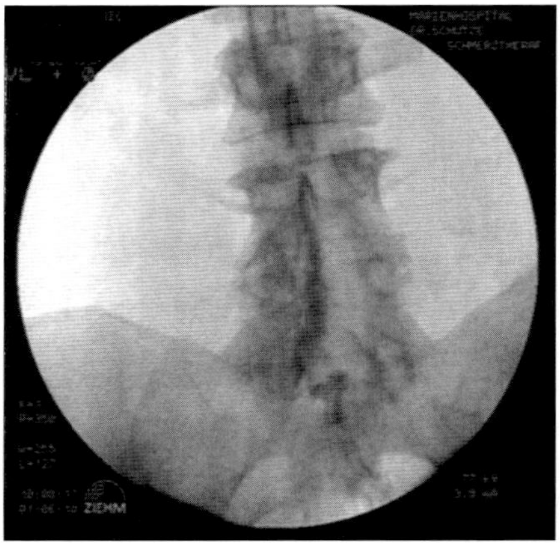

c

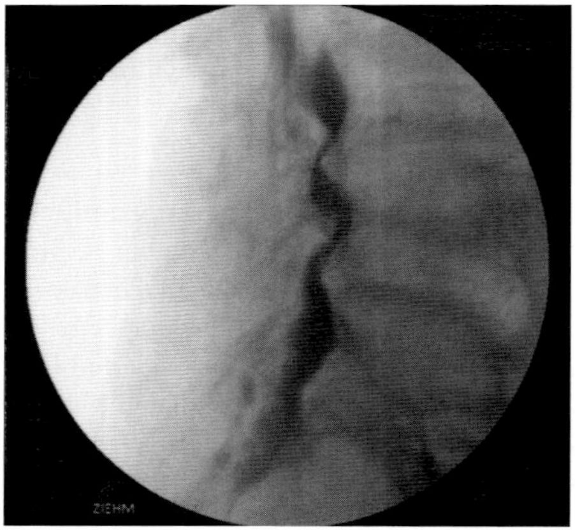

a

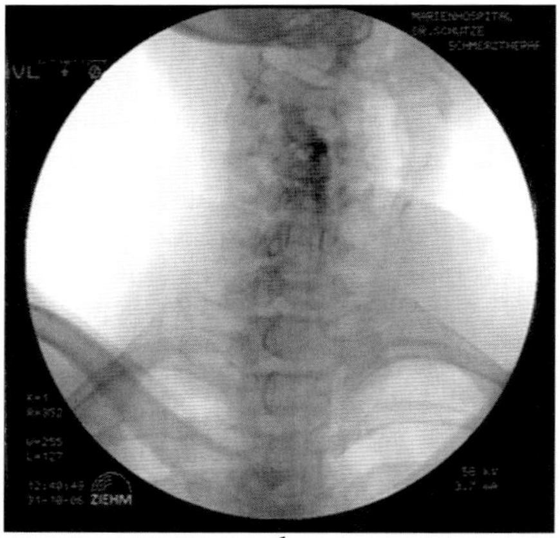

d

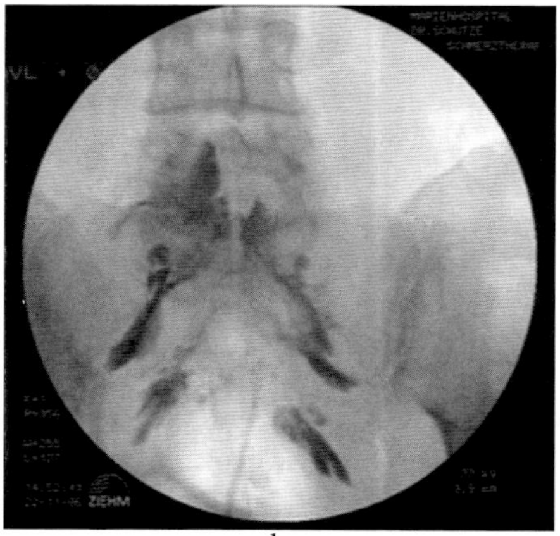

b

Abb. 6.4a-d: Epidurographie. **a**: Laterales lumbales Epidurogramm mit Hinweisen für bulging disc. **b**: Epidurogramm (a.p) mit KM-Abbruch und retrograder Darstellung durch hochgradige stenosierende epidurale Fibrosierung. **c**: Langstreckige rechtslaterale KM-Fülldefekte (Narbenbildung). **d**: zervikales Epidurogramm mit KM-Aussparungen.

Lang- und kurzstreckige Kontrastmittelaussparungen, schmale und breite Kontrastmittelbänder oder auch inkomplette sowie komplette Kontrastmittelabbrüche waren bei unseren schmerzkranken Patienten die häufigsten radiologischen Besonderheiten. So findet sich z.B. das wiederkehrende epidurographische Bild eines Schienenstrangs, das in der Literatur meist als subdurale Katheterlage bzw. als Ausdruck einer segmental rhythmisch wechselnden Kontrastmittelfüllung des lateralen Spatium epidurale interpretiert wird. Bei Patienten mit einem FBSS (*failed back surgery syndrome*) fanden sich durch die Kontrastmittelinjektion in das Spatium epidurale häufig radiologische Hinweise für narbige Veränderungen, meist einseitig im lateralen Spatium epidurale bis in das Foramen reichend. Dabei handelt es sich nach unseren Erkenntnissen oft um schmerzrelevante Verziehungen von duralen Strukturen, die sich den üblichen radiologischen Untersuchungstechniken entziehen.

Durch die Epidurographie konnten wir häufig beobachten, dass z.B. eine epidural applizierte Medikation nicht an den Ort gelangt, der für den Effekt erforderlich ist. Tatsächlich fließt das Medikament z.B. wegen epiduraler Hindernisse wie bei Fibrosierungen schnell nach lateral und vor allem nach kaudal ab. Auch der sehr schnelle Abfluss des Kontrastmittels über das Gefäßsystem ist gelegentlich radiologisch zu beobachten.

Zur Qualitätssicherung sollte grundsätzlich die Darstellung des Kontrastmittels im Spatium epidurale in der anterior-posterioren Position sowie im lateralen Röntgen-Strahlengang dokumentiert werden.

Insgesamt ist die Epidurographie einzuschätzen als eine einfache, sichere und schnelle Untersuchungstechnik mit einem hohen Informationsgehalt für den Untersucher und wenigen Risiken für den Patienten.

6.4. Myelographie

Obgleich die Myelographie dem Untersucher Informationen über die rückenmarksnahen Strukturen vermittelt, hat sie durch die Verbreitung und hohe Akzeptanz der Magnetresonanztomographie (MRT) bzw. Myelo-CT (Computertomographie) einerseits und wegen ihrer Invasivität anderseits in ihrer Bedeutung eingebüßt.

Die Qualität der Untersuchung hängt auch hier von der Erfahrung des Untersuchers sowie von der Kooperationsfähigkeit des Patienten ab.

Aufgrund ihrer Invasivität bleibt die Myelographie mit entsprechenden Risiken und Nebenwirkungen behaftet. Die verwendeten Kontrastmittel sind wasserlöslich und können vollständig resorbiert werden. Trotzdem können bei dem Patienten Unverträglichkeitsreaktionen auftreten.

Es wird geraten, eine Myelographie nur dann der CT- bzw. MRT-Untersuchung anzuschließen, wenn eine Diskrepanz zwischen der klinischen Symptomatik und der radiologischen Befundung vorliegt. In Kombination mit einer postmyelographischen Computertomographie verfügt dieses diagnostische Verfahren für die Planung eines operativen Eingriffs über einen besonderen Stellenwert.

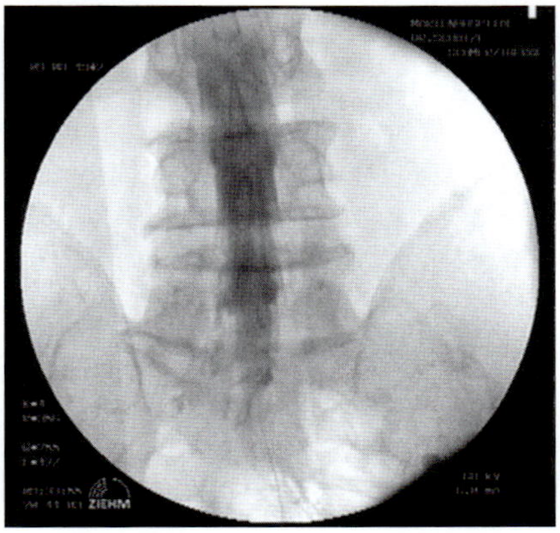

Abb. 6.5: Ein über die sakrale Zugangstechnik angefertigtes Myelogramm.

6.5. Diskographie

Bei Verdacht auf eine diskogene Schmerzursache ohne Nachweise eines entsprechenden morphologischen Korrelats kann die Diskographie als ein invasives Verfahren (mit den entsprechenden Risiken), ggf. auch mit einem postdiskographischen CT zusätzlich angezeigt sein. Die Diskographie wird oft zum Nachweis eines intakten Anulus fibrosus vor der Anwendung perkutaner Interventionen bzw. Implantation einer Bandscheibenprothese eingesetzt.

Bei einer Diskopathie kann durch die KM-Injektion in den Nucleus pulposus ein typischer Schmerz (*discogenic pain, memory pain*) provoziert werden. Gleichzeitig kann durch eine Injektion schmerz- und entzündungshemmender Pharmaka die Diskopathie behandelt werden.

Entsprechend der US-Leitlinie; *Interventional Techniques: Evidence-based Practice Guidelines in the Management of Chronic Spinal Pain*, 2007, wird für die lumbale Diskographie eine Evidenz "strong" ermittelt. Diese Einschätzung (Boswell et al. 2007) entspricht dem standardisierten Evidenz-Niveau von Level II (Level I bis Level V).

Vor geplanten interventionellen schmerz-therapeutischen Eingriffen wie z.B. perkutaner Laserdiskus-Dekompression, Nukleotomie (PLDN) sowie Laser Facetten-Denervierung wurden 2010 in unserer Schmerzklinik aus differential-diagnostischen Erwägungen bei 68 Patienten eine lumbale Diskographie (☞ Abb. 6.6a+b) durchgeführt.

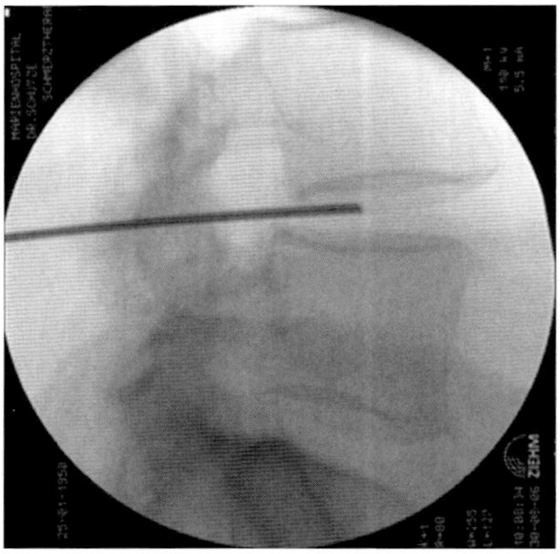

a

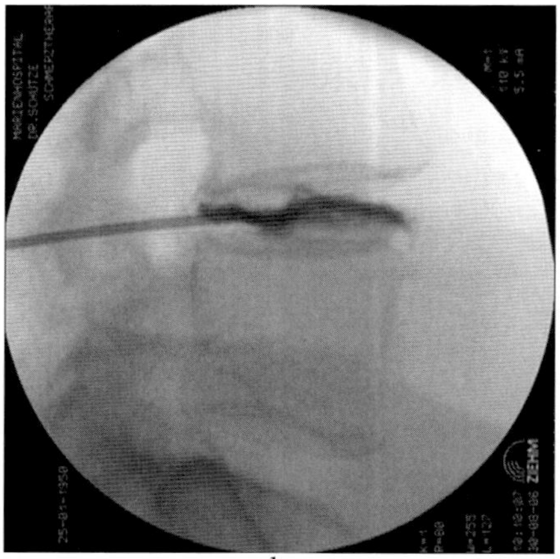

b

Abb. 6.6a+b: Diskographie. **a**: Kanüle befindet sich im *"disc space"*. **b**: Nach Kontrastmittelgabe verbleibt das KM nicht im Nucleus pulposus [Grad 2 (0-5) nach *Dallas Discogramm Classification*, Schellhas 1996].

7. Chronische Schmerzen und rückenmarksnahe Schmerzsyndrome

7.1. Spezifischer und unspezifischer Rückenschmerz

Einer Langzeitstudie des BKK Bundesverbandes (2008) ist zu entnehmen, dass 69 % der Bundesbürger gelegentlich unter Rückenschmerzen leiden. In den letzten zehn Jahren ist die Zahl von Patienten mit Rückenschmerzen um ein Viertel angestiegen. 73 % der befragten Rückenschmerzpatienten gab 2008 an, dass sie es unter Schmerzen im Lendenwirbelbereich leiden. Auch internationales Datenmaterial weist daraufhin, das Kreuzschmerzen einer der am häufigsten angegeben Schmerzen sind (Andersson 1997, Deyo et al. 2006). Von chronischen Rückenschmerzen sind 15 % der befragten Bundesbürger betroffen. Frauen sind von gelegentlichen Rückenschmerzen mit 65,8 % deutlich stärker betroffen als Männer mit 57,4 %. Auch der chronische Rückenschmerz tritt bei Frauen mit 21,6 % häufiger auf als bei Männern, die zu 15,5 % an chronischen Rückenschmerzen leiden (Brettel und Vogt 2010, Kohlmann u. Schmidt 2005, BKK-Faktenspiegel 2008, NVL-Kreuzschmerz 2010). Rückenschmerzen sind ein Symptom und Ausdruck eines multifaktoriellen Geschehens mit unterschiedlichen Ursachen, wobei oftmals ausschließlich nur ein ursächliches Geschehen verantwortlich ist.

Die Schmerzsymptomatik ist allerdings sehr oft nicht auf den Rückenbereich begrenzt, sondern es wird über Ausstrahlung der Beschwerden in eine oder mehrere Extremitäten geklagt. Werden die vom Patienten geklagten Schmerzen im Ausbreitungsgebiet einer oder mehrerer Nervenwurzeln geschildert oder bestehen Sensibilitätsstörungen, Reflexabschwächungen oder motorische Defizite der entsprechenden Kennmuskeln, bezeichnet man die Schmerzen als radikulär oder – wenn die neurologischen Grenzen unscharf sind – als nicht-radikulär bzw. pseudoradikulär. Lokalisierte Schmerzen im Rückenbereich werden den nozizeptiven Schmerzen zugeordnet. Die Ausbreitung der Schmerzen auf die Extremitäten lässt auf eine Beteiligung neuronaler Strukturen schließen. Für die Pathogenese radikulär ausstrahlender Rückenschmerzen gilt die mechanische Kompression einer Nervenwurzel als Ursache. Es werden auch z.B. der Bandscheibenprolaps oder -sequester sowie postoperative fibrotische Verwachsungen für die Rückenschmerzen verantwortlich gemacht. Dafür sprechen die positiven Ausgänge operativer Dekompressionen bei einer Vielzahl von Patienten, die Ergebnisse des endoskopisch gestützten Schmerzprovokationstests und die Ergebnisse der epidural-analgetischen Therapie. Entsprechend der diagnostischen Triage wird *low back pain* nach Waddell (1987) in drei Kategorien eingeteilt:

1. spezifisch spinale Pathologie
2. Nervenwurzelschmerz/radikulärer Schmerz
3. nicht-spezifischer Rückenschmerz

Bei Patienten mit chronischen Lumboischialgien kann in den üblichen bildgebenden Verfahren häufig kein entsprechendes strukturelles Korrelat, das die Nervenwurzel komprimiert, gefunden werden, obwohl der Patient klinisch alle Symptome der Ischialgie präsentiert. Eine gezielte endoskopische Diagnostik ist dann in der Lage, die pathologisch-anatomische Situation zu klären. Grundsätzlich lassen sich Rückenschmerzen in spezifische und nicht-spezifische Schmerzen einordnen.

Spezifischer Rückenschmerz

Spezifische Rückenschmerzen haben eine diagnostizierbare somatische Ursache, wie z.B. der Bandscheibenprolaps, Spinalkanalstenosierungen, Wirbelkörperfrakturen, Tumore, Infektionen oder entzündliche Erkrankungen. Da der chronische Schmerz immer auch psycho-somatische Komponenten mit unterschiedlicher Gewichtung der Anteile aufweist, ist die Einordnung in organisch beweisbaren und nicht erklärbaren Schmerz nur von einer begrenzten praktischen Bedeutung.

15 Prozent aller Rückenschmerzpatienten in Deutschland leiden unter spezifischen Schmerzen. Akut betroffene Patienten haben in der Regel eine gute Chance, innerhalb kurzer Zeit von ihren Schmerzen befreit zu werden. In einem Zeitraum von einem Monat verbessert sich in 90 Prozent der Fälle die Rückenschmerzsymptomatik. Bei den restlichen 10 Prozent der Betroffenen ist mit einer Schmerzchronifizierung zu rechnen (Prengel et al. 2003).

Unspezifischer Rückenschmerz

Nicht-spezifische Rückenschmerzen verfügen über keine physiologisch nachvollziehbare Ursache. 85 Prozent aller Rückenschmerzpatienten in Deutschland leiden unter unspezifischen Schmerzen, was die Schmerztherapie deutlich erschweren kann. Deshalb ist es von Bedeutung, schon bei der ersten Manifestation des sog. "nicht-spezifischen" Rückenschmerzes Risikoermittlungen mit Prognoseabschätzung vorzunehmen, um eine situationsadäquate Therapie zu gewährleisten. Mit Hilfe einer qualifizierten Schmerzanamnese und Schmerzanalyse, körperlichen Untersuchung einschließlich der Erfassung von Funktionsstörungen sowie einer psychosozialen Exploration erfolgt eine sorgfältige Risikoermittlung. Zur praktischen Riskoermittlung bietet sich eine pragmatische Vorgehensweise mit einem Flaggenmodell an (Bigos et al. 1994). Danach ist zwischen dunkelroten, roten und gelben Flaggen zu unterscheiden.

- Beim Vorliegen einer *dunkelroten Flagge* ist eine unmittelbare Diagnostik und Therapie in einem spezialisierten Zentrum erforderlich. Es handelt sich dabei um Schmerzsyndrome wie das Konus-Kauda-Syndrom, Verdacht auf spinalen Abszess, Spondylodiszitis, Wirbelkörperfraktur mit Rückenmarkschädigung oder Wurzelkompression mit ausgeprägter Parese.

- *Rote Flaggen* deuten auf abklärungswürdige körperliche Ursachen hin. Der Therapeut ist aufgefordert, bei Altersgruppen unter 20 und über 50 Jahren, begleitenden Grunderkrankungen wie Rheuma, Tumor, Osteoporose, Infektionskrankheiten, Immunsupressionserkrankungen, Radikulopathien oder unklaren Symptomen wie z.B. Gewichtsverlust und Fieber sowie bei vorausgegangenen Operationen, ggf. einen Fachspezialisten hinzuzuziehen.

- *Gelbe Flaggen* erfassen psychosoziale Risikofaktoren, die besondere Prädiktoren für chronifizierende Verläufe nach Buer und Linton (2002) darstellen. Als psychosoziale Risikofaktoren sind z. B. Schmerzvermeidungsverhalten, pessimistische Einstellung des Schmerzpatienten, depressive Verstimmung und soziales Rückzugsverhalten, Renten- oder Versicherungsansprüche, Arbeitsplatz- und Familienprobleme zu benennen.

Nach den europäischen evidenzbasierten Leitlinien für das Management chronischer Rückenschmerzen (Airaksinen et al. 2006) ist speziell für den Bereich der sog. nicht-spezifischen chronischen Rückenschmerzpatienten eine Operationsindikation nur sehr eingeschränkt zu stellen. Hierzu zählen Rückenschmerzen, die nicht einer erkennbaren oder bekannten Pathologie [z.B. Infektion, Tumor, Osteoporose, Fraktur, struktureller Deformitäten, entzündlicher Erkrankungen (z.B. seronegative Spondylitis), radikuläres oder Cauda-Syndrom] zuzuordnen sind. Eine Operationsindikation besteht erst dann, wenn mindestens zwei Jahre lang alle anderen der leitliniengerechten konservativen Behandlungen einschließlich multidisziplinärer Ansätze ohne ausreichenden Erfolg erprobt wurden und die strukturell-körperlichen Faktoren als wesentlich eliminiert wurden (van Tulder et al. 2006).

7.1.1. Nozizeptiver lokaler Rückenschmerz

> Durch mechanische, thermische, chemische oder elektrische Stimulation der Schmerzrezeptoren (Nozizeptoren) entsteht ein nozizeptiver Schmerz.

Ein nozizeptiver Schmerz ist in allen Geweben auslösbar und stellt eine physiologische Reaktion auf eine physiologische Stimulation dar. Über sensible Anteile myelinisierter A-delta- und unmyelinisierter C-Fasern der peripheren Nerven erfolgt die Informationsfortleitung zentripetal vom Nozizeptor. Die nozizeptiven Fasern enden in der Medulla spinalis in den Laminae I und IV-VI für myelinisierte Fasern. Für die unmyelinisierten Fasern enden die nozizeptiven Fasern in der Lamina II. Das sekundäre afferente nozizeptive Neuron leitet die Signale über die aufsteigenden Bahnen des Rückenmarks und über das Stammhirn sowie den Thalamus zum Kortex. Wahrgenommen und verarbeitet werden die kognitiven und emotionalen Anteile des Schmerzes in den verschiedenen Kortexarealen. Resultiert das schmerzauslösende Trauma aus den Körperstrukturen wie z.B. Knochen, Gelenken, Muskeln und Haut, wird der Schmerz als somatischer Schmerz bezeichnet. Gelangen die Signale aus den Strukturen der Eingeweide, handelt es sich um einen viszeralen Schmerz. Häufig führen degenerative Wirbelsäulenerkrankungen zu einer begleitenden muskulären Fehlbeanspruchung. Durch die nachfolgende Überlastung der Muskulatur werden die muskulären Nozizeptoren durch Mediatoren, wie ATP und saure Valenzen, erregt. Durch diese Erregung wird eine Freisetzung von Neuropeptiden aus den nozizeptiven Neuronen initiiert, die lokale Ödeme entwickeln. Durch eine Freisetzung von Bradykinin kann eine weitere Sensibilisierung der muskulären Nozizeptoren ausgelöst werden, die zu einer höheren Schmerzintensität führt, wodurch zusätzlich ein nozizeptiver muskulär bedingter lokaler Rückenschmerz ausgelöst wird.

Bei Patienten mit degenerierten Bandscheiben beginnen nach neueren Untersuchungen die nozizeptiven Fasern aus den Längsbändern und dem Anulus fibrosus auszusprossen und bis in den Bereich des Nucleus pulposus einzuwachsen. Nach Baron (2007) konnte eine Korrelation zwischen diesen gefäßunabhängig tief in die Bandscheibe einwachsenenden nozizeptiven Fasern und dem Auftreten von chronischen Rückenschmerzen nachgewiesen werden. Zusätzlich konnten auch Nervenfasern dargestellt werden, die zusammen mit Blutgefäßen in die degenerierte Bandscheibe vorwachsen, die vermutlich der Durchblutungsregulation dienen. Die Ausdehnung der Vaskularisierung und Neoinnervation im Bereich der Bandscheibe steht offensichtlich in direktem Zusammenhang mit der Entstehung von lokalisierten Rückenschmerzen bei entsprechender Bandscheibendegeneration. Eine permanente Reizung der in die degenerierte Bandscheibe eingesprossten Nozizeptoren durch Druckreize und Entzündungsmediatoren aus den Makrophagen führt zu chronischen Schmerzen.

Unsere endoskopisch gesicherten Entzündungsreaktionen im Bereich des Ligamentum longitudinale posterior können diese pathophysiologischen Erkenntnisse bestätigen!

7.1.2. Neuropathischer lokaler Rückenschmerz

> Voraussetzung für die Entwicklung eines neuropathischen Schmerzsyndroms ist eine Traumatisierung oder Erkrankung somatosensorischer Nervenstrukturen.

Diese Läsion kann sowohl im peripheren als auch im zentralen Nervensystem einen neuropathischen Schmerz auslösen. Nicht immer kann eindeutig zwischen nozizeptivem oder neuropathischem Schmerz differenziert werden. Der neuropathische Schmerz kann persistieren, wenn keine Gewebeschädigung mehr vorliegt. Diese Tatsache ist ein wesentliches Differenzierungsmerkmal zum nozizeptiven Schmerz. Der neuropathische Schmerz wird durch eine Vielzahl verschiedener Mechanismen ausgelöst. Die Na^{+}- und Ca^{++}-Kanäle der Neurone spielen eine besondere Rolle, weil sie die Generierung und Fortleitung der Aktionspotentiale garantieren. Auf zentraler Ebene wird eine Vielzahl von Ereignissen wie z.B. die Aktivierung metabotroper und ionotroper Ionenkanäle, die zu einem Anstieg der N-Methyl-D-Aspartat-(NMDA)-Rezeptorensensitisierung führen, ausgelöst. Vor allem werden NMDA-Rezeptoren exprimiert und vermehrt Substanz P freigesetzt. Die Exprimierung der erregenden Neurotransmitter Glutamat und Aspartat aktiviert auf spinaler Ebene die NMDA-Rezeptoren. Eine wichtige Tatsache ist, dass die überschießende Aktivierung der NMDA-Rezeptoren zu einer neuronalen Sensitisierung im Rückenmark führt. Ein wichtiges Element des neuropathischen Schmerzes ist die zentrale Sensitisierung. Durch den kontinuierlichen Input verzögerter oder veränderter C-Fasern wird die Sensitierung aufrechterhalten, die ihre Fehlinformationen an das ZNS fortleiten und damit die zentralen Neurone in einem übererregbaren Zustand halten. Dadurch ist gewährleistet, dass diese Neurone auch ohne Input Aktionspotentiale generieren. Es wird vermutet, dass dieses spezielle Verhalten z.B. durch die vermehrte Expression von Ca^{++}-Kanälen aufrechterhalten wird. Resultat dieser veränderten Neurone ist eine erniedrigte Schwelle für die Schmerzwahrnehmung. Eine weitere Ursache wird in der Interaktion zwischen sympathischem Nervensystem und den verletzten primären Afferenzen vermutet, die plötzlich überempfindlich auf die Freisetzung von Norepinephrin durch postganglionäre sympathische Neurone reagieren.

Zu den lokalen neuropathischen rückenmarksnahen Schmerzsyndromen könnte auch die Einsprossung von nozizeptiven Nervenfasern bis in die Tiefe der degenerativen Zwischenwirbelscheibe führen. Durch eine massive Freisetzung von inflammatorischen Mediatoren kann z.B. im Bandscheibengewebe eine chemische Schädigung der nozizeptiven Nervenfasern hervorgerufen werden. Andererseits kann die mechanische Gefügeinstabilität der degenerierten Bandscheibe selbst zu einer Kompression der neu einsprossenden nozizeptiven Nervenfasern mit einer nachfolgenden mechanischen Schädigung führen.

Zusätzlich können neuropathische schmerzgenerierende Mechanismen einsetzen. In diesem Zusammenhang wird vermutet, dass auch bei Patienten ohne radikulär ausstrahlende Schmerzen, jedoch mit diffusen, häufig in der Tiefe lokalisierten, belastungsabhängigen Rückenschmerzen auch ohne mechanische Kompression des Spinalnerven eine neuropathische Schmerzkomponente vorliegen könnte.

Die klassischen Symptome neuropathischer Schmerzen werden von den Patienten als Kribbeln, Brennen, einschießend, elektrisierend oder ausstrahlend beschrieben.

Es wird beim neuropathischen Schmerz nach Plus-Symptomen und Minus-Symptomen unterschieden (☞ Tab. 7.1). Mit einer Übererregbarkeit der Neurone gehen Plus-Symptome einher und drücken sich in Form von Taubheitsgefühlen, verminderten Vibrationssinn, Kälteempfinden, Eingeschnürtsein und komplette Analgesie aus. Beim neuropathischen Schmerz treten Plus- und Minus-Symptome gleichzeitig oder alternierend auf. Charakteristische Symptome für den neuropatischen Schmerz sind u.a. Kribbeln, Brennen, einschießender Schmerz, lancierender Schmerz, elektrisierender Schmerz, ausstrahlender Schmerz, schmerzhafte Kälte, ringartige Schmerzen und Ameisenlaufen. Ein Schmerz kann z.B. auch durch normalerweise nicht schmerzhafte Reize ausgelöst werden wie das leichte Bestreichen der Haut oder kaum spürbare Berührung (Allodynie und Hyperalgesie). Unprovozierte Empfindungen und Kribbeln ohne Stimulus werden als Parästhesie bezeichnet. Bei der diabetischen Neuropathie können gleichzeitige Plus- und Minus-Symptome wie z.B. der Verlust des Kalt-Warm-Empfindens, der Zwei-Punkte-Diskrimination, des Berührungs- und des Vibrationssinns (Pallhypästhesie) diagnostiziert werden.

Minus-Symptomatik	Plus-Symptomatik
• Hypästhesie • Hypalgesie • Lageempfinden vermindert • Pallhypästhesie • Thermhypästhesie	• Allodynie • Brennschmerz • Einschießende Schmerzattacke • Hyperalgesie • Hyperästhesie und/oder Dysästhesie

Tab. 7.1: Darstellung wichtiger klinischer Charakteristika neuropathischer Schmerzen.

7.1.3. Mechanisch-neuropathischer Radixschmerz

Bandscheibenvorfälle oder -sequester und postoperative rückenmarksnahe fibrotische Verwachsungen sind mechanisch-diskogene Ursachen von Nervendekompressionen, die einen neuropathischen Schmerz der Radix auslösen können. Beim Persistieren einer Nervenwurzelkompression über einen längeren Zeitraum, entwickelt sich eine chronifizierende Nervenverletzung, die die neuropathische Komponente der Rückenschmerzen verursacht. Auf eine Mitbeteiligung und Läsion von Radices ist zu schließen, wenn neben einem lokalisierten Rückenschmerz eine Schmerzaustrahlung in die Extremitäten, radikuläre Sensibilitätsstörungen, Reflexausfälle und Paresen vorliegen.

7.1.4. Chronisch-entzündlicher neuropathischer Radixschmerz

In der klinischen Praxis finden sich bei Patienten oft Zeichen einer Wurzelkompression mit entsprechender radikulärer Schmerzausstrahlung, wobei sich aber zunächst keine mechanisch bedingte Nervenläsion nachweisen lässt. Baron (2007) postuliert, dass vor diesem Hintergrund eine mögliche Entzündung der Radices durch die anatomische Nähe zu einer entzündeten und degenerierten Bandscheibe als Ursache für die Ischialgie, wird. Dieses biochemisch-mechanische Erklärungsmodell wird durch Untersuchungen des Liquor cerebrospinalis bei Patienten mit herniierten Bandscheiben unterstützt, die erhöhte Spiegel von Albumin und IgG zeigten. Das Ausmaß dieser entzündlichen Liquorveränderungen korrelierte mit der Schwere der klinischen Befunde.

Unsere endoskopischen Untersuchungen einschließlich der histologischen Ergebnisse aus den endoskopisch gestützten epiduralen Biopsien können das biochemisch-mechanische Erklärungsmodell bestätigen.

7.1.5. *Mixed pain syndrome*

Aus neueren pathophysiologischen Konzepten wird geschlossen, dass sich Rückenschmerzen aus verschiedenen Schmerzkomponenten zusammensetzen, deren pathophysiologische Entstehungsmechanismen wie z.B. beim FBSS (☞ Kap. 1.2. und 7.2.3.) sehr unterschiedlich sein können. Wegen der Mechanismenvielfalt der verschiedenen Schmerzkomponenten wird der Begriff des *mixed pain syndrome* verwendet. Dieses Syndrom hat sich zur Beschreibung einer Synthese aus entzündlichen, nozizeptiven und neuropathischen Schmerzkomponenten etabliert. Die festgelegte Nomenklatur und Charakterisierung chronischer Schmerzsyndrome ist auch für die Klinik von Bedeutung, weil auch direkte Therapierelevanz besteht und die neuropathischen Schmerzkomponenten im Gegensatz zu den nozizeptiven Schmerzen oft auch anderer Therapiekonzepte bedürfen.

7.2. Rückenmarksnahe Schmerzsyndrome

7.2.1. Zentrales Schmerzsyndrom

Nach Merskey und Bogduk (1994) ist das zentrale Schmerzsyndrom die Folge einer Läsion des zentralen Nervensystems, im Bereich des Rückenmarks, des Hirnstamms, des Thalamus sowie subcortikaler Strukturen und des Kortex.

Als zentraler Schmerz wird der Schmerzzustand nach einer Läsion bzw. einer Dysfunktion des ZNS bezeichnet. Die Entstehungsmechanismen zentraler Schmerzen sind noch weitgehend unbekannt. Schmerzen können spontan oder durch Außenreize provoziert werden. Schmerzsyndrome, die sekundär nach einer ZNS-Erkrankung entstehen, werden nicht den zentralen Schmerzen zugeordnet. Auch bei peripheren schmerzhaften Neuropathien sind sekundäre zentrale Mechanismen z.B. im Hinterhorn des Rückenmarks an der Schmerzentstehung beteiligt. Diese Schmerzsyndrome werden nach der derzeitigen Definition auch nicht zu den zentralen Schmerzen gerechnet. Durch die Erweiterung der Definition um sog. Dysfunktionen im ZNS werden schmerzhafte epileptische Anfälle, die durch einen primären Prozess im ZNS ausgelöst werden, ebenfalls den zentralen Schmerzen zugeordnet.

Nach Siddall et al. (2003) ist bei Schmerzen durch Läsion des Myelons infolge einer traumatischen Querschnittslähmung zu berücksichtigen, dass nur der Schmerz unterhalb des sensiblen Niveaus *below-level neuropathic pain* als zentraler Schmerz, hervorgerufen durch eine Läsion des Tractus spinothalamicus, zu bezeichnen ist.

Ätiologie und Pathogenese

Schätzungsweise ist bei 30 % aller Rückenmarksverletzungen, 23 % der Patienten mit multipler Sklerose, 1,5 % der Schlaganfall-Patienten, 2,8 % aller Epilepsie-Kranken und bei 10 % der Patienten mit einem Parkinson-Syndrom mit zentralen Schmerzen zu rechnen. Es wird von Colombo et al. (2003) angenommen, dass 11,5 % der Allgemeinbevölkerung unter neuropathischen Schmerzen leiden. Bei den meisten Patienten sind die Schmerzen auf eine Läsion des peripheren Nervensystems, wie zum Beispiel eine chronische Radikulopathie, diabetische Neuropathie oder postherpetische Neuralgie zurückzuführen. Nach Untersuchungen von Bennett (2000) wird eine Läsion des zentralen Nervensystems für weniger als 10 % der neuropathischen Schmerzen verantwortlich gemacht. Rückenmarksläsionen wird in der Literatur die größte Bedeutung beigemessen. Andersen et al. (1995) geben bei Patienten nach einem Schlaganfall die Inzidenz zentraler Schmerzen mit ca. 8 % an.

Die Läsion des spinothalamischen Systems ist den Patienten mit zentralem Schmerz gemeinsam. Eine Läsion des ZNS kann sich sowohl in Form einer Minus-Symptomatik mit Hypästhesie und Anästhesie als auch in Form einer Plus-Symptomatik wie z.B. mit Parästhesien und Hyperalgesie ausdrücken. Daneben sind auch Funktionsstörungen des motorischen und autonomen Nervensystems neben ausgeprägten Schmerzzuständen mit motorischen Defiziten Sensibilitätsstörungen, Blasen- und Mastdarmfunktionsstörungen sowie vegetative Funktionsstörungen als Folge von Läsionen im Bereich des Rückenmarkes zu diagnostizieren. Die Sensibilitätsstörungen und Schmerzen des Patienten manifestieren sich in Höhe oder kaudal der Läsion. Nach Colombo et al. (2003) ist der Schmerz typischerweise in jenen Arealen lokalisiert, in denen aufgrund der Läsion eine Hyp- oder Anästhesie besteht.

Pathophysiologie

Der zentrale Schmerz stellt sich aus pathophysiologischer Sicht sehr komplex dar, weil komplizierte Mechanismen an der Herausbildung des zentralen Schmerzes beteiligt sind. Ausdruck der Komplexität ist die pathologische Reorganisation nach der Läsion sensibler Bahnen, der Verlust inhibitorischer Mechanismen und eine abnorme Aktivierung zentraler sensibler Neurone aufgrund partieller Denervierungen. Die ZNS-Läsionen betreffen die anatomischen Strukturen des Hinterhorn des Rückenmarkes, Tractus spinothalamicus, Hinterstrang, Hirnstamm, Thalamus oder subkortikale bzw. kortikale Strukturen.

Durch die Läsionen wird ein neuropathischer Schmerz initiiert. Aus ätiologischer Sicht finden sich am häufigsten Rückenmarkstraumata und Rückenmarksläsionen anderer Genese sowie vaskuläre Störungen. Der *poststroke pain* wird nach Bowsher et al. (1998) meist mit einer Thalamusläsion oder dem Wallenberg-Syndrom (eine Läsion der dorsolateralen Medulla oblongata) oder mit suprathalamischen Läsionen in Verbindung gebracht. Nicht nur die Assoziation dieser Mechanismen, sondern auch die klinische Beobachtung, dass identische Läsionen sowie Größenordnungen und gleiche anatomische Lokalisationen der Läsionen bei einem Patienten ein zentrales Schmerzsyndrom auslösen und bei einem anderen Patienten nicht, bleiben zunächst noch ungeklärt.

Anamnese

Die Anamnese des zentralen Schmerzsyndroms sollte den Beginn, die Lokalisation und Ausbreitung der geklagten Schmerzen sowie einen Zusammenhang mit einer zugrunde liegenden Ursache der Läsion wie z.B. Trauma oder Ischämie erfassen. Neben der Feststellung der Schmerzqualität wie z.B. brennend, einschießend etc. ist besonderes Augenmerk auf eine Sensibilitätsprüfung zu legen, weil u.a. auch die Diagnose zentrales Schmerzsyndrom auf dem Nachweis einer entsprechenden Sensibilitätsstörung beruht. Die diagnostische Abklärung erfordert vor allem neben einer qualifizierten klinisch neurologischen Untersuchung eine Funktionsdiagnostik zentraler somatosensibler Bahnen mit somatosensibel evozierten Potenzialen und bildgebenden Verfahren.

7.2.2. Traumatische Rückenmarksläsionen

> Die auf ein Trauma der Medulla spinalis zurückzuführenden Schmerzen treten entweder unmittelbar nach dem akuten Ereignis oder nach der akuten Phase des spinalen Schocks mit einer Latenz von wenigen Tagen auf. Die traumatisch bedingten Schmerzen können nach einigen Wochen spontan abklingen oder können – wie bei einer Vielzahl von Patienten – jahrelang fortbestehen.

Als häufigste Ursache spinaler Schmerzen gilt die Contusio spinalis. Das Schmerzsyndrom betrifft neuropathische Schmerzen im Bereich der HWS, der oberen Extremitäten, der oberen Thoraxpartie sowie oft auch qualvollste Schmerzen am Körperstamm und den unteren Extremitäten. Bei einem kompletten Querschnittsyndrom hängt die Schmerzsymptomatik vom klinischen Verlauf des spinalen Schocks bzw. des subakuten bzw. chronischen Stadiums sowie von der Höhe der Läsion im Bereich der Medulla spinalis oder des Conus medullaris ab. Neben schmerzhaften Parästhesien, brennenden Missempfindungen und einschießenden Schmerzen klagen die Patienten auch über hypogastrisch oder periumbilikal lokalisierte viszerale oft krampfartige Schmerzen. Bei dem Brown-Sequard-Syndrom, einer halbseitigen Rückenmarksläsion, treten neben Sensibilitätsstörungen auch radikuläre Schmerzen ipsilateral auf Läsionshöhe sowie eine schlaffe Parese auf. Unterhalb der Läsion bestehen ipsilateral oft eine meist spastische Parese sowie Störungen der Tiefensensibilität. Kontralateral findet sich eine Beeinträchtigung der Schmerz- und Temperaturwahrnehmung. Die vom Patienten geklagten Schmerzen können sowohl ipsilateral zur Läsion als auch kontralateral wahrgenommen werden. Die ipsilateralen Schmerzen klingen meist rasch ab; die kontralateralen Schmerzen persistieren.

7.2.3. Nicht-traumatische Rückenmarksläsionen

Die wichtigsten Ursachen nicht-traumatischer Rückenmarksläsionen sind Spinalkanalstenosen, vaskuläre Läsionen und Raumforderungen.

Der Schmerz stellt auch bei Patienten mit nicht-traumatischen Rückenmarksläsionen ein häufiges Problem dar. Abhängig von der jeweiligen Läsion können zentrale neuropathische Schmerzen, radikuläre Schmerzen und muskuloskelettale Schmerzen vorhanden sein. Bei den Spinalkanalstenosen stehen nozizeptive und radikuläre Schmerzen im Vordergrund. Zentrale Schmerzen entwickeln sich nur dann, wenn sich eine Myelopathie herausgebildet hat.

Bei den vaskulären Erkrankungen des Rückenmarks wie z.B. Ischämie, Hämatomyelie bzw. einer arteriovenösen Malformation können schwere neuropathische Schmerzen auftreten, die spontan einsetzen oder durch externe Reize provoziert werden. Die einsetzenden Schmerzen können sich auf Läsionshöhe oder kaudal der Läsion mit Ausstrahlung in die unteren Extremitäten manifestieren. Schmerzen, die in Zusammenhang mit spinalen Tumoren oder Metastasen auftreten, werden häufig durch Druck oder radikuläre Läsionen hervorgerufen. Auch bei extramedullären bzw. intramedullären Tumoren können sich aufgrund der Rückenmarksschädigungen zentrale Schmerzen entwickeln. Bei Spalt- oder Höhlenbildung (Syringomyelie), fast immer im Zervikal- und oberen Thorakalmark lokalisiert, können brennende, ziehende und bohrende Schmerzen ausgelöst werden, die anfangs intermittierend auftreten und sich im Krankheitsverlauf ggf. zum chronischen Schmerz entwickeln.

7.2.4. *Failed back surgery syndrome* (FBSS)

Als *failed back surgery syndrome* (FBSS) bzw. Postdiskotomie- oder Postnucleotomie-Syndrom (PDS) werden Zustände mit anhaltenden starken Schmerzen nach Bandscheibenoperationen bezeichnet, die durch Segmentinstabilität (klinische Instabilität mit diskoligamentären und facettbedingten nozizeptiven Schmerzen) und Verwachsungen im Wirbelkanal sowie durch funktionelle, mechanische Alterationen verursachte chronische Wurzelreizungen hervorgerufen werden. Operative Eingriffe bei Spinalkanalstenosen oder Tumoren u.a. die postoperativ zu anhaltenden Schmerzen im Rücken- und Beinbereich führen können, werden ebenfalls als FBSS bezeichnet. Die Bedeutung des FBSS für die Klinik ist u.a. auch daran zu erkennen, dass ca. 30 % der operierten Patienten nach Bandscheibenoperationen ein FBSS erleiden. Als ursächlich für das neuropathische Schmerzgeschehen beim FBSS werden direkte mechanische, physikalische oder chemische Verletzungen der Nervenwurzel bzw. eine Narbenkompression angesehen.

Führendes Symptom beim FBSS ist in der Regel der kombinierte Rücken-Beinschmerz. Ausdruck zervikaler bzw. lumbaler Radikulopathien sind ausstrahlende Schmerzen in die Arme oder Beine. Häufig ist diese klinische Symptomatik auch mit neurologischen Defiziten verbunden, deren primäre Ursachen in ossären bzw. diskogenen Wurzelkompressionen zu suchen sind. Als sekundäre Ursachen gelten z.B. postoperative narbige Kompressionen, iatrogene postoperative Wurzelläsionen, Z.n. periradikulären Interventionen und perkutanen Lasernukleotomien. In Fällen vom sog. Wurzeltod bestehen eine komplette Parese und Anästhesie, häufig verknüpft mit einem brennenden Deafferenzierungsschmerz.

Patienten mit nicht-radikulären Schmerzen der LWS wie diskogene, facettbedingte und ISG-Schmerzen können analog radikuläre Schmerzbilder, auch Schmerzen, die in die Extremitäten ausstrahlen, beklagen. Diese nicht-radikulären Schmerzgeschehen sind durch klinische und elektrophysiologische Untersuchungen oft nicht zu verifizieren. Im Zweifelsfall ist eine Differenzierung nur durch eine interventionelle diagnostische Nervenblockade zu realisieren. Zu diesen interventionellen schmerzmedizinischen Verfahren zum Nachweis radikulärer und sympathischer Schmerzanteile des rückenmarksnahen Schmerzsyndroms zählen die Spinale Endoskopie, die Diskographie, die Epidurographie, der endoskopisch durchgeführte Schmerzprovokationstest, die transforaminale Spinalnervenblockade, die lumbale Sympathikusblockade, die Ramus medialis-Blockade bzw. die des R. dorsalis Höhe L5 und intraartikuläre ISG-Blockaden.

8. Algorithmus der rückenmarksnahen Schmerztherapie

8.1. Pharmakotherapie

Die Ergebnisse traditioneller therapeutischer Bemühungen verschiedenster Fachbereiche bei der Behandlung rückenmarksnaher Schmerzsyndrome sind nicht selten für die betroffenen Patienten enttäuschend. Bestätigt wird diese Bewertung u.a. durch die Untersuchungsergebnisse von Finnerup et al. (2005), wonach weniger als 50 % der Patienten eine angemessene Schmerzlinderung durch eine medikamentöse Behandlung erzielen. Über 60 % befragter Schmerzpatienten gaben an, dass ihre Behandlung unzureichend sei und mit intolerablen Nebenwirkungen verbunden war. Auch Eisenberg (2005) stellte fest, dass trotz einer Vielfalt pharmakologischer Substanzen eine effektive Schmerzlinderung bei weniger als der Hälfte der Patienten mit neuropathischen Schmerzen erreicht wird. Dabei sind nicht nur die Wirksamkeit, sondern auch die Verträglichkeit der verordneten Medikamente und operativen Verfahren und deren Kosten von Bedeutung. Für viele in der Schmerzmedizin eingesetzte Medikamente liegen nach Pfingsten et al. (2010) keine Wirksamkeitsnachweise und dementsprechend auch keine Indikation vor.

Es mehren sich seit Jahren kritische Stimmen, die wegen zunehmender Probleme mit der Opioidtherapie in der Schmerzmedizin Bedenken äußern. Noble et al. (2008) konnten keine stabilen Effekte oral verabreichter Opioide bei einer Dauerbehandlung von chronischen, nicht tumorbedingten Schmerzen nachweisen. Trescot et al. (2007) stellten fest, dass die Beweislage für die Wirksamkeit von Opioiden bei einer Dauerbehandlung nicht einheitlich ist. Die Evidenz-basierte Studienlage zur Wirksamkeit einer Opioid-Langzeitbehandlung bezieht sich auf Erkenntnisse aus kontrollierten randomisierten Studien mit einer Dauer von 3 bis 13 Wochen. Ballantyne (2007) und Mao (2002) teilten bereits 2003 mit, dass langzeitige, hochdosierte Opioidtherapien meist weder effektiv noch sicher sind. Ein weiterer Gesichtspunkt, der die Opioid-Wirksamkeit bei längerer Einnahme beeinflussen kann, ist eine mögliche Toleranzentwicklung. Gemeinsam mit 14 wissenschaftlichen Fachgesellschaften hat 2009 ein Wissenschaftlerteam der *Deutschen Gesellschaft zum Studium des Schmerzes* (DGSS) aus ihren Untersuchungsergebnissen zur Langzeitanwendung von Opioiden bei nicht tumorbedingten Schmerzen (AWMF Leitlinie, LONTS, 06/2009, www. lonts.de) klinische Aussagen abgeleitet. Danach lässt die schmerzlindernde Wirkung opioidhaltiger Medikamente bereits nach drei Monaten deutlich nach und ist bei noch längerer Einnahme nicht mehr nachweisbar.

Eine zunehmende Kritik stützt sich vor allem darauf, dass immer mehr Opioide europa- und bundesweit verschrieben werden und die Opioidmedikation dabei für den Schmerzpatienten nur zu einer geringen Verbesserung der Lebensqualität, Arbeitsfähigkeit und Verringerung der Schmerzstärke führt.

Als ein Beispiel ist anzuführen, dass aufgrund neuerer Erkenntnisse über die Neuroplastizität neuropathischer Schmerzen Patienten, die vorher nicht mit Opioiden behandelt wurden, jetzt in Übersteigerung mit Opioidanalgetika behandelt werden und oft ohne entsprechende therapeutische Effekte bleiben (Wegener 2007).

> Es ist vor dem Hintergrund dieser Datensituation kritisch zu fragen, warum Opioidanalgetika verordnet werden, ohne dass eine tatsächliche Schmerzreduzierung zu verzeichnen ist. Aus der Literatur (Dhalla 2009, Gensthale 2007) und eigener Kenntnis ist hier ein ausufernder Fehlgebrauch an Opioidanalgetika mit den entsprechenden negativen Folgen deutlich erkennbar. Auch die Auswirkungen bei der Langzeitanwendung von Opioiden wie z.B. die Opioid-induzierte Hyperalgesie, Ödembildung (☞ Abb. 9.12a+b), Hypogonadismus, verminderte Libido und erektile Dysfunktion sowie Wirkungen auf das Immunsystem werden oft unterschätzt.

Nach einer Mitteilung von Dhalla et al. (2009) hat sich die Zahl ärztlich verordneter Opioide in Kanada seit Anfang der 90er Jahre verdoppelt. Die Autoren schlussfolgern, dass dieser Sachverhalt auf einen vermehrten Einsatz von retardiertem Oxycodon zurückführen ist. Die Editorialisten der Ausgabe *Canadian Medical Association Journal* CMAJ sehen als Ursache eine zu großzügige Verordnung von Opioiden und die gleichzeitige Einnahme von zentral dämpfenden Pharmaka an. In dem kanadischen Bericht wurden bei 91,6 Prozent Oxycodon-bedingter Todesfälle andere zentral dämpfende Pharmaka, in 60 % Benzodiazepine, in 44 % Alkohol und in 26 % der Todesfälle zyklische Antidepressiva nachgewiesen.

Zur Behandlung rückenmarksnaher Schmerzsyndrome sollten sich ärztliche Maßnahmen zunächst ausschließlich und intensiv auf eine exakte Analyse möglicher Schmerzursachen konzentrieren, bevor sehr kritisch und verantwortungsvoll z.B. eine opioid-analgetische Therapie der WHO-Stufe III in Erwägung gezogen bzw. eine konsequente qualifizierte Opioidtherapie eingeleitet wird.

Als eine echte Alternative bietet sich die neuromodulative Schmerztherapie an, die neben einer suffizienten Non-Opiodanalgesie eine Mobilitätsverbesserung und letztlich eine verbesserte Lebensqualität des Schmerzpatienten ermöglichen kann.

Insgesamt ist bei der Therapie neuropathischer Schmerzen offensichtlich weiterhin der innovative Schmerztherapeut gefordert, der einerseits auf der Basis der publizierten Untersuchungen behandelt, andererseits in Anlehnung an Fallberichte und eigene Erfahrungen jedoch häufig erst durch den kombinierten Einsatz von Antidepressiva, Ionenkanalblockern, Opioiden und adjuvanten nichtpharmakologischen Verfahren den schmerztherapeutischen Durchbruch für den Patienten erzielt.

Ein chronisches Schmerzgeschehen beinhaltet immer auch eine psycho-somatische Komponente, allerdings mit einer unterschiedlichen Präsenz der Akzente. Dies bedeutet, dass in allen Fällen eine skalierte psychosomatische Diagnostik und eine darauf aufbauende spezielle Schmerztherapie erfolgen sollte. Mit schmerztherapeutischen Fehlschlägen ist allerdings dann zu rechnen, wenn man sich beim chronifizierten Schmerzsyndrom ausschließlich mit dem somatischen Substrat beschäftigt und damit das chronifizierte Schmerzgeschehen auf die Ebene eines anatomisch-physiologischen Sachverhalts reduziert.

8.1.1. Pharmakotherapie rückenmarksnaher chronischer Schmerzsyndrome

Der Leitgedanke moderner therapeutischer und multimodaler Konzepte entspringt der Hypothese, dass z.B. chronische Rückenschmerzen durch die Beeinflussung und Wechselwirkung von biomechanischer Dysfunktion, physischem Konditionsabbau und psychosozialen Stressoren zur chronischen Beeinträchtigung bzw. Behinderung führen kann.

Um den Circulus vitiosus – Schmerz ↔ Schonung ↔ Dekonditionierung ↔ Schmerz – zu unterbinden, ist eine entsprechende medikamentöse Schmerztherapie erforderlich. Nur durch zielgerichtete schmerztherapeutische Maßnahmen kann die Ausbildung eines Schmerzgedächtnisses vermieden werden. Äußerst sinnvoll kann auch eine begleitende psychotherapeutische Intervention sein.

Auch in der akuten Erkrankungsphase ist der Patient zu motivieren, seine täglichen Aktivitäten möglichst wieder aufzunehmen. Der Patient muss wissen, dass er sich trotz Schmerzen bewegen darf. **Eine Bettruhe über mehrere Tage ist prinzipiell kontraindiziert.**

Bezüglich der medikamentösen Schmerztherapie kann auf eine breite Palette von Wirksubstanzen zurückgegriffen werden, die Analgetika und Antiphlogistika umfassen. Eine Langzeittherapie mit nicht-steroidalen antiphlogistischen Substanzen (NSAID) sollte auf Grund der bekannten Nebenwirkungen nicht erfolgen. Bei der medikamentösen Therapie kann man sich grundsätzlich am WHO-Stufenschema und den aktuellen Leitlinien der Schmerztherapie orientieren. Opioide wirken über Opioidrezeptoren antinozizeptiv und können gleichzeitig spinale Sensibilisierungsprozesse initiieren, die pronozizeptiv wirken und als Hyperalgesie imponieren. Bereits eine kurzdauernde Opioidverordnung kann eine Hyperalgesie verstärken. Zu berücksichtigen ist, dass eine analgetische Wirkung nicht gleichbedeutend mit einer antihyperalgetischen Wirkungsweise ist.

Klinisch relevant ist, dass Kombinationstherapien aus Opioiden mit antihyperalgetischen Substanzen oder eine Rotation auf Opioide mit unterschiedlichen Rezeptoraffinitäten eine Modulation der Hyperalgesie ermöglichen können. Angst und Clark (2006) legten in einer Übersichtsarbeit dar, dass Patienten auch mit hohen Morphindosen zur Therapie chronischer Schmerzen, die Schmerzen nicht immer suffizient behandelt werden konnten. Bemerkenswert dabei war, dass es sich dabei nicht nur um Toleranzphänomene handelte, sondern auch Schmerzzustände beobachtet wurden, die mit dem originären Schmerz in Verbindung gebracht werden konnten. Die Autoren zogen den klinisch bedeutsamen Schluss, dass durch langdauernde Opioidgaben Schmerzen nicht nur gedämpft, sondern auch iatrogen chronifiziert werden können.

Seit Herbst 2010 steht in Deutschland eine neue Substanzklasse (MOR-NRI) von Opioid-Analgetika zur Therapie starker chronischer Schmerzen zur Verfügung. MOR-NRI besitzt einen synergistischen Wirkmechanismus aus µ-Rezeptor-Agonist (MOR) und Noradrenalin-Wiederaufnahme-Hemmung (NIR) in einem Molekül. In klinischen Studien (Daniels et al 2009, Hartrick et al. 2009) konnte eine Wirksamkeit bei nozizeptiven und neuropathischen Schmerzen gezeigt werden.

In das medikamentöse Schmerztherapiekonzept werden auch adjuvante medikamentöse Maßnahmen zur Schmerzdistanzierung und Förderung des Schlafs wie z.B. nichtselektive Monoamin-Rückaufnahme-Inhibitoren (NSMRI), früher trizyklische Antidepressiva, und Antiepileptika eingebunden.

NSMRI können im individuellen Fall und im Rahmen eines therapeutischen Gesamtkonzepts als eine Option beim chronischen Rückenschmerz angesehen werden. Sie sollten nicht regelhaft und nur bei indikationsfreier Komorbidität (schwere Depression, Angststörung) eingesetzt werden.

Die Evidenzlage zur Wirksamkeit antiepileptischer Medikamente zur Schmerztherapie ist sehr beschränkt. Nach Angabe von Chang et al. (2008) ergaben sich aus den wenigen Studien keine Hinweise für die Wirksamkeit von Gabapentin bei *low back pain*. Die Autoren der Nationalen Versorgungs-Leitline Kreuzschmerz (NVL 2010) empfehlen, Gabapentin, Pregabalin und Carbamazepin nicht bei unspezifischen Kreuzschmerzen einzusetzen.

In vielen Fällen ist bei den betroffenen Schmerzpatienten auch eine operative therapeutische Maßnahme die einzig sinnvolle und konsequente therapeutische Maßnahme. Allgemeiner Konsens ist, dass Patienten mit großen motorischen Defiziten bzw. mit spinalen Traumen eine chirurgische Therapie benötigen. Die chirurgischen Eingriffe können lebensrettend und funktionsverbessernd sein. Sind keine größeren neurologischen Defizite vorhanden, benötigen Patienten z.B. mit Diskushernien, degenerativer Spondylolisthese oder Spinalkanalstenose regelhaft keine chirurgische Therapie. Eine adäquate chirurgische Behandlung kann aber eine akzeptable Schmerzlinderung bewirken. Wichtig ist eine sorgfältige Indikationsstellung und Entscheidungsfindung. Die Indikation zur Operation ist entsprechend aktuellem Standard aufgrund radikulärer Schmerzsymptomatik sowie bestehender neurologischer Defizite zu stellen.

Die Behandlung chronischer Rückenschmerzen sollte nach den derzeitigen Empfehlungen der Schmerzgesellschaften multimodal erfolgen, d.h. unter Berücksichtigung des somatischen, psychischen und sozialen Anteils. Multimodal bedeutet nicht, dass diese Einzelbausteine unverbunden nebeneinander stehen und getrennt angewendet werden. Multimodale Programme zur Behandlung chronischer Rückenschmerzen nach dem Prinzip *functional restoration* sind nach Untersuchungen von Pfingsten und Hildebrandt (2007) effektiv und könnten die Therapiekosten erheblich reduzieren. Das Konzept wurde bereits in den 80er Jahren von Mayer und Gatschel (1998) vorgestellt und zeichnet sich durch eine sportmedizinische Orientierung unter verhaltenstherapeutischen Prinzipien aus.

Die Verfahren der invasiv-interventionellen Schmerztherapie sind nach Roth-Brons (2007) keine Methoden der ersten Wahl. Sie kommen erst dann in Betracht, wenn konservative Verfahren, multimodal eingesetzt, keine ausreichende Schmerzreduzierung bringen. Diese vor allem bei Gesundheitsbehörden verbreitete Auffassung ist nicht mehr zeitgemäß und bedarf nicht nur wegen der technischen Fortschritte in der interventionellen Schmerztherapie einer Korrektur. Zu verweisen ist in diesem Zusammenhang auf die Probleme der Opioidtherapie sowie der Schmerzchronifizierung.

Aus schmerztherapeutischer Sicht ist es wichtig, ein integratives Gesamtkonzept für einen definierten Zeitraum von 6-8 Wochen zu entwickeln, das alle Faktoren möglichst gleichzeitig berücksichtigt. Bei Therapieresistenz oder Beschwerdezunahme ist jedoch spätestens nach 12 Wochen eine entsprechende Differentialdiagnostik anzustreben. Die Bemühungen zur Behandlung chronischer Schmerzen müssen integrativ erfolgen und sind in der üblichen Weise aufwendig.

Die Ergebnisse werden bei rechtzeitiger Therapie als deutlich besser eingeschätzt. Deshalb ist eine frühzeitige Intervention bei gefährdeten Patienten sehr sinnvoll. Die Behandlung der Schmerzursache steht dabei zunächst an erster Stelle. Sie erfolgt in der Regel durch die entsprechenden Spezialisten.

Bei einer gefahrlosen, akuten klinischen Symptomatik ist oft ein pragmatisches befundorientiertes therapeutisches Vorgehen die geeignete Strategie. Das Erreichen des Individuellen Behandlungsziels (IBZ) durch ein invasiv-interventionelles schmerztherapeutischen Verfahren kann den Patienten vor langfristiger und kostenintensiver Verordnung häufig ineffektiver Opioidanalgetika bewahren.

Therapie zentraler Schmerzen

Generell ist festzuhalten, dass derzeit nur wenige Daten vorliegen, die zudem meist auf kleinen Patientenzahlen beruhen und die eine differenzierte Therapie zentraler Schmerzsyndrome auf Basis der evidenzbasierten Medizin somit nur sehr begrenzt erlauben (Finnerup et al. 2005). Vielmehr müssen im medizinischen Alltag die prinzipiell zur Behandlung empfohlenen Substanzen individuell hinsichtlich Wirksamkeit und Verträglichkeit erprobt werden.

Zur Schmerztherapie können Antiepileptika wie Lamotrigin, Gabapentin sowie Carbamazepin, Oxcarbazepin und aus der Gruppe der Antidepressiva Amitriptylin eingesetzt werden (Chong u. Bajwa 2003). Opioide dürften zumindest bei manchen zentralen Schmerzsyndromen eine Effektivität besitzen. Eine Studie von Rowbotham et al. (2003) zeigt, dass Opioide beim neuropathischen Schmerz zwar prinzipiell effektiv sein können, weist aber auch darauf hin, dass Ansprechraten und Verträglichkeit in Abhängigkeit von der Diagnose erheblich variieren. Daraus erklären sich möglicherweise auch negative Ergebnisse anderer Studien zur Wirksamkeit von Opioiden beim zentralen Schmerz (Attal 2002).

Leijon und Boivie (1989) sowie Vestergaard et al. (2001) konnten in einer randomisierten, placebokontrollierten Studie die Wirksamkeit von Amitriptylin und Lamotrigin belegen. Die Wirksamkeit von Gabapentin beim neuropathischen Schmerz wurde in einer klinischen Studie, in die mehr als 300 Patienten einbezogen waren, bestätigt. Zentrale Schmerzen bestanden allerdings bei nur wenigen dieser Patienten (Serpell 2002).

Die Behandlung zentraler Schmerzen umfasst neben pharmakologischer Maßnahmen auch invasive Therapien. Es liegen deutliche Hinweise vor, dass die intrathekale Morphinapplikation in Kombination mit Clonidin zentrale Schmerzen nach Rückenmarksläsionen reduziert (Siddall et al. 2000). Weitere zur Therapie zentraler Schmerzsyndrome zur Verfügung stehende invasive Methoden sind die Elektrostimulation des motorischen Cortex, Implantation von Stimulationselektroden (*deep brain stimulation*, DBS), Chordotomie, Cordektomie und Myelotomie sowie die *spinal cord stimulation* (SCS) und Läsionen an der Hinterwurzel-Eintrittszone (*dorsal root entry zone*, DREZ; Brown und Barbaro 2003, Canavero und Bonicalzi 2002, Eisenberg 2002, Nandi 2003). Die neurochirurgischen Eingriffe Chordotomie, Cordektomie und Myelotomie zur Schmerztherapie sind klinisch weitgehend verlassen (vgl. Kap. 11.). Die *spinal cord stimulation* (SCS) kann bei Patienten mit inkompletten Querschnittsläsionen zu einer Besserung führen. Beim *poststroke pain* werden der Stimulation des motorischen Kortex wesentlich bessere Ergebnisse zugeschrieben als z.B. der Thalamusstimulation (Katayama et al. 2003).

Therapie des neuropathischen Schmerzes

Bei Patienten mit chronischen Schmerzsyndromen ist in Bereichen wie z.B. bei schweren neuropathischen Schmerzen eine Restitutio ad integrum im eigentlichen Sinne sehr schwierig bis kaum möglich. Diese Schmerzsyndrome sind in der Regel eine Domäne der medikamentösen Schmerzbehandlung von Nervenblockaden und neuromodulativer Verfahren, wie sie in Schmerzambulanzen oder Schmerzkliniken angeboten werden.

Bis auf das akute Kaudasyndrom, signifikante und progrediente Paresen sowie dem Bandscheibenprolaps mit erheblichen neurologischen Defiziten, die alle einer operativen Therapie bedürfen, ist die Behandlung rückenmarksnaher Schmerzsyndrome von einem multimodalen, interdisziplinären konservativen Vorgehen geprägt. Neurogene Schmerzen können vor allem im akuten Stadium der Schmerzerkrankung durch das sympathische Nervensystem im Sinne eines *sympathetically mediated pain* unterhalten werden. Sympathische Ganglienblockaden mit Lokalanästhetika und/oder mit zusätzlichen Opioiden wirken in der Regel langfristig analgetisch. Ist kein analgetischer Therapieeffekt durch die Sympathikusblockaden zu erzielen, handelt es sich nicht um einen sympathisch vermittelten Schmerz, sondern um einen *sympathically independant pain* (SIP). In diesen Fällen kann über Blockaden von gemischten Nerven, ggf. mit Katheterverfahren, versucht werden, eine anhaltende Analgesie zu erzielen.

Die medikamentöse Schmerztherapie stellt an Patient und Arzt deshalb besondere Anforderungen, weil kaum ein Präparat primär zu 100 % erfolgreich ist. Zunächst sollten Therapien versucht werden, bei denen das eingesetzte Medikament sachgerecht austitriert und bei Nichterfolg durch ein anderes Präparat ersetzt wird. Erfahrungsgemäß reicht häufig die Anwendung einer Substanzklasse nicht aus, sodass bereits initial die Kombination aus zwei oder mehreren Wirkstoffen erforderlich ist.

Bei der Pharmakotherapie neuropathischer Schmerzen wird eine Basistherapie unabhängig von der Ätiologie empfohlen. Diese medikamentöse Therapie besteht aus einem dualen selektiven Serotonin-Noradrenalin-Wiederaufnahme-Hemmer (NSMRI), Antikonvulsiva mit Wirkung auf neuronale Kalziumkanäle, Antikonvulsiva mit membranstabilisierender Wirkung und lang wirksamen Opioiden. Das Führen eines Schmerztagebuchs und kurzfristige Rückmeldungen bezüglich der Resultate sind empfehlenswert. Für die Therapie des neuropathischen Schmerzes stehen eine Reihe von Medikamenten wie z.B. Gabapentin oder Pregabalin zur Verfügung. Bei ausgewählten Patienten mit besonderen Schmerzzuständen oder speziellen Situationen kann auch die Verordnung von Carbamazepin, Amitriptylin, Imipramin, Doxepin und Phenytoin erforderlich werden.

Bei Verwendung der meisten anderen Substanzen handelt es sich um einen individuellen Heilungsversuch.

> Für den Patienten mit einem rückenmarksnahen Schmerzsyndrom kann aufgrund vielfältiger konservativer Behandlungsangebote kein Goldstandard zur Therapie definiert werden. Es sollte das Prinzip gelten, zuerst eine Schmerzreduzierung zu erzielen, um im Anschluss eine funktionelle Normalisierung zu erreichen.

Zu berücksichtigen ist, dass Entlastung und Ruhigstellung für Patienten mit Lumbalgien nicht zu empfehlen sind, weil hierfür kein sicherer therapeutischer Effekt nachgewiesen werden konnte.

Auch für Patienten mit radikulären Schmerzsyndromen werden Physiotherapie und Aktivitäten spätestens 4 Tage nach dem akuten Ereignis empfohlen und von Bettruhe von mehr als 4 Tagen wird abgeraten.

Innerhalb eines Zeitraums von 6-8 Wochen sollten im Rahmen einer konservativen Therapie beim Patienten eine deutliche Schmerzreduzierung sowie eine Zunahme der Belastbarkeit zu verzeichnen sein. Anderenfalls muss eine Therapieänderung, respektive eine invasiv-interventionelle endoskopische Diagnostik bzw. operative Maßnahme diskutiert bzw. in Erwägung gezogen werden, weil die kritiklose Fortführung konservativer Behandlungsmaßnahmen die große Gefahr einer Schmerzchronifizierung in sich birgt.

8.1.2. Algorithmus der invasiv-interventionellen rückenmarksnahen Schmerztherapie

Aus den klinischen Ergebnissen und der praktischen Arbeit invasiv-interventionell tätiger Schmerztherapeuten wurde in Zusammenarbeit mit der *Arbeitsgemeinschaft Interventionelle Schmerztherapie* der *Deutschen Gesellschaft für Schmerztherapie e.V.* (DGS), der nachfolgende Algorithmus, unter stetiger Berücksichtigung des speziellen Einzelfalls, entwickelt:

Stufe I

Serien von Epiduralanalgesien in *single-shot*-Technik mit Bupivacain 0,125 % bis 1,75 %, an die nach Wirkungseintritt eine gezielte krankengymnastische Behandlung angeschlossen wird. Bei therapeutischem Erfolg werden keine weiterführenden invasiven Maßnahmen notwendig.

Stufe II

Bei geringem oder fehlendem Erfolg der Stufe I des Stufenplans erfolgt eine zusätzliche epidurale Applikation eines Glukokortikoids bei unverändertem Ablauf der kombinierten invasiven und krankengymnastischen Therapie. Bei partiellen Respondern besteht die Indikation zur Durchführung einer Epiduroskopie und einer gezielten endoskopisch gestützten epidural-analgetischen Therapie.

Stufe III

Epiduralanalgesien mit Lokalanästhetika und/oder Applikation von Opioidanalgetika (WHO Stufe III) in adäquater Dosierung, die bei peripherer oder spinaler Schmerzgenese zu einer lang anhaltenden Schmerzreduktion/-freiheit führen. Bei nicht-opioidsensiblen Schmerzen müssen auf diesem Niveau des Stufenplans die Diagnosen zum Ausschluss einer rückenmarksnahen Ursache, einer Operationsindikation, einer somatoformen Schmerzstörung oder einer zentralen Schmerzsensibilisierung nochmals überprüft werden. Wenn diese Gründe weitgehend ausgeschlossen sind, ist nach Überprüfung der strengen Auswahlkriterien ein Therapieversuch mit einer *spinal cord stimulation* indiziert. Bei positiver Austestung erfolgt entweder die Fortführung der rückenmarksnahen Therapie via Epiduralkatheter im Sinne einer epidural analgetischen Therapie (EAT) über einen begrenzten Zeitraum von 2-4 Wochen oder der direkte Übergang zu einer oralen Opioidtherapie.

Stufe IV

Bei intolerablen opioidbedingten Nebenwirkungen und/oder unzureichender Analgesie erfolgt der Übergang zur kontinuierlichen rückenmarksnahen spinalen Opioidanalgesie via Spinalkatheter und Medikamentenpumpe. Zu beachten ist, dass der von dem *Polyanalgesic Consensus Panel* (PCP) 2007 beschlossene Algorithmus jetzt Ziconotide als die Alternative erster Wahl gegenüber Opioiden wie Morphinen und Hydromorphon einschließt. Fentanyl rückt von einer Behandlung an vierter Stelle auf die zweite Stelle vor. Clonidin steht nun bei neuropathischem Schmerz an zweiter Stelle. Die PCP empfiehlt weiter, Ziconotide auch mit anderen Behandlungen der dritten Ebene zu kombinieren (Morphine, Hydromorphone, Bupivacaine und Clonidine).

Stufe V

Sowohl unter einer oralen Opioiddauermedikation als auch unter einer spinalen Opioidanalgesie bzw. Ziconotid-Therapie bleibt eine abgestimmte Begleittherapie unverzichtbar.

Um das Therapieziel bzw. das individuelle Behandlungsziel des Patienten zu erreichen, steht dem Algesiologen ein Spektrum von epiduroskopisch gestützten invasiv-interventionellen Techniken wie z.B. Kathetermanagement, epidural-analgetische Therapie, epidurale Laseradhäsiolyse, SCS-Implantation, die gepulste Radiofrequenztherapie sowie operative und neurolytische Verfahren zur Verfügung.

Die Festlegung eines geeigneten, frühzeitigen Zeitpunkts zur endoskopischen Diagnostik und Therapie rückenmarksnaher Schmerzsyndrome ist ein äußerst wichtiges Kriterium, um einer potentiell möglichen Schmerzchronifizierung entgegen zu wirken.

8.2. Endoskopisch gestützte Interventionen

Für die rückenmarksnahe Diagnostik und Therapie von Schmerzsyndromen stellt heute die spinale Endoskopie – Epiduroskopie (EDS) – ein ergänzendes endoskopisches Verfahren mit der Option, auch invasiv-interventionelle Eingriffe durchzuführen, dar.

Die Indikation für eine endoskopisch gestützte invasiv-interventionelle Schmerztherapie ist zumeist bei Patienten gegeben, bei denen offensichtlich ein ungelöstes Schmerzproblem vorliegt.

Rückenmarksnahe Schmerzsyndrome, auch mit Hinweisen auf eine radikuläre Beteiligung, werden von Schmerzen begleitet, die eine nozizeptive, neuropathische bzw. *mixed pain*-Komponente aufweisen. Eine weitere neuroendoskopische Intervention an der Wirbelsäule, die *microendoscopic discectomy* (MED), beschreibt nach Perez-Cruet et al. (2005) den posterioren oder auch posteriomedial endoskopischen Zugang über das interlaminäre Fenster zur Therapie von Bandscheibenvorfällen und Spinalkanalstenosen. Es ist nach Hellwig et al. (2007) unklar, ob im Langzeitverlauf neuroendoskopische Operationsverfahren gegenüber dem mikrochirurgischen Vorgehen im Bereich der Wirbelsäule bessere Ergebnisse aufzeigen.

Als Voraussetzung für eine therapeutische endoskopische Intervention zur Schmerztherapie gilt bisher das Versagen nicht-interventioneller Therapien, einer systemischen Pharmakotherapie, das Auftreten unerträglicher Nebenwirkungen oder wenn weitere chirurgische Eingriffe wahrscheinlich keine weitere Schmerzlinderung nach sich ziehen und in speziellen Fällen der Patient auch psychologisch beurteilt wurde.

Auf der Grundlage unserer umfangreichen klinischen Erfahrungen mit dem *interventional pain management* ist bezüglich der Indikation für eine therapeutische endoskopische Intervention ein Algorithmus festgelegt (☞ Kap. 8.1.1.3.).

Nach meiner Auffassung ist die spinale Endoskopie frühzeitig zur Diagnostik rückenmarknaher Schmerzsyndrome in ein angemessenes interdisziplinäres schmerztherapeutisches Gesamtkonzept genau so einzubinden wie die spinale Endoskopie (Epiduroskopie) im Rahmen der Schmerzmedizin neben der CT und MRT als ein diagnostischer Mosaikstein einzuordnen ist.

Mit Hilfe der endoskopisch gestützten Interventionen können z.B. Probeexcisionen, Adhäsiolysen, Resektionen von Narbengewebe, Entnahme von Spülflüssigkeiten oder Entfernung von Lipomen, Blutstillung, Fremdkörperextirpationen sowie auch Abszessdrainagen durchgeführt werden.

Die Methodik der endoskopischen Interventionen hat folgende Vorteile:

- Die Verletzung und Rekonstruktion von gesunden Gewebsstrukturen wird weiter minimiert bzw. umgangen
- Die Belastungen des Patienten durch eingriffsbedingte Schmerzen können gemindert und die Rehabilitations- und Aufenthaltsdauer im Krankenhaus deutlich verkürzt werden

8.2.1. Epiduroskopisches Kathetermanagement

Im Rahmen der Anästhesiologie und in der Therapie chronischer Schmerzsyndrome stellt die Anlage eines Katheters zur epiduralen Applikation von Lokalanästhetika, Opioiden und anderen Pharmaka heute ein probates und sicheres Standardverfahren dar.

Die Platzierung eines Epiduralkatheters gelingt dem Geübten bei regelrechten anatomischen Verhältnissen in der Regel mühelos und unkompliziert, kann aber bei Patienten mit Veränderungen von Skelett und/oder Weichteilen des Halteapparates der Wirbelsäule deutlich erschwert und mit Komplikationen belastet sein. Allerdings wird das Erreichen der gewünschten rückenmarksnahen Zielposition des platzierten Katheters nach unterschiedlichen Publikationen für den lumbalen Bereich mit 12 %, von lumbal nach thorakal mit 7 % und für die rückenmarksnahen Zielposition thorakal mit 18 % angegeben.

8.2.1.1. Indikationen

Die Indikation zur Anlage eines Epiduralkatheters z.B. zur Durchführung einer epidural-analgetischen Therapie bei chronischen Schmerzen stellt sich häufig dann, wenn trotz Anwendung systemischer Analgetika keine ausreichende Analgesie erzielt werden kann oder Nebenwirkungen auftreten, die den Patienten unzumutbar beeinträchtigen.

Die Platzierung eines Katheters zur epiduralen Adhäsiolyse scheint sich zur führenden Indikation zu etablieren. Zu den therapeutischen Indikationen einer Epiduroskopie zählt die Platzierung von Kathetern bei problematischer Passage oder wenn bei radiologischen Verfahren eine Platzierung nicht möglich oder für den Patienten zu risikoreich ist.

Insbesondere bei Vorliegen pathologischer Veränderungen kann es schwer fallen, das Spatium epidurale sicher zu identifizieren, was das Risiko von Fehlpunktionen, Katheterfehllagen und kathetertechnischen Problemen erhöht. Eine Epiduralkatheteranlage unter Sicht, wie sie durch die Epiduroskopie ermöglicht wird, ist prinzipiell geeignet, dieses Dilemma zu lösen. Durch die endoskopische Katheterplatzierung wird z.B. eine gezielte Therapie der betroffenen Nervenwurzeln (Radikulitis) bzw. der schmerzrelevanten epiduralen Region möglich.

8.2.1.2. Technik

Über den Arbeitskanal des Epiduroskops kann ein Epiduralkatheter sicher und zweifelsfrei unter endoskopischer Sicht epidural platziert werden. Eine endoskopisch gestützte dorsale oder ventrale Katheterpositionierung kann in allen der geplanten

Abschnitte von sakral, lumbal und thorakal als auch zervikal vorgenommen werden.

Zur endoskopischen Epiduralkatheter-Implantation sind handelsübliche, aber Mandrin-geführte Katheter zu benutzen.

Wir verwenden einen Epiduralkatheter mit einem Mandrin (Vygon GmbH & Co. KG, Aachen, Deutschland), 0,6 x 1,0 x 900 mm bzw. 1.800 mm, distal offen, Kathetermarkierungen bei distal, 5-15 cm in 1cm-Abständen, zusätzlich bei 20 cm.

Nach einer erfolgreichen epiduralen Katheterpositionierung kann das Epiduroskop über den platzierten Katheter unter kontinuierlicher Beobachtung aus dem Epiduralraum zurückgezogen werden. Aus hygienischen Gründen ist, nach entsprechender lokalanästhetischer Versorgung, die Katheterausleitung entsprechend unserer Empfehlung nach subkutaner ca. 8 cm langer Untertunnelung in craniolateraler Richtung vorzunehmen. Der ausgeleitete Katheter sollte an der perkutanen Austrittsstelle mit einer Naht fixiert werden.

8.2.1.3. Komplikationen

Bei der endoskopischen Anlage von Kathetern können Komplikationen durch das technische Verfahren hervorgerufen oder neurologische Komplikationen ausgelöst werden. Die Komplikationen durch das technische endoskopische Verfahren sind von verschiedenen Faktoren abhängig. Neben der Erfahrung des Operateurs sind die endoskopischen Sichtverhältnisse, die pathologisch-anatomischen Verhältnisse des Patienten, das verwendete Kathetermaterial sowie die Lagedauer des Katheters potentielle Ursachen für Probleme bei der epiduroskopischen Katheteranlage.

Die neurologischen Komplikationen nach konventionellen rückenmarksnahen Katheterverfahren manifestieren sich als Parästhesien oder postspinale Kopfschmerzen (Migration des Katheters nach intrathekal) für wenige Tage. Neurologische Ausfälle können durch Blutungen oder Infektionen verursacht werden. Das klinische Bild kann von Irritationen einzelner Nervenwurzeln oder ein Cauda equina-Syndrom bis zum kompletten Querschnittssyndrom reichen. Neurologische Komplikationen nach Epiduralkatheter-Anlagen sind sehr seltene Ereignisse. Von der Anlage des Katheters bis zum Auftreten der neurologischen Symptome wird von Kindler et al. (1998) ein Intervall zwischen 1 und 60 Tagen angegeben. Die Inzidenz lebensbedrohlicher Komplikationen beträgt bei der perioperativen Therapie mit Epiduralkatheter nach Koch u. Kübler (2003) 1 : 900 bis 1 : 3.000. Bei Langzeit-Kathetertherapien ist davon auszugehen, dass die Inzidenz von Komplikationen zunimmt. Als Grund für die Inzidenzzunahme gelten katheterbedingte Infektionen sowie sekundäre Katheterfehllagen und Therapiefehler.

Selbst nach initialer korrekter epiduraler Katheterpositionierung ist es möglich, dass die Katheterspitze nach subarachnoidal als auch in ein venöses epidurales Blutgefäß dislozieren kann. Folglich können akzidentielle intraspinale, subarachnoidale oder intravenöse Medikamentenapplikationen eintreten. Nach Scherer (2003) können weder eine sorgfältige Aspiration vor einer Medikamentengabe noch die Applikation eines adrenalinhaltigen Lokalanästhetikums als Testdosis den Patienten mit letzter Sicherheit vor einer Fehlinjektion schützen. Allerdings ist nach Ready (1991) und Schug (2005) die Inzidenz solcher Ereignisse mit 0,15-0,18 % sowohl für die intrathekale als auch intravenöse Dislokalisation gering.

So berichten Gerdesmeyer et al. (2005) über Komplikationen nach der Anlage eines Katheters zur epiduralen Neurolyse nach Racz. Danach entwickelte sich bei 21 von 61 Patienten unmittelbar nach dem Eingriff ein dezentes transitorisches neurologisches Defizit im Bereich der lysierten Nervenwurzel. Die Defizite waren nach Angabe der Autoren in 14 Fällen rein sensibel. Am 3. postoperativen Tag bestand in allen Fällen eine Restitutio ad integrum. Als weitere Komplikation trat bei der Anlage eines Epiduralkatheters bei zwei Patienten während der Behandlung eine Dura mater spinalis-Perforation auf, die vor der Injektion der vorgesehenen Medikamente mittels Epidurographie erkannt wurde. Ebenfalls bei 2 Patienten ereigneten sich während der Platzierung des Epiduralkatheters und im Verlauf der im Weiteren notwendigen Positionierungsversuche partielle Katheterabscherungen. Und in einem Fall berichten Gerdesmeyer (s.o.) über eine epidurale Infektion, die 7 Tage nach Entfernung des Katheters klinisch, laborchemisch und durch MRT erkannt und erfolgreich antibiotisch therapiert werden konnte. Reihsaus et al. (2000) analysierten aus der internationalen Literatur 915 Patienten mit einem spinalen epiduralen Abszess und resümierten erste Symptome, die höchst verdächtig für das Vorliegen eines spinalen epiduralen Abszesses (spinaler Rückenschmerz, lokale Überempfindlichkeit, Zeichen der Meningitis, Parameter der akuten Entzündung) sind. Diese machen notfallmäßige diagnostische Maßnahmen (MRT) und Therapie (Laminektomie, Antibiotika) erforderlich, um vor der Ausprägung neurologischer Defizite eine dauerhafte Schädigung zu vermeiden.

8.2.1.4. Eigene Erfahrungen

Nach unseren Erfahrungen können bei nicht-endoskopisch platzierten Kathetern Injektionen in den Bereich einer Nervenwurzel, in eine Vene oder in ein Ligament erfolgen. Die epidurale Injektion einer nicht-isotonen, kalten oder neurotoxischen Lösung sowie eine zu schnelle Injektionstechnik können für Schmerzen des Patienten bei der epiduralen Injektion verantwortlich sein. Bei Katheterverfahren kann es aber auch im weiteren Verlauf der Schmerztherapie zu epiduralen Injektionsschmerzen kommen.

Die gelegentlich auftretenden Schmerzen nach bzw. während einer epiduralen Injektion bleiben nach unseren klinischen Erfahrungen nach einer direkten epiduroskopischen Katheteranlage aus. Dieses positive Phänomen erhärtet die Vermutung, dass durch die endoskopische Einbettung der Katheterspitze in eine non-vulnerable epidurale Region wie z.B. Fettgewebe ein Injektions- oder Berührungsschmerz verhindert werden kann.

Beim Einsatz von *multi-holed*-Kathetern kommt es im Vergleich zu *single-holed*-Kathetern zu einer gleichmäßigeren Verteilung des Pharmakons im Epiduralraum. Auch intravasale Lagen sollen bei den *multi-holed*-Kathetern sicherer identifizierbar sein. Mit einigen Öffnungen kann ein nicht-epiduroskopisch platzierter Katheter korrekt im Spatium epidurale liegen. Andere Katheteröffnungen hingegen können bei dem gleichen Katheter in einem Gefäß oder sogar im Intrathekalraum liegen.

Der von uns benutzte 19-G-Epiduralkatheter mit Mandrin (Firma Vygon, Aachen, Deutschland) verleiht auf Anforderung dem Polyurethankatheter durch seinen Führungsdraht die notwendige Stabilität. Durch die kräftige Katheterfärbung und entsprechende Markierungshilfen wird das endoskopische Handling erleichtert.

Für die perkutane kaudale Katheteranlage wurde z.B. von EPIMED (EPIMED International, Inc. Gloversville, NY, USA) ein *Caud-A-Kath Epidural Catheter* entwickelt. Einige Epiduralkatheter-Modelle werden auch mit einem für die EDS wichtigen Mandrin angeboten. Spezialkatheter im Sinne eines Racz-Katheters sind nach unserer Erfahrung nicht erforderlich.

Unter endoskopischer Beobachtung konnten bei unseren Patienten neben der normalen Katheterpositionierung auch Schlingen- und Schlaufenbildung sowie ein Umschlagen der Katheterspitze beobachtet werden. Durch die Anlage eines Mandrin-geführten Katheters unter epiduroskopischer Sicht ist z.B. ein Aufrollen oder eine Knoten- oder Schlingenbildung praktisch unmöglich.

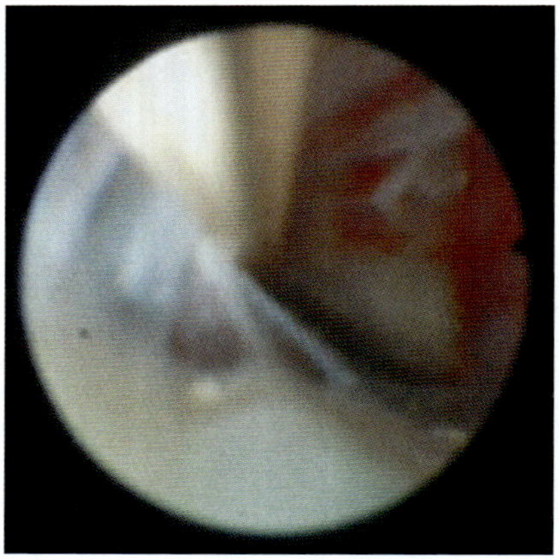

a

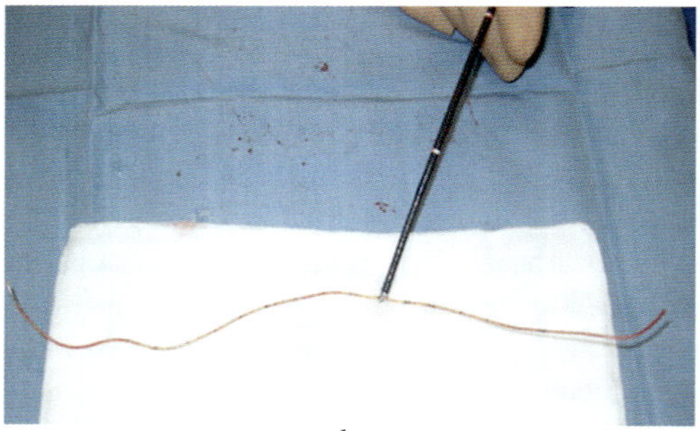

b

Abb. 8.1a+b: Endoskopische Explantation eines 20 cm langen Katheteranteils. **a**: Abgescherter Katheter im Spatium epidurale. **b**: Aus dem Spatium epidurale mit Hilfe einer mikrochir. Fasszange am 14.11.2008 entfernter Katheter.

Abhängig von der Katheteranlagetechnik besteht beim Rückzug der Tuohy-Kanüle oder gewöhnlicher Katheterentfernung die Möglichkeit des Abscherens. Mit Hilfe der Endoskopie kann der verbliebene Katheteranteil aus dem Spatium epidurale explantiert werden (☞ Abb. 8.1).

Bei der endoskopischen Implantation von mehr als 1.000 Kathetern fanden sich in 2,5 % unserer Fälle minimale epidurale Blutungen, deren Blutstillungen endoskopisch abgewartet bzw. durch Laserkoagulation behandelt werden konnten.

Um das epidurale Zielgebiet für den Katheter erreichen zu können, mussten bei 14 % unserer Patienten epidurale Adhäsionen bzw. fibrotische Veränderungen mikrochirurgisch gelöst werden. Unpassierbare epidurale Stenosierungen, die eine Katheterplatzierung auf diese Region begrenzten, beobachteten wir bei insgesamt 18 % der Patienten.

Lang (2007) berichtete über Ergebnisse unserer deutsch-österreichischen Kooperation bei der endoskopischen und konventionellen Positionierung von epiduralen Kathetern zur Analgesie in der Lungenchirurgie, welche zeigen, dass der sakrale epiduroskopisch überwachte Zugang geeignet ist, um epidurale Katheter vor lungenchirurgischen Eingriffen zu implantieren und perioperativ zur Analgesie zu nutzen. Das thorakale Zielgebiet wurde bei den lungenchirurgischen Patienten epiduroskopisch immer erreicht.

Wir sind überzeugt, dass Komplikationen bei der Katheterimplantation auch bei schwierigsten anatomischen Verhältnissen durch präventive Maßnahmen wie z.B. eine EDS verhindert werden können. Der Einsatz der Epiduroskopie zur Katheteranlage kann als präventive Maßnahme gelten, weil durch die Endoskopie Komplikationen, wie sie bei der herkömmlichen Technik auftreten, vermieden werden.

Trotzdem können wie bei allen anderen invasiv-interventionellen Verfahren Komplikationen auftreten. Oberstes Ziel beim Auftreten einer Komplikation muss sein, eine exakte Diagnose ohne Zeitverzögerung zu stellen und unverzüglich die entsprechenden therapeutischen Maßnahmen einzuleiten.

Zusammenfassend ist festzustellen, dass eine endoskopisch überwachte sakrale Zugangstechnik zum Cavum epidurale exzellent geeignet ist, um Katheter zur Schmerztherapie als auch vor operativen Eingriffen sicher, schnell und abscherfrei, exakt und zweifelsfrei zu positionieren und für eine effektive rückenmarksnahe Analgesie zu nutzen.

Der endoskopische Zugang zum Epiduralraum einschließlich der epiduroskopisch gestützten Katheterplatzierung ist nach unserer Einschätzung der herkömmlichen lumbalen, thorakalen und zervikalen Kathetertechnik zur Epiduralanalgesie und Anästhesie in den Bereichen Handhabung, Sicherheit der Platzierung, Geschwindigkeit der Anlage, primärer Erfolg der Analgesie, sekundärer Dislokation, Patientenzufriedenheit sowie Zufriedenheit des Schmerztherapeuten bzw. Operateurs deutlich überlegen. Die endoskopische Verfahrenstechnik lässt sich gut in den klinischen perioperativen Routineablauf integrieren.

Klinische Erfahrungen
• **Die sakrale Zugangstechnik und die Identifikation des Cavum epidurale durch die Epiduroskopie gestaltet sich in der Regel unkompliziert.**
• Das epiduroskopische Management ist sehr gut geeignet, um Katheter (sakral, lumbal, thorakal, zervikal) zur Anästhesie, postoperativen Analgesie bzw. Schmerztherapie (z.B. EAT) sicher und zweifelsfrei zu positionieren.
• Das epiduroskopische Management ist der herkömmlichen lumbalen, thorakalen und zervikalen Kathetertechnik in den Bereichen Handling, Sicherheit der Katheterplatzierung, Anlagegeschwindigkeit, primärer Analgesieerfolg, sekundäre Dislokation, Patientenzufriedenheit und Anwenderzufriedenheit überlegen.
• Das epiduroskopische Management lässt sich gut in den klinischen Tagesablauf eingliedern.

Tab. 8.1: Klinische Erfahrungen mit der Zugangstechnik und Identifikation des Spatium epidurale sowie epiduroskopischer Katheterplatzierung.

8.2.2. Endoskopisch unterstützte epidural-analgetische Therapie (EAT)

Durch die Mitwirkung der Epiduroskopie ist es nach unseren klinischen Erkenntnissen möglich, eine direkte und gezielte rückenmarksnahe dorsale als auch ventrale epidurale medikamentöse Behandlung bzw. epidural-analgetische Therapie (EAT) durchzuführen.

Eine exakte endoskopische Positionierung der Katheterspitze am Ort des pathologischen Prozesses ist für die Durchführung z.B. einer EAT eine wesentliche Voraussetzung.

Im Rahmen einer EAT, wie wir seit Jahren die spezielle epidurale Pharmakotherapie bezeichnen, werden Substanzen wie Lokalanästhetika, Glukokortikoide und NaCl einzeln oder in unterschiedlichen Kombinationen epidural appliziert.

Durch die endoskopische Applikation können u.a. unnötig hohe lokale Konzentrationen der epidural zu verabreichenden Pharmaka und vor allem intrathekale Applikationen vermieden werden.

Durch unser Epiduroskopie-Management kann die EAT z.B. bei FBSS, epiduraler Fibrosierung, lumbaler Radikulopathie und Spinalkanalstenose wesentlich zur Optimierung der Behandlungsstrategie beitragen.

Epiduroskopisch gestützte Interventionen können in Verbindung mit speziellen Übungs- und Bewegungsprogrammen unter sachkompetenter Anleitung, dazu beitragen, z.B. Wurzelreizsyndrome positiv zu beeinflussen bzw. auch einer Schmerzchronifizierung entgegen zu wirken.

Die EAT kann durch eine kompetente krankengymnastische Übungsbehandlung, die unter dem relativen Schutz des lokalanalgetischen Anteils vom Patienten erheblich besser toleriert wird, optimiert werden. Dieses Konzept führt schneller zu konkreten Therapie- und Mobilisationsfortschritten. Die Entkoppelung von Bewegung und Schmerz im Erleben des schmerzkranken Patienten schafft eine hohe Motivation für die Durchführung unseres Behandlungskonzepts.

Um die Schmerzchronifizierung zu verhindern, bzw. zu durchbrechen sind multimodale Versorgungskonzepte erforderlich. So sind z.B. neben einer zeitgerechten epiduralen Adhäsiolyse und einer speziellen epiduralen Pharmakotherapie wie z.B. EAT u.a. auch die umfassende Aufklärung des Schmerzpatienten, Vermeidung von Überlastung oder Fehlhaltung, Krankengymnastik, Rückenschule und verhaltensmedizinische Maßnahmen im Rahmen des multimodalen Konzepts zu berücksichtigen.

8.2.2.1. Indikationen

Als Indikationen für eine epidurale Pharmakotherapie gelten nach der vom Arbeitskreis *Interventionelle Schmerztherapie* der DGS bestätigten Expertenkonferenz im Februar 2000 in Innsbruck topisch zuzuordnende Schmerzsyndrome wie z.B. vertebragene, diskogene und radikuläre Schmerzen (Schütze 2001). Auch ohne vorausgehende Bandscheibenoperation können nach Austreten von Proteoglykanen aus dem Anulus fibrosus in das Cavum epidurale schmerzrelevante epidurale Adhäsionen induziert werden. Dabei ist zu berücksichtigen, dass kurzfristig nach einer schmerzhaften Reizung Prozesse der Chronifizierung einsetzen können und bereits innerhalb weniger Tage morphologisch funktionelle Veränderungen auslösen. Die Ausbildung eines Schmerzgedächtnisses mit plastischen nervalen Veränderungen und deutlicher Vergrößerung der zentralen rezeptiven sensorischen Felder im Kortex kann die Folge dieses Prozesses sein.

Die epidurale Pharmakotherapie in Single-Shot-Technik oder mit Katheter stellt bei den topisch zuzuordnenden Schmerzsyndromen eine sichere und wirksame Therapie dar. Die Effektivität der epidural-analgetischen Therapie ist vor allem durch die Applikation von Kortikosteroiden und Lokalanästhetika bei radikulären Schmerzsyndromen kontrolliert.

Über die epidural und epiradikulär applizierten Kortikosteroide bei radikulären Schmerzen werden die Ergebnisse in kontrollierten Studien kontrovers diskutiert. Das Problem liegt dabei vor allem in der räumlich exakten Platzierung des Kortikoids an der betroffenen Wurzel.

Eine symptomgerechte und exakte Platzierung des Medikaments ist die wichtigste Voraussetzung für eine effektive epidural-analgetische Therapie. Dies ist bei der kaudalen Injektion kaum, bei der lumbalen epiduralen Injektion und bei periradikulären Injektionen sicher nur unter CT-Röntgenkontrolle möglich.

> Eine möglichst frühzeitig einsetzende antichronifizierende, effektive epidural-analgetische Therapie (EAT) wird am besten mit Hilfe der Epiduroskopie sichergestellt.

Die von der *American Society of Interventional Pain Physicians* von Boswell et al. (2007) publizierten evidenzbasierten Behandlungsrichtlinien für das Schmerzmanagement von chronischen spinalen Schmerzbildern (epidurale Adhäsiolyse, perkutane Adhäsiolyse), zeigten bei chronischem Rückenschmerz und dem Schmerz, der die unteren Extremitäten betrifft, für die spinale Endoskopie eine starke Evidenz (Level I-V) Level II bezüglich einer kurzfristigen Schmerzlinderung bis zu 3 Monaten und eine moderate Evidenz (Level III) die langfristige Schmerzlinderung bis zu 6 Monaten betreffend.

Abdi et al. (2007) stellten in den evidenzbasierten Guidelines für die USA fest, dass bei Vorliegen epiduraler Vernarbungen die perkutane spinale endoskopische Adhäsiolyse ein wertvolles Instrument des Schmerzmanagements zur Therapie chronischer, refraktärer lumbaler Rückenschmerzen ist. Die Schlussfolgerung war, dass die Arbeitsgruppe eine Empfehlung zur Eingliederung in die Evidenz-Level II vornahm.

In der Therapieplanung ist zu berücksichtigen, dass die epidurale Pharmakotherapie für eine Langzeittherapie nicht geeignet ist. In Fällen einer Langzeittherapie ist der intrathekalen Applikation der Vorzug zu geben.

8.2.2.2. Pharmaka der epidural-analgetischen Therapie (EAT)

8.2.2.2.1. Glukokortikoide

Über die Wirksamkeit epiduraler Applikation von Kortikosteroiden bei Schmerzsyndromen, die durch rückenmarksnahe Nervenkompression und/oder chronisch-entzündliche Prozesse verursacht werden, finden sich in der Literatur mehrere Reviews mit unterschiedlichen Interpretationen (Abdi et al. 2005). Diese Therapieform hat auf Grund neuerer Erkenntnisse über die Ausschüttung von Entzündungsmediatoren wie z.B. Zytokininen und Prostaglandinen aus dem Nucleusgewebe an Aktualität gewonnen. Obgleich es sich aus pathophysiologischer Sicht um eine gut begründete Therapie handelt, unterscheiden sich neuere Studien erheblich bezüglich Injektionstechnik, Indikationsstellung, Medikamentenauswahl, Dosierung und Injektionsvolumen. Das Hauptproblem dieser Untersuchungen ist allerdings die Qualität, insbesondere hinsichtlich der Technik der epiduralen Applikationen, die in vielen Fragen problematisch ist. Der Effekt von epidural applizierten Kortikosteroiden scheint von relativ kurzer Dauer zu sein; allerdings ist zu berücksichtigen, dass radikuläre Schmerzen ohnehin eine Selbstheilungstendenz besitzen. In anderen Publikationen kommen die Autoren aufgrund gleicher Untersuchungen zu dem Schluss, dass epidurale Injektionen mit Kortikoiden wirksam sind. Die Hauptprobleme epiduraler Injektionen mit Kortikoiden sind wiederum Indikation und die technische Ausführung.

Der Kortikoideffekt ist besser, wenn das Kortikoid möglichst nahe an die betroffene Region appliziert wird. Die Wirkung setzt mit einer Verzögerung von einem Tag bis zu einer Woche ein.

Der eigentliche Injektionszielpunkt von Kortikosteroiden liegt bei radikulären Schmerzsyndromen, bei Bandscheibenvorfällen oder Stenosierungen, oft im schwerer zugänglichen ventralen Teil des Epiduralraums.

Die Vorteile gegenüber einer systemischen Applikation liegen in der Deponierung des Medikaments im betroffenen epiduralen Abschnitt, was epiduroskopisch einfach und eindeutig zu verifizieren ist. Nach einer endoskopisch zielgerichteten Kortikoid-Applikation können eine schmerzreduzierende Gewebeabschwellung und damit eine Nervendekompression durch die antiinflammatorische Kortisonwirkung ausgelöst werden. Epidural appliziertes Kortison hemmt die Bildung entzündungsauslösender Zytokine wie Interleukin-1, Interleukin-6 und Tumornekrosefaktor (TNF) sowie das von T-Lymphozyten gebildete Makrophagen-aktivierende Interferon-Gamma und auch die Bildung von Leukotrienen sowie Prostaglandinen, die für die Entstehung des schmerzhaften Entzündungsprozesses von Bedeutung sind.

Bei der Auswahl eines Kortikoids ist darauf zu achten, dass es sich um geeignete Kortikoide handelt wie z.B. Methylprednisolon, Triamcinolon, Dexamethason. Wegen seiner rein glukokortikoiden Wirkung wird Dexamethason bevorzugt. Aufgrund der höheren mineralokortikoiden Effekte sind z.B. Hydrokortison und Prednisolon ungeeignet.

Nach Brune (2001) sind die Glukokortikoide aus drei Gründen für die Schmerztherapie von großem Wert:

- Glukokortikoide reduzieren die Expression (Induktion) der Cyclooxygenase-2 im entzündeten Gewebe. Sie reduzieren dadurch die durch Prostaglandin vermittelte Empfindlichkeitssteigerung der Nozizeptoren
- Glukokortikoide vermindern die Produktion der pro- inflammatorischen Zytokine (TNT-Alpha, IL-1, IL-6)
- Glukokortikoide reduzieren auch die Expression der zytokininabhängigen Cyclooxygenase-2 und die unabhängig von der Prostaglandienproduktion mediierten Entzündungsreaktionen

Glukokortikoide lösen auch zentralnervöse Effekte aus. Sie bewirken eine optimistische, gelegentlich sogar eine euphorische Grundstimmung und können damit bei der Bewältigung von Schmerzen helfen. Demgegenüber können allerdings Glukokortikoide in hoher Dosierung bzw. chronisch appliziert zu massiven unerwünschten Arzneinebenwirkungen führen.

Von einer renommierten Expertengruppe um Boswell et al. (2007) wurden für interventionelle Techniken evidenzbasierte Behandlungsrichtlinien für das Management des chronischen Spinalschmerzes herausgegeben. Für die Einordnung der EAT ergeben sich folgende Hinweise:

- In der Therapie des chronischen lumbalen und radikulären Schmerzes war die Evidenz (Level I-V) für kaudale epidurale Steroid-Injektionen die kurzfristige Linderung betreffend stark (Level II) und die langfristige Linderung betreffend moderat (Level III)
- Für die Behandlung des lumbalen Postlaminektomie-Syndroms zeigte sich in dieser Untersuchung eine limitierte Evidenz (Level IV)
- Bei der Behandlung der lumbalen Radikulopathie war die Evidenz für interlaminare epidurale Steroid-Injektionen kurzfristig stark (Level II) und langfristig begrenzt (Level IV)
- Für die Behandlung der zervikalen Radikulopathie konnte eine Stufe III-Empfehlung abgegeben werden
- Die Evidenz die transforaminale Injektion betreffend war bei der Behandlung des lumbalen Nervenwurzelschmerzes kurzfristig stark (Level II) und langfristig moderat (Level III), wohingegen sie bei zervikalem Nervenwurzelschmerz eine Level III-Empfehlung erzielten.
- Die Behandlung des lumbalen Postlaminektomiesyndroms und der spinalen Stenose durch transforaminale Injektionen erhielt eine Level IV-Empfehlung.

8.2.2.2.2. Lokalanästhetika

Lokalanästhetika blockieren den Einstrom von Natriumionen in die Nervenzelle. Durch die Natriumkanalblockade wird eine Depolarisation verhindert und der Schwellenwert, der zum Auslösen eines Aktionspotentials notwendig ist, wird nicht mehr erreicht. Der Lokalanästhesieeffekt führt zu einer gezielten Schmerzunterbindung und Reduktion der Empfindlichkeit auf mechanische Reize bei Nozizeptoren sowie nozizeptiven Axonen.

Im Rahmen der Anästhesiologie und Schmerztherapie wird seit Jahren das Aminoamid-Lokalanästhetikum Bupivacain zur repetitiven als auch zur kontinuierlichen Applikation verwendet. Das S-Isomer des Propylanalogon von Bupivacain, Ropivacain, ist ebenfalls in der Schmerztherapie verbreitet. Ropivacain besitzt eine geringere Lipophilie im Vergleich zu Bupivacain und bewirkt eine bessere Differentialblockade sensorischer und motorischer Fasern. Im Weiteren scheint Ropivacain einen geringfügigen vasokonstriktiven Effekt, zumindest nach epiduraler Applikation, zu besitzen. Vorteilhaft ist auch die geringe Kardio- und Neurotoxizität des Lokalanästhetikums Ropivacain. Hierdurch ist die Anwendung von Lokalanästhetika-Lösungen höherer Konzentrationen von 0,75 % und 1,0 % möglich. Diese führen zu kürzeren Anschlagszeiten und zu einer besseren Analgesiequalität. Die Blockierung der einzelnen schmerzleitenden Fasern findet in Abhängigkeit von der Dicke der myelinisierten A-delta-Fasern (1-4 µm) und C-Fasern (0,4-1,2 µm) statt.

In der Schmerztherapie ist grundsätzlich zwischen diagnostischen, prognostischen, prophylaktischen und therapeutischen Blockaden zu unterscheiden.

Die therapeutischen Blockaden in Form der EAT werden zur kausalen bzw. zur symptomatischen Therapie des Grundleidens angewendet.

Wir verwenden Lokalanästhetika zur epiduralanalgetischen Therapie stets dem endoskopischen und klinischen Einzelbefund entsprechend situationsadäquat. Dazu verabreichen wir über den endoskopisch gezielt platzierten Katheter z.B. 5 bis 15 mg Bupivacain. In der Regel infundieren wir Bupivacain sehr langsam über ein Perfusorsystem. Beim Auftreten von unerwünschten Nebenwirkungen ist zwischen allergischen Reaktionen, technikbedingten Zwischenfällen sowie lokaler bzw. systemischer Toxizität der Lokalanästhetika zu unterscheiden.

8.2.2.2.3. Natriumchlorid

Zur Durchführung der epidural-analgetischen Therapie (EAT) verwenden wir eine 0,9 %ige physiologische Kochsalzlösung mit oder ohne Zusatz von Kortikoiden bzw. Lokalanästhetika.

Als wir die perkutane Epiduroskopie mit flexiblen Endoskopen zunächst über einen lumbalen Zugang mit einer "Flexiblen kathetergesicherten epiduroskopischen Einheit" (0,9 mm Außendurchmesser) 1990 in die Klinik einführten, benutzten wir eine 0,9 %ige NaCl-Spüllösung, um entsprechende endoskopische Aufnahmen zu erzielen.

Nach unseren ersten epiduroskopischen Untersuchungen, die ausschließlich der Diagnostik dienten, fiel auf, dass die Patienten nach dem Eingriff über deutlich weniger Schmerzen als zuvor berichteten. Offensichtlich zog bereits der epidurale Spüleffekt mit der 0,9 %igen NaCl-Lösung bei den Schmerzpatienten eine deutliche und auch anhaltende Schmerzreduktion nach sich.

Es stellt sich die Frage nach der Ursache der Analgesie: Handelt es sich bei der epiduralen Spülung um das Auswaschen von Schmerzmediatoren wie z.B. Cytokinine oder Substanz P? Später folgte ich der persönlichen Empfehlung von Herrn Heavner, Lubbock, TX, USA, zur epidural-analgetischen Therapie bzw. perkutanen Neuroplastie eine 10,0 %ige NaCl-Lösung zu verwenden. Danach soll durch die 10,0 %ige Kochsalz-Lösung eine Schrumpfung des epiduralen Narbengewebes erreichbar sein. Allerdings mussten wir bei unserem Patientengut frühzeitig feststellen, dass die Behandlungsergebnisse mit dieser höherprozentigen NaCl-Lösung keinesfalls besser waren als die mit physiologischer Kochsalzlösung.

Diese Erkenntnis deckt sich auch mit den Ergebnissen von Abdi (2007) und Saberski (2000) sowie denen anderer Anwender. Die Autoren berichteten u.a., dass zur Lösung von Verwachsungen und zur Therapie von entzündlichen Prozessen bei ihren Patienten Kortikosteroide, Hyaluronidase und hypertone Kochsalzlösung von kaudal appliziert wurden. Dabei wurde festgestellt, dass dieses pharmakologische Mischverfahren gegenüber einer ausschließlichen epiduralen Kortikoidapplikation keine wesentlichen Vorteile erbrachte. Hingegen können wegen der neurotoxischen Effekte des 10,0 %igen NaCl schwerwiegende Folgen für den Patienten ausgelöst werden. Neben stärksten Schmerzen sind Muskelkrämpfe, Hypertonie, Arrhythmien, Lungenödem, lokalisierte Paresen über mehrere Stunden, anhaltende Parästhesien über mehrere Wochen, persistierende Kontrollverluste über Sphinktertonus und Sakralanästhesien die Folge. Wir verwenden epidural schlussendlich nur die physiologische NaCl-Lösung (0,9 %), weil wir keine Vorteile in der Anwendung der mit hohem Risiko belasteten hypertonen Kochsalzlösung erkennen können.

Nach Ansicht von Saberski (1996) ist die Applikation von physiologischer Kochsalzlösung auch als eine therapeutische Intervention zu bewerten, weil durch diese Spüllösung die reichlich im Cavum epidurale vorhandenen Entzündungsmediatoren ausgewaschen werden können.

Zu den nachgewiesen Substanzen zählen eine Reihe pro-inflammatorischer Zytokine wie das Interleukin-8 (IL-8) bzw. die Phospholipase A2 und auch neurotrope Hormone wie der NGF, ein Nervenwachstumsfaktor (*nerve growth*), oder der BDNF, ein *brain-derived neutropic factor*, die auch in der Pathogenese der Schmerzchronifizierung eine wichtige Rolle spielen.

Es wird diskutiert, dass durch die epidurale 0,9 %ige NaCl-Spülung chemische immunologische oder inflammatorische Entzündungsmediatoren entfernt und die Induktion lokaler Fibrosen möglicherweise vermieden werden.

8.2.2.2.4. Medikamentöse Optionen

Opioidanalgetika

Wir verwenden optional hauptsächlich das Referenzopioid der WHO, Morphin, zur EAT.

Die Folge einer epiduralen Opioidapplikation z.B. von Morphin, Fentanyl oder Sulfentanil ist eine Erregungsübertragungshemmung aus den nozizeptiven Afferenzen auf die nachgeschalteten Neurone. Die Diffusion der rückenmarksnah applizierten Opioidanalgetika aus dem Spatium epidurale in den Intrathekalraum verursacht die opioidanalgetische Wirkung durch eine Bindung vor allem an Opioidrezeptoren, die sich in hoher Konzentration im Hinterhorn des Rückenmarks befinden. In Abhängigkeit von der Lipophilie des Opioidanalgetikums werden zusätzlich auch dosisabhängige supraspinale Opioidwirkungen durch die Diffusion des Analgetikums in die Blutbahn ausgelöst. Ein weiterer opioidanalgetischer Anteil wird durch Diffusion im Fettgewebe des Spatium epidurale gespeichert, wodurch eine Depotwirkung entsteht.

Es gilt der Grundsatz: Je höher die Lipophilie eines Opioids, desto besser ist auch die analgetische Effektivität. Nach epiduraler Opioidapplikation setzt die Wirkung des Opioidanalgetikums Morphin nach 20-30 Minuten ein und hält 8-12 Stunden an. In Einzelfällen setzen wir auch Sulfentanil, ein Thioanalogon von Fentanyl mit etwa zehnfacher Wirkstärke, ein. Bei Sulfentanil können vor allem die Vorteile eines raschen Wirkungseintritts und einer guten Steuerbarkeit für die epidurale Applikation genutzt werden.

Hyaluronidase

Das Wirkprinzip besteht darin, dass das Enzym Hyaluronidase die interzelluläre Kittsubstanz spaltet. Dadurch werden Hyaluronsäure, Mukoitinsäure und Chondroitinschwefelsäure hydrolysiert, wodurch die Permeabilität des Bindegewebes gesteigert wird. Über diesen Mechanismus tritt eine Resorptionsbeschleunigung nach subkutanen und intramuskulären Injektionen ein.

Die Resorption von Lokalanästhetika wird durch Hyaluronidase verbessert. Hyaluronidase konnte in einer Studie an Hunden wie auch beim Menschen eine signifikant geringere Ausbildung von epiduralen Fibrosen nach rückenmarksnahen Operationen oder rückenmarksnahen Operationen erreichen.

Die von Racz (1996) empfohlene Neuroplastie-Konzeption beinhaltet neben der Anwendung von Kortikoiden, Lokalanästhetika und hypertoner NaCl-Lösung auch die Applikation von 1.500 E konservierungsmittelfreier Hyaluronidase über einen speziellen Epiduralkatheter in den Narbenbereich.

Durch dieses Substanzgemisch wird nach Angabe von Racz und Mitarbeitern (1997) eine lokale neurolytische und adhäsiolytische Dekompression der Nervenwurzel mit antientzündlichem und antiödematösem Begleiteffekt herbeigeführt. Die Injektion wird am zweiten und dritten Tag wiederholt. Durch die Repetitionsdosen wird ein prolongierender Effekt erreicht. Dieses Vorgehen ist nach den Autoren sinnvoll, wenn die entsprechende Nervenwurzel, die die Schmerzen verursacht, auch erreicht wird.

Routinemäßig verzichten wir auf die Applikation von Hyaluronidase, weil selbst unter epiduroskopischen Kontrollen früherer Jahre keine lokalen Veränderungen bzw. bessere klinischen Outcomes bei unseren Patienten zu erzielen waren.

Clonidin

Alpha-2-Adrenorezeptor-Agonisten haben zahlreiche Eigenschaften, die sowohl in der Anästhesie als auch in der Schmerztherapie und Intensivmedizin von Interesse sind. Hierzu zählen insbesondere Sympathikolyse, Sedierung, Anxiolyse und Analgesie. Clonidin wird in Kombination mit Opioidanalgetika oder Lokalanästhetika appliziert. Clonidin wirkt auf spinaler Ebene antinozizeptiv. Dadurch kann die Wirkung von Lokalanästhetika verlängert und die Opioidwirkung durch Clonidin verstärkt werden. Clonidin, der perioperativ am häufigsten angewandte und am besten untersuchte Alpha-2-Adrenorezeptor-Agonist, gilt als Referenzsubstanz.

Die theoretische Basis für die epidurale Wirkung von Clonidin in Kombination mit Opioiden und Lokalanästhetika ist darin zu sehen, dass sie im Rückenmark mit alpha-2-Adrenorezeptoren interagieren. Im Rückenmarkshinterhorn wird durch Stimulation von alpha-2-adrenergen Rezeptoren die zentrale Weiterleitung der über A-delta- und C-Fasern vermittelten nozizeptiven Afferenzen moduliert. Alpha-2-Adrenorezeptor-Agonisten vermindern die Freisetzung von Substanz P bei gleichzeitiger Verstärkung des K^+-Einstroms, der die Membranpolarisation erhöht. Wird Clonidin epidural appliziert, löst es eine Analgesie aus. Die Analgesiedauer ist von der Dosis abhängig. Die Wirkung setzt nach ca. 20 Minuten ein und hält je nach Dosierung 1-5 Stunden an. Wegen der kurzen Clonidin-Wirkdauer empfiehlt sich eine kontinuierliche epidurale Zufuhr.

Ergebnisse über eine routinemäßige Applikation von Clonidin in Verbindung mit der epiduroskopisch gestützten epidural-analgetischen Therapie liegen in unserem Krankengut nur in Einzelfällen vor.

Ketamin

Ketamin blockiert die N-Methyl-D-Aspartat-Rezeptoren (NMDA) im ZNS, die an der Entstehung der zentralen Sensibilisierung beteiligt sind. Neben der Blockade der NMDA-Rezeptoren bewirkt Ketamin gleichzeitig eine dissoziative Anästhesie. Die Effekte der epiduralen Anwendung von Ketamin werden kontrovers diskutiert. Untersuchungen mit dem NMDA-Antagonisten Ketamin bei Patienten mit postzosterischer Neuralgie und anderen neuropathischen Schmerzen zeigen deutliche Schmerzreduktionen. Von den Autoren Kress et al. (2003), Congedo et al. (2009) und Donner et al. (2007) wurden auch gute Erfolge über den Zusatz von Ketamin (ohne Konservierungsstoffe) zu Bupivacain bei der rückenmarksnahen Analgesie bzw. Kaudalanästhesie beschrieben. Die Sicherheit der epiduralen Ketaminapplikation wird durch eine tierexperimentelle Studie, die auf potentielle neuronale Schädigung hinweist, in Frage gestellt. Denn nach repetitiver intrathekaler Applikation von konservierungsmittelfreiem S(+)-Ketamin können histopathologische Läsionen ausgelöst werden. Deshalb empfiehlt der wissenschaftliche *Arbeitskreis Kinderanästhesie* der *Deutschen Gesellschaft für Anästhesie und Intensivmedizin*, generell auf den Einsatz von S(+)-Ketamin als Supplement zur Kaudalanästhesie im Kindesalter zu verzichten.

Eigene Erfahrungen mit einer epiduralen Applikation von Ketamin liegen uns bisher nur in sehr speziellen Einzelfällen vor.

Ozon

Eine allotrope Form von Sauerstoff ist Ozon (O_3). Vor allem wegen seiner analgetischen und antiphlogistischen Wirkung wird Ozon in der Medizin verwendet. In Deutschland werden bevorzugt in der Alternativmedizin unterschiedliche Ozon-Verfahren wie z.B. Ozon-Eigenblutbehandlungen, subkutane oder intraarterielle Ozoninjektionen sowie rektale Ozon-Begasungen angewendet. Neben gezielten Ozon-Injektionen in die Facettgelenke werden auch intradiskale Ozon-Injektionen durchgeführt. Das medizinisch eingesetzte Ozon (O_3) besteht aus einer Mischung aus 5 % Ozon und 95 % Sauerstoff.

Nêuton et al. (2010) untersuchen gegenwärtig in einer prospektiven, randomisierten Doppelblind-Studie die Wirksamkeit und Sicherheit einer epiduralen Ozontherapie (Ozon-Gas vs Sauerstoff) bei 30 Patienten mit *failed back surgery syndrome* mit Hilfe der Epiduroskopie. Die Untersucher analysieren die Ozonwirkungen nach 30 Tagen, 3 Monaten und 6 Monaten sowie 12 Monaten nach der epiduralen Intervention. Weil durch blinde epidurale Injektionen bei einigen FBSS-Patienten durch die pathologischen spinalen Prozesse wie z.B. epidurale Adhäsionen oder Fibrosierungen die Wirkung nicht am Zielort eintritt, wurden die epiduralen Ozon-Applikationen endoskopisch gesteuert. Durch die spinale Endoskopie können nach Ansicht der Autoren diese Patienten einen größeren Nutzen aus der endoskopisch gestützten epiduralen Ozon-Injektion ziehen als bei blinden Injektionen. Nach einer persönlichen Vorabinformation werden die ersten Ergebnisse als positiv eingeschätzt. Mit der Publikation der Studienergebnisse ist im Verlauf des Jahres 2011 zu rechnen.

8.2.2.3. Durchführung der EAT

Im Gegensatz zu den bekannten Kathetertechniken ist es nur mit dem Epiduroskopie-Management möglich, eine direkte und zielsichere dorsale bzw. ventrale epidurale Pharmakotherapie durchzuführen.

> Grundvoraussetzung für die Durchführung einer Neuroplastie bzw. EAT ist, die entsprechende anatomische Struktur, z.B. Nervenwurzel, exakt zu erreichen, um Medikamente (Lokalanästhetika, Kortikoide, NaCl-Lösung) direkt in die unmittelbare Nähe der pathologischen Veränderung, z.B. Radikulitis, zu applizieren.

Nach der zielgerichteten endoskopischen Platzierung des Epiduralkatheters erhält der Patient je nach endoskopischer Diagnose bereits im OP oder nachfolgend im Aufwachraum über einen Perfusor die auf den Einzelfall abgestimmte epidurale Injektion bzw. Infusion.

Entsprechend der endoskopischen Befundsituation infundieren wir NaCl-Lösung 0,9 %, Kortikosteroide (Dexamethason), Lokalanästhetika (Bupivacain) in situationsadäquater Dosierung über den Epiduralkatheter.

Die Perfusorrate wird in Abhängigkeit von der Lage des Katheters (zervikal, thorakal, lumbal oder sakral), der epiduroskopischen Diagnose sowie des Therapieverlauf angepasst.

Die von uns verordneten Medikamente für die kontinuierliche epidural-analgetische Therapie, z.B. 4 mg Dexamethason und 10 ml NaCl-Lösung, werden innerhalb von 60 min mit einer Medikamentenpumpe über den endoskopisch platzierten Katheter epidural verabreicht (☞ Tab. 8.2).

Klinische Anwendung (Tag 1 bis Tag 4)			
Katheter-position	Medikamente		
	Dexame-thason	Bupivacain 0,5 %	NaCl 0,9 %
Zervikal	4 mg	2,5 mg = 0,5 ml	5 ml
Thorakal	4 mg	5 mg = 1 ml	7,5 ml
Lumbal	4 mg	7,5 mg = 1,5 ml	10 ml
Klinische Anwendung (nach dem 4. Tag)			
Katheter-position	Medikamente		
	Dexame-thason	Bupivacain 0,5 %	NaCl 0,9 %
Zervikal	-	2,5 mg = 0,5 ml	5 ml
Thorakal	-	5 mg = 1 ml	7,5 ml
Lumbal	-	7,5 mg = 1,5 ml	10 ml

Tab. 8.2: Dosierungsschema der kathetergestützten epidural-analgetischen Therapie.

Bei einer ausgeprägten Schmerzsymptomatik erhält der Patient zusätzlich 5-15 mg Bupivacain kontinuierlich oder als Bolusgabe epidural appliziert.

Die epidural-analgetische Therapie führen wir im Sinne einer *walking epidural* aus, d.h. eine Epiduralanalgesie mit niedrig dosiertem Lokalanästhetikum, die das Aufstehen und das Gehen des Patienten ermöglicht. Unter diesen Bedingungen können auch die begleitenden Übungs- und Bewegungsprogramme sinnvoll ausgeführt werden. Dieses Vorgehen unterstützt ein multimodales Therapieregime zur Mobilisierung des Schmerzpatienten.

8.2.2.3.1. Ergebnisse

Das beschriebene Management der epiduralanalgetischen Therapie ist von allgemeinen Charakter. Die epidural-analgetische Therapie muss stets klinisch überwacht und angepasst werden. Die Beachtung der individuellen pathologisch-anatomischen Besonderheiten trägt entscheidend zum Therapieerfolg bei den einzelnen Patienten bei.

In der Regel erfolgt die Messung der Schmerzintensität der Patienten mit einer visuellen Analogskala VAS bzw. numerischer Ratingskala (NRS) oder vergleichbaren Instrumenten. Für Patienten mit chronischen Rückenschmerzen wird in Studien von Farrar (2001) und Hägg (2003) eine Reduzierung der Schmerzintensität um 18/100 bzw. 2/10 als klinisch relevant beschrieben. Dagegen werden von Bodian et al. (2001) z.B. für akute postoperative Schmerzen schon kleine Veränderungen der Schmerzintensität als bedeutsam angesehen. Eine Reduktion von 25/100 Punkten auf der visuellen Analogscale (VAS) kann nach Mesrian et al. (2005) als eine klinisch relevante Verbesserung von Schmerzen angesehen werden.

Die *American Society of Interventional Pain Physicians* (2005) veröffentlichte evidenzbasierte Behandlungsrichtlinien und Eckdaten für die spinale Endoskopie. Danach sind die Behandlungen auf maximal zwei pro Jahr zu begrenzen; vorausgesetzt, dass eine Schmerzlinderung von über 50 % für mehr als vier Monate eingetreten ist.

Die Studie ergab darüber hinaus einen überzeugenden Beleg für die perkutane epidurale Adhäsiolyse. Die spinale endoskopische Adhäsiolyse konnte eine Level II-Empfehlung (Level I-V) bezüglich einer kurzfristigen Linderung und eine Level III-Empfehlung bezüglich der langfristigen Schmerzlinderung erzielen.

Aktuelle Leitlinien zur Behandlung von radikulären Rückenschmerzen aus den unterschiedlichen Fachbereichen weisen auf die therapeutische Wirksamkeit von epiduralen Applikationen, vor allem von Kortikosteroiden hin.

Auch eine gezielte epidurale lokalanästhesiologische Therapie zeigte in vielen Fällen, dass der therapeutische Effekt bis zu drei Monate überdauerte. Dashfield et al. (2005) stellten dagegen fest, dass die gezielte Platzierung von epiduralen Steroiden auf die entzündete Nervenwurzel, die Ischialgie verursacht, die Schmerzintensität, Angst und Depression, verglichen mit der ungezielten kaudal-epidural-steroiden Injektion, nicht signifikant reduziert.

Koes et al. (1995) untersuchten die Effektivität der epiduralen Steroid-Injektion für den lumbalen Rückenschmerz und die Ischialgie. In vier Kategorien bewerteten sie zwölf klinische Studien (RCT), die sich mit epiduralen steroiden Injektionen befasst haben. Die Autoren fassen zusammen, dass zwei der vier besten Studien positive Resultate über epidurale Steroid-Injektionen verzeichnen können. Bei zwei weiteren Studien stellten sie jedoch negative Ergebnisse fest. Insgesamt weisen sechs Studien darauf hin, dass epidurale Steroidinjektionen effektiver als die Behandlung der Vergleichsgruppe waren. Die übrigen sechs Studien zeigten, dass die Injektionen nicht besser, aber auch nicht schlechter abschnitten als die Vergleichsbehandlung.

Geurts, Kallewaard, Richardson und Groen (2002) berichteten über 20 Patienten, die 2002 epiduroskopisch untersucht wurden und von denen 19 Adhäsionen zeigten. Bei acht Patienten, von denen sechs noch nie operiert wurden, wurde der Befund vorher durch die Untersuchung mit dem MRT nicht festgestellt. Sechs Patienten zeigten gleichzeitig aktive Entzündungszeichen der Wurzel. Von insgesamt 20 Patienten, die mit gezielten epiduralen Injektionen behandelt wurden (120 mg Methylprednisolonacetat, 600 IU Hyaluronidase, 150 µg Clonidin), erfuhren 11 Patienten (55 %) nach drei Monaten eine signifikante Schmerzlinderung. Nach 6, 9 und 12 Monaten traf dies für 8 der Patienten (40 %) zu. Nach drei Monaten konnte der durchschnittliche VAS signifikant reduziert werden (n=20, DeltaVAS=3.55, p<0001). Dieses Resultat dauerte auch nach zwölf Monaten noch an (DeltaVAS= 1.99, p=0073). Nach Ansicht der Autoren ist die Epiduroskopie von besonderem Wert für die Diagnose der Spinalwurzelpathologie. In Fällen mit Ischialgien konnten Adhäsionen, die im MRT nicht gesehen wurden, festgestellt werden. Eine gezielte epidurale Medikation führte zu einer anhaltenden Schmerzlinderung.

Manchikanti et al. (2004) veröffentlichten eine Studie über die eintägige Behandlung des chronischen Rückenschmerzes mit lumbaler epiduraler Adhäsiolyse und Neurolyse mit hypertoner Natriumchloridlösung. 72 % der Patienten aus Gruppe III, die eine Katheteranlage, eine Adhäsiolyse sowie die lokale Injektion von Lokalanästhetika, hypertoner Natriumchloridlösung und Steroiden erhielten, und 60 % der Patienten aus Gruppe II, die ebenfalls einen Katheter, eine Adhäsiolyse und die Injektion von Lokalanästhetika, physiologischer Natriumchloridlösung und Steroiden erhielten, zeigten im Vergleich zu 0 % der Gruppe I (mit einer Kontrollkatheteranlage ohne Adhäsiolyse, Injektion von Lokalanästhetika, physiologischer Natriumchloridlösung und Steroiden) eine signifikante Verbesserung nach zwölf Monaten. Im Vergleich zur Gruppe II verlangten aus der Gruppe III, in der eine Injektion mit hypertonisch salzhaltiger Lösung appliziert wurde, weniger Patienten eine Wiederholung der Behandlung.

Manchikanti (2005) schlussfolgert, dass eine perkutane Adhäsiolyse mit oder ohne hypertoner salzhaltiger Neurolyse eine sichere und effektive Behandlungsform für den chronischen, therapierefraktären Rückenschmerz ist. Manchikanti (2005) berichtet auch über 83 spinale endoskopische Adhäsiolysen mit Lokalanästhetika und Steroiden und kommt zu dem Schluss, dass bei einer bedeutenden Anzahl (80 % der Fälle nach 3 Monaten, 56 % nach 6 Monaten und in 48 % nach 12 Monaten) seiner Patienten eine langfristige Schmerzreduzierung mit Verbesserung des funktionellen und psychischen Status eintrat.

Sakai et al. (2005) berichten in einer Studie über 9 Rückenschmerzpatienten mit einer Spinalkanalstenosierung. Die Patienten erhielten zur Behandlung der endoskopisch festgestellten epiduralen Adhäsionen Steroide und Lokalanästhetika während der Epiduroskopie. Neben einer Schmerzreduktion trat bei den untersuchten 9 Patienten eine Verbesserung der Funktionsfähigkeit ein. Außerdem verbesserten sich bei der CPT (*Current Perception Threshold*)-Prüfung die CPT-Werte. Der CPT ist das einzige neurodiagnostische Maß, das eine Auswertung der Hypästhesie bieten und unabhängig alle drei Subpopulationen von Nervenfasern testen und die Nervenregeneration messen kann. Nach der Epiduroskopie waren die CPT-Werte bei 2.000 Hz in den ipsilateralen Beinen 1 und 3 Monate erheblich kleiner als vor der Epiduroskopie ($p<0.05$), während CPT-Werte bei 250

Hz oder 5 Hz keine Änderung während der Studienperiode zeigten.

2003 berichteten wir über 50 Patienten mit einem Postdiskotomie-Syndrom, die sich in unserer Schmerzklinik einer epidural-analgetischen Therapie unter standardisierten Bedingungen unterzogen. Die Katheterpositionierung erfolgte in endoskopisch ausgewählten epiduralen Bereichen.

Über einen endoskopisch platzierten Katheter applizierten wir den Patienten zur epidural-analgetischen Therapie für fünf Tage 4 mg Dexamethason, 0,9 %ige NaCl-Lösung und 15 mg Bupivacain 2x täglich über einen Perfusor. Die epidural-analgetische Therapie war bei den epiduroskopierten Patienten in einen schmerztherapeutischen Stufenplan im Rahmen eines interdisziplinären Konzepts eingebunden. Unmittelbar nach der epidural-analgetischen Therapie trat bei unseren Schmerzpatienten eine klinisch messbare Absenkung des *Pain Scores* (NRS) einschließlich einer deutlichen Verbesserung der Lebensqualität (*Pain Disability Index*) ein. Die anhaltenden positiven therapeutischen Effekte – eine *Pain Score*-Reduzierung um 60 % – konnten bei 65 % der Patienten in einem Beobachtungszeitraum von 6 Monaten rückverfolgt werden. Bei 24 % der Patienten hielt der Therapieerfolg – eine *Pain Score*-Reduzierung von 45 % – über ein Jahr an. Der *Pain Score* (NRS) der untersuchten 50 Patienten konnte jahresdurchschnittlich um 40 % gesenkt werden.

Resümierend ist festzustellen, dass die Aussagen in der Literatur zur gezielten pharmakologischen epiduralen Therapie Rückschlüsse über die Wirksamkeit des Verfahrens erlauben. Kontrollierte vergleichende klinische Studien, die Empfehlungen über Häufigkeit und Dauer der epiduralen Pharmakotherapie zulassen, liegen nur vereinzelt vor. An Hand der vorliegenden Daten ist derzeit davon auszugehen, dass diese Methodik eindeutige klinisch relevante Vorteile gegenüber anderen Verfahren bietet. Nach unserer Überzeugung und klinischen Erfahrung sowie den Patientendaten kann eine epidural-analgetische Therapie nur mit Hilfe der Epiduroskopie noch effizienter sein.

8.2.3. Epidurale Laseradhäsiolyse

Durch den Einsatz der Laser-Technik erweitern sich die Möglichkeiten des epiduroskopischen Operierens. Die so zur Anwendung gebrachtete Lichtenergie (*light amplification by stimulated emission of radiation*) wird vielfach in der Medizin genutzt, so u.a. zur Blutstillung, zur Rekanalisierung von Tumorstenosen oder auch zur Zerstörung von Ablagerungen in Gefäßwänden.

Für die Anwendung der Lasertypen Nd-YAG 1064 nm, Nd-YAG 1.320 nm und Diodenlaser 940 nm in der Medizin liegen ausreichend Pilotstudien, prospektive Studien und prospektive randomisierte Studien vor.

Ruetten et al. (2002) berichten in einer Studie über 47 Patienten, bei denen die Autoren epiduroskopisch epidurale Adhäsionen feststellten und mit einem Holmium:YAG-Laser behandelten. Die Nachuntersuchungen zeigten bei keinem Patienten eine Beeinträchtigung des Krankheitsbildes. Auch traten keine Ödeme oder Adhäsionen auf, die auf die epiduroskopische Laserbehandlung zurückzuführen waren. Die Laseranwendung mit einem Holmium:YAG-Laser (2.100 nm) im Epiduralraum ist nach Ansicht der Autoren bei sachgemäßer Anwendung ungefährlich.

Aufgrund seiner physikalischen Eigenschaften in Wasser ist neben dem Holmium:YAG-Laser auch der Dioden-Laser 980 im Bereich der hochsensiblen rückenmarksnahen Strukturen geeignet. Ein Diodenlaser ist modular aufgebaut. Sein Laserstrahl kann grundsätzlich direkt medizinisch angewandt werden. Bei allen Indikationen, wie sie für den Nd-YAG-Laser bekannt sind – in erster Linie Koagulation und Vaporisation von Gewebe – kann auch der Dioden-Laser angewandt werden.

8.2.3.1. Durchführung der epiduralen Laser-Therapie

Seit 2003 setzen wir einen Dioden-Laser zur epiduralen Adhäsiolyse, Narbenresektion oder Blutstillung ein. Über den Arbeitskanal des Epiduroskops wird unter epiduroskopischer Sicht der Lichtleiter, eine 320 µm *Bare Fiber*, in das Spatium epidurale eingeführt. Die Wellenlänge des Diodenlasers beträgt 980 nm. Der Leistungsbereich ist wählbar von 1-25 Watt. Die Eindringtiefe des Lasers in das Gewebe ist von der Wellenlänge und im Infrarotbereich vorrangig vom Wassergehalt des Gewebes abhängig. Der Diodenlaserstrahl dringt in das Gewebe ein und wird weder von Hämoglobin noch von Melanin oder Wasser nennenswert absorbiert. Die Eindringtiefe wird für den Diodenlaser mit einigen Millimetern angegeben.

Unter exzellenter optischer Kontrolle kann der Dioden-Laser zum Einsatz gebracht werden. Eine geringgradige Navigation der relativ starren Laser-Fiber kann nur über die flexible Endoskopspitze erfolgen. Erst nach sorgfältiger optischer Kontrolle und unter NaCl-Infusion ist der Laser zu aktivieren. Mit Hilfe des Laser-Zielstrahls kann eine punktgenaue Ablation ohne Einsetzen von Blutungen erreicht werden. Nach unseren Erfahrungen ist ein Laser-Leistungsbereich von 5,0-8,0 Watt ausreichend. Der Einsatz des Dioden-Lasers z.B. für Blutstillung und Stenosetherapie oder zur Flavoplastie ist nach unseren Erfahrungen praktikabel. Seit 2010 benutzen wir zusätzlich den RevoLix 2micron-Laser.

Die Möglichkeit einer endoskopisch gestützten Resektion von epiduralem Narbengewebe ist je nach pathologisch-anatomischer Befundsituation in gewissen Grenzen gegeben. Die endoskopische Laseranwendung ermöglicht Adhäsiolysen im dorsalen als auch ventralen Abschnitt des Spatium epidurale.

Wichtig erscheint der Hinweis, dass wir nur im endoskopischen Zielgebiet schmerzrelevante epidurale Strukturen oder Blutungen mit dem Laser behandeln. Adhäsionen im Bereich der Nervenwurzel sollten gemieden werden. Beim Auftreten von Parästhesien ist es notwendig, das Verfahren sofort zu stoppen. Schmerzrelevante Adhäsionen im Bereich des Spatium epidurale, die zum Beispiel nicht mit der Endoskopspitze durch Dreh- und Schwenkbewegungen mobilisiert werden können, lassen sich leicht mit dem Laser entfernen. Unsere Erfahrungen mit der epiduralen Lasertherapie sind gut, was auch in der Literatur von (2003) Rütten bestätigt wird.

Als Komplikationen der epiduralen Lasertherapie können akzidentielle Verletzungen rückenmarksnaher Strukturen, Blutungen, Restenosierungen durch ausgedehnte Fibrinbeläge, Brände von Instrumenten und Endoskopen durch enflammte Gase sowie toxische Dämpfe auftreten. Ein wichtiger Aspekt, Laserkomplikationen vorzubeugen, ist neben einer exzellenten endoskopischen Sicht auch die Aufklärung und Information der Mitarbeiter. Zu beachten sind die national geltenden Unfallverhütungsvorschriften und Laser-Benutzerrichtlinien.

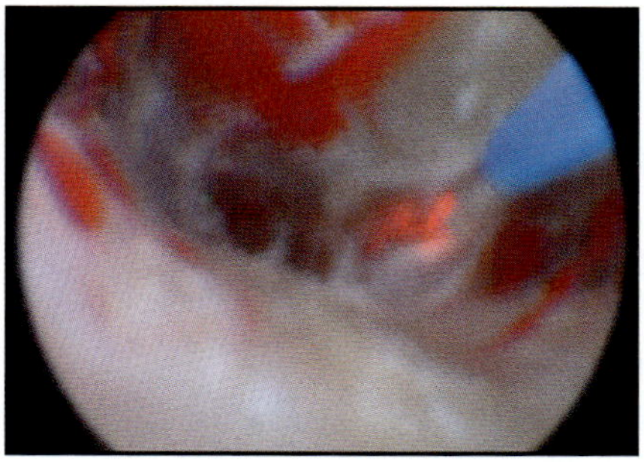

a

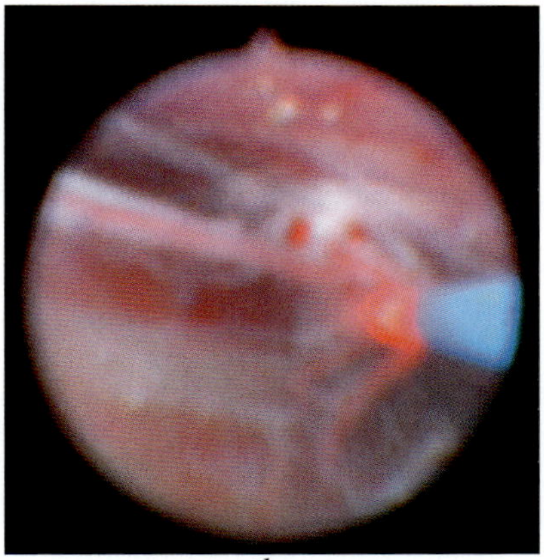

b

Abb. 8.2a+b: Laserfaser (blau) mit Pilotstrahl (rot) im Cavum epidurale.

8.2.4. EDS-Komplikationen

In der Literatur wurde bisher über keine unmittelbar der Epiduroskopie zuzuordnenden Komplikation berichtet (Heavner et al. 2008).

Grundsätzlich sind neben methodenimmanenten Komplikationen medikamenten-spezifische Komplikationen sowie Komplikationen, die durch unabhängige Begleitmedikation oder Begleiterkrankung bedingt sind, zu unterscheiden.

Die bei rückenmarksnahen Anästhesietechniken möglicherweise auftretenden Komplikationen werden meist durch ein Punktionstrauma, akzidentielle Duraverletzung, Punktion eines epiduralen Blutgefäßes oder eine epidurale Blutung verursacht. Das Symptomspektrum bei derartigen Komplikationen kann unter Umständen von Kopfschmerz, allgemeinen Rückenbeschwerden, Vomitus, Meningismus, radikulärer Schmerzausstrahlung, Harnblasen- und Mastdarmfunktionsstörungen bis zu Verwirrtheitszuständen reichen.

Mit dem Epiduroskop selbst oder durch das eingesetzte mikrochirurgische Instrumentarium bzw. mit einem Mandrin-geführten Katheter können rückenmarksnahe Verletzungen verursacht werden, wenn z.B. während operativer Prozeduren eine optimale endoskopische Sicht nicht gewährleistet ist.

Duraverletzung

Erstaunlicherweise haben wir bei akzidentiellen epiduroskopischen Duraperforationen bzw. bei unseren Myeloskopien trotz relativ großer Duraperforationen von ≥ 2,5 mm keine Kopfschmerzen beobachten müssen, wie sie vergleichsweise bei der Spinalanästhesie auch mit feinen Kanülen (29G) anzutreffen sind.

Für die Ursache des postspinalen Kopfschmerzes wird neben einem schnellen Verlust von Liquor cerebrospinalis auch die Größe des Dura-Lecks in einen direkten Zusammenhang gebracht. Ein Zug an schmerzsensiblen Strukturen der Dura mater spinalis wird ebenso für die Entstehung des postspinalen Kopfschmerzes verantwortlich gemacht wie auch die Möglichkeit, dass durch den Druckgradienten zwischen lumbalem und intrazerebralem Raum eine reflektorische Vasodilatation und Zunahme des intracerebralen Blutflusses mit Anstieg des intrakraniellen Drucks eintritt.

Nach eigenen Erfahrungen muss wegen einer Duraverletzung die Epiduroskopie nicht unbedingt abgebrochen werden. Durch eine geschickte Positionsänderung des Epiduroskops, zurück in das Spatium epidurale, kann nach unseren Erkenntnissen die epiduroskopische Untersuchung bzw. das epiduroskopische Operieren ggf. durch professionelles Navigieren gefahrlos fortgesetzt werden. Sollte sich nach einer Duraperforation dennoch ein intensiver und hartnäckiger postspinaler Kopfschmerz entwickeln, wäre zu empfehlen, ggf. ein epidurales Bloodpatch unter endoskopischer Sicht anzulegen, um den Duradefekt zu versiegeln (☞ Abb. 8.3).

Bei der Duraperforation ist der epidurale Bloodpatch eine zuverlässige Therapiemöglichkeit. Grau (2002) berichtet über die Darstellung von Duraperforationen und Bloodpatches mit Ultraschall. Die Sonographie wurde als Mittel zur Vorbereitung bzw. Überwachung von epiduralen Punktionen eingesetzt. Es wurden in dieser klinischen Studie bei vier Schwangeren, die nach Epiduralanästhesie zur Entbindung unter einem postduralen Punktionskopfschmerz (PDPH) litten, epidurale Patches angelegt.

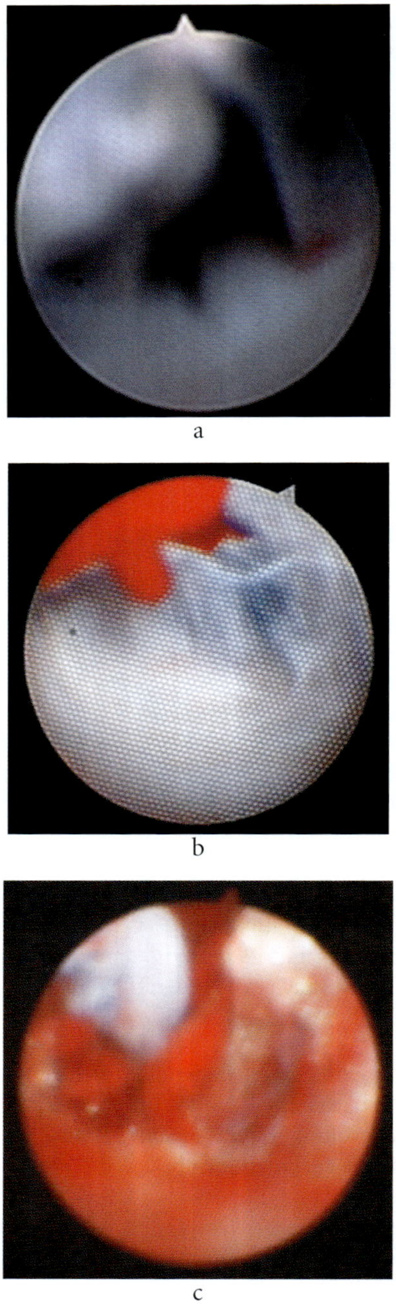

Abb. 8.3a-c: Duraperforation und Therapie. **a**: Perforation der Dura mater spinalis. **b**: Bloodpatch zum Duraverschluss. **c**: Dura mater spinalis unter endoskopischer Beobachtung durch Bloodpatch verschlossen

Zur Ultraschalluntersuchung wurde die paramediane Ebene ausgewählt, die Bloodpatches wurden in konventioneller Technik durchgeführt und der Epiduralraum wurde mit Hilfe von Ultraschallübersicht und der Widerstandsverlustmethode aufgesucht. Den Patientinnen wurde ca. 20 ml venöses Blut entnommen und hiervon durchschnittlich 17 ml in den Epiduralraum injiziert. Nach Angabe von Grau et al. (2002) trat innerhalb von 10-40 Sekunden nach der Injektion eine Neuanordnung der Durafasern ein, die Diskontinuität des doppelschichtigen Ultraschallsignals war nicht länger nachweisbar. Innerhalb kurzer Zeit nach dem Bloodpatch konnte ein Anstieg der Menge der intrathekalen Liquorflüssigkeit beobachtet werden. Die Kopfschmerzen der Patientinnen waren nach Darstellung der Autoren erfolgreich therapiert. Neben Bettruhe werden auch epidurale Infusionen mit Kochsalz und Dextrane empfohlen.

Blutung

Die Auslösung eines epiduralen Hämatoms unter bzw. nach einer Epiduroskopie stellt eine sehr seltene, aber auch äußerst gefürchtete Komplikation dar. Die raumfordernde Blutung könnte einer direkten Myelonkompression und Reduktion des Blutflusses am Rückenmark sowie im weiteren Verlauf zu irreversiblen Schäden auf Rückenmarksebene führen.

Durch die Epiduroskopie selbst fanden sich in unserem Krankengut nur in sehr wenigen Fällen erwähnenswerte minimalste epidurale Blutungen, deren Blutstillungen endoskopisch abgewartet werden konnte. Kleinere venöse als auch arterielle Blutungen traten bei der Entnahme von Gewebeproben, Entfernung von schmerzrelevantem fibrotischen Material bzw. Implantation von Epiduralkathetern auf, die aber sehr schnell und komplikationslos durch eine Laserkoagulation behandelt werden konnten.

Bei den weltweit durchgeführten Epiduroskopien sind bis auf zwei Maculablutungen keine dauerhaften Verletzungen oder Komplikationen berichtet worden. Ling et al. (1993) berichten über eine retinale Blutung nach einer epiduralen Injektion. Im Jahr 2000 wurde ein Bericht über einen akuten Fall von bilateraler Erblindung im Zusammenhang mit präretinaler, retinaler und subretinaler Blutung nach einer Epiduroskopie von Amirikia et al. (2000) publiziert. Als ursächlich wird eine übermäßige Volumenzufuhr bzw. druckvolle epidurale Spülung mit NaCI-Lösung angesehen. Naseri et al. (2001) berichten über das Terson's Syndrom, welches durch eine epidurale NaCl-Spülung verursacht wurde. Unter Terson-Syndrom ist das Auftreten intraokularer Blutungen infolge einer abrupten Steigerung des intrakraniellen Druckes zu verstehen. Nach Meier, Wiedemann (1996) werden sowohl prä-, intra- und subretinale als auch intra- und subhyaloidale Hämorrhagien beobachtet. Hoving et al. (2009) berichten über das Auftreten eines iatrogenen Terson Syndroms nach einer endoskopischen Ventriculostomie.

Unter Verwendung von PubMed erhoben Gill und Heavner (2005) eine Literaturrecherche bezüglich der publizierten Fallberichte und Faktoren, die zur Entwicklung der visuellen Schädigung führen. Im Ergebnis fanden die Autoren 12 Fälle von Sehstörungen nach Epiduroskopie oder epiduraler Injektion von Flüssigkeit. Das durchschnittliche Injektionsvolumen von 59,4 ml der epidural injizierten Lösung variierte von 20 ml bis 120 ml. In 58,3 % der Fälle traten bilaterale Netzhautblutungen auf. Bei 79,2 % der Patienten trat eine Genesung ein. Es wird geschlussfolgert, dass Blutungen im Bereich der Retina nach epiduraler Injektion während der Epiduroskopie deutlich mit dem zerebrospinalen Flüssigkeitsdruck in Beziehung zu stehen scheinen. Ein plötzliches Ansteigen des epiduralen Druckes wird über den subarachnoidalen Raum zum Optikusnerv weitergeleitet. Es tritt eine Kompression des N. opticus und Kompression der Gefäße auf, die zu einer Ruptur und schließlich zu Blutungen in der Retina führen.

Die Netzhautblutung ist eine seltene, aber signifikante und schwere Komplikation einer epidurale Steroid- Injektion bei chronischen Rückenschmerzen. Die epidurale Injektionstechnik sollte nach Kushner et al. (1995) sorgfältig geprüft werden, insbesondere bei einäugige Patienten und Patienten mit Blutgerinnungsstörungen.

Um besonders gute endoskopische Bilder aus dem rückenmarksnahen Raum zu erhalten werden von Raffaeli et al. (2005) Volumina von NaCI-Lösungen von 300 bis zu 1.200 ml angegeben!

Seit Einführung der EDS in unsere Schmerzklinik verwenden wir grundsätzlich eine druck- und volumenbegrenzte situationsadäquate 0,9 %ige NaCl-Infusion. Der Untersucher muss während der EDS jederzeit die Infusionsgeschwindigkeit und das verabreichte Volumen unter Kontrolle haben.

Fulminante Kopfschmerzen nach einer Epiduroskopie, wie sie aus Korea von Oh et al. (2000) beschrieben wurden, sind bei unseren Epiduroskopien nicht aufgetreten.

Bei unseren mehr als 2000 schmerzarmen bis schmerzlosen Epiduroskopien traten keine klinisch relevanten Komplikationen auf.

Zur Vermeidung von Komplikationen im Rahmen der Epiduroskopie sollten trotzdem unbedingt klinikinterne Sicherheitsstandards definiert werden. Durch die Verwendung eines geeigneten epiduroskopischen Equipments und Herstellung optimaler Sichtverhältnisse sowie entsprechende Erfahrungen mit der Epiduroskopie-Technik können Komplikationen weitestgehend verhindert werden.

8.2.5. Evidenz

8.2.5.1. Endoskopisch unterstützte epidurale Schmerztherapie

In einer Studie hat Saberski (2000) zwei Gruppen von Patienten gegenübergestellt: eine mit 22 Patienten, die mit Hilfe der Epiduroskopie behandelt wurden, und eine zweite Gruppe mit 13 Patienten, die durch eine Laminektomie therapiert wurden. Nach der spinalen endoskopischen Behandlung (22 Patienten) wurde 31,8 % der Epiduroskopie-Gruppe-I-Patienten auf eine Opioid-Medikation eingestellt. Bei 92,3 % Patienten aus der Gruppe II (operierte Patienten) wurde eine Opioid-Medikation nach der Laminektomie fortgesetzt. Beachtlich in der Mitteilung ist, dass 72 % der endoskopisch behandelten Patienten und nur 28 % der laminektomierten Patienten wieder in ihren Arbeitsprozess eingegliedert werden konnten. Manchikanti et al. (2000) stellten anhand von 112 ausgewerteten epiduralen Endoskopien fest, dass die epidurale Endoskopie mit Adhäsiolyse eine relativ sichere und kosteneffektive Technik im Management des chronischen Rückenschmerzes darstellt. Nach Ansicht der Autoren ist das epidurale Endoskopie-Management weniger kostenintensiv als eine herkömmliche operative Versorgung des chronischen Rückenschmerzes. Die US- amerikanische Expertengruppe um Boswell et al. (2007) veröffentlichte Guidelines zum Management der interventionellen Therapie rückenmarksnaher Schmerzsyndrome: Für eine spinale endoskopische Adhäsiolyse ist die Evidenz *strong* (Level II) für eine kurzzeitige Schmerzlinderung und *moderat* (Level III) für eine langfristige Schmerzlinderung festgelegt worden.

Zu bemerken ist, dass diese amerikanischen Guidelines keine zwingenden Behandlungsempfehlungen bzw. einen "Untersuchungsstandard" darstellen, sie sind nicht repräsentativ für den *standard of care.*

8.2.5.2. Kathetertechnik

Racz (1986) entwickelte neben der epiduralen Neuroplastie einen speziellen Epiduralkatheter. Schneiderhahn (2003) untersuchte die Effektivität der speziellen epiduralen Kathetertechnik nach Racz über das erste postoperative Jahr bei 63 Patienten. Die Patienten wurden nach vier Wochen, drei Monaten und einem Jahr hinsichtlich ihrer subjektiven Zufriedenheit, Schmerzmittelgebrauch, postoperativer Schmerzentwicklung, noch bestehender Schmerzen und Symptome, Neubeschwerden, Arbeitsfähigkeit, sportlicher Aktivitäten, Rezidiv und Reoperationen sowie nach Komplikationen befragt. 84,3 % der befragten 63 Patienten berichteten nach einem Jahr über ein gutes bis sehr gutes Resultat, 8,3 % über ein zufrieden stellendes und 4,4 % über ein unbefriedigendes Ergebnis. Insgesamt trat bei 4,7 % ein Rezidiv auf. Komplikationen wurden nicht angegeben.

Veihelmann et al. (2003) haben bei 128 Patienten die Wirksamkeit der Epiduralkathetertherapie nach Racz in einer prospektiv randomisierten Studie gegenüber einer konservativen Therapie mit Krankengymnastik und physikalischen Maßnahmen überprüft. Die Autoren kommen zu dem Schluss, dass bei strenger Indikationstellung die Epiduralkathetertherapie eine sinnvolle Therapieoption darstellt. Die Autoren betonen, dass nach 3 Monaten die Kathetertherapie nach Racz der konservativen Therapie mit Krankengymnastik überlegen ist. Gerdesmeyer et al. (2003) untersuchten den Einfluss der minimal-invasiven perkutanen Neurolyse nach Racz auf das *low back pain-syndrome* bei 25 Patienten mit chronisch-lumbalen Kreuzschmerzen und Radikulopathie bei Postdiskektomiesyndrom oder lumbaler Bandscheibenprotrusion/-prolaps. Die Autoren resümieren, dass das Verfahren nach Racz nebenwirkungsarm ist und es scheint beim chronischen *low back pain-syndrome* einsetzbar zu sein. Trotz einer relativ weiten Verbreitung der Racz-Methodik steht dazu wenig vergleichende und aussagekräftige wissenschaftliche Literatur zur Verfügung. In Anlehnung an die international akzeptierten Empfehlungen des SIGN (*Scottish Intercollegiate Guidelines Network*) werden Buchstaben von A bis D zur Bewertung der wissenschaftlichen Evidenz verwendet. Für Behandlungsversuche mit epiduralen Lokalanästhetika-Infiltrationen und/oder Steroiden, die über Katheter appliziert werden und mehrere Tage verbleiben, liegen Evidenzaussagen vor. Diese therapeutischen Maßnahmen der Schmerzlinderung werden mit dem Buchstaben D versehen. Das bedeutet, dass keine sicheren Studienergebnisse vorliegen und die Aussagen zur Wirksamkeit lediglich durch Fallbeschreibungen und Expertenmeinung gestützt werden.

8.2.5.3. Epidural-analgetische Therapie

Entsprechend der ASIPP-Leitlinie (2007) (*American Society of Interventional Pain Physicians*) spielen die Techniken der perkutanen epiduralen Adhäsiolyse oder der Lyse epiduraler Verwachsungen bzw. epidurale Adhäsiolyse mit Hilfe einer spinalen Endoskopie (epidural-analgetische Therapie) zur Therapie chronisch rückenmarksnaher Schmerzsyndrome im Management der interventionellen Schmerztherapie eine wichtige Rolle (Manchikanti et al. 2002, Viesca et al. 2003, Belozer et al. 2004, Chora et al. 2005).

Eine Expertengruppe um Boswell et al. (2007) bestätigt, dass in Bezug auf spinale endoskopische Adhäsiolyse definitiv eine kurzfristige Schmerzlinderung (Level II), eine langfristige Linderung aber nur mäßig (Level III) gelingt. Die verwendeten methodologischen Qualitätskriterien zur Bewertung der Schmerzlinderung umfassten die Kriterien der *Agency for Healthcare Research and Quality* (AHRQ), der *Quality Assessment of Diagnostic Accuracy Studies* (QUADAS) und der *Cochrane Review*. Die einzelnen Stadien zur Bestimmung der Schmerzlinderung wurden wie folgt gekennzeichnet: Level I (endgültige Linderung), Level II (starke Linderung), Level III (mittelmäßige Erleichterung), Level IV (begrenztes Abklingen) und Level V (unabhängig/unveränderte Linderung).

Bilanz

Die Resultate randomisierter und placebokontrollierter klinischer Studien und darauf basierende Metaanalysen finden in der ärztlichen Praxis heute zunehmend Beachtung, was die Erstellung von Leit- und Richtlinien rechtfertigt.

Die Sicherung und Verbesserung der gesundheitlichen Versorgung der Bevölkerung, die Motivation von Ärzten zu einer wissenschaftlich begründeten Arbeitsweise, die Vermeidung unnützer Aktivitäten und Kosten sowie die Öffentlichkeitsinformation über notwendige Maßnahmen im Gesundheitswesen sind Ziele von Leitlinien (Ollenschläger et al.1999).

Für die Therapie chronischer rückenmarksnaher Schmerzsyndrome existiert bis heute keine Leitlinie, die neben der klinischen Evidenz aus Studien und Metaanalysen die Erfahrungen der tatsächlich behandelnden Ärzte und Patientenerwartungen hinreichend berücksichtigt.

Überall (2010) warnt, dass ärztliche Erfahrungen und die Therapieerwartungen der Patienten in der Konfrontation zwischen Empirie und Evidenz unterzugehen drohen. Leitlinien repräsentieren oft den Alleinstellungsanspruch der externen Evidenz inklusive ihrer Irrtümer gegenüber den eigenen ärztlichen Erfahrungen und den individuellen Besonderheiten des Einzelfalls. In der Praxis wird nach Überall (2010) die Aussagekraft von Studien und deren Metaanalysen durch eine Reihe von Fallstricken und typischen Fehlerquellen gemindert.

Die Gründe, warum Leitlinien von weniger als die Hälfte der Hausärzte genutzt werden, sind auf Grund des unzureichenden Bekanntheitsgrades von Leitlinien, das Vorliegen von sich widersprechenden Leitlinien zur selben Gesundheitsstörung sowie Zweifel an der Unabhängigkeit der Autoren der Leitlinie zu suchen. In den letzten Monaten wurde eine Diskussion über die Nationale Versorgungsleitlinie (NVL), die evidenzbasierte Empfehlungen verschiedener deutscher und internationaler Leitlinien-Herausgeber zusammenfasst und Hilfen für die Versorgung von Patienten mit akutem, subakutem und chronischem nichtspezifischem Kreuzschmerz erteilt, geführt. Auch die S3-Leitlinie der DGSS "Langzeitanwendung von Opioiden bei nicht tumorbedingten Schmerzen

(LONTS)" war nach ihrer Publikation 2010 von einer erheblichen Diskussion und Verunsicherung geprägt (☞ Kap. 1.).

Mit den in diesem Kapitel vorgestellten pharmakologischen Konzepten im Algorithmus der rückenmarksnahen Schmerztherapie besteht für die analgetische Wirksamkeit auch ein beträchtliches Maß an verfügbarer externer Evidenz.

Durch die evidenzbasierten technischen Unterstützungen (z.B spinale Endoskopie, Katheter-Management, Lasertechnik) können die hohen Erwartungen der Betroffenen gegebenenfalls auch gegen rigide Leitlinienvorgaben, erfüllt werden. Dadurch kann die vorgestellte zielgerichtete spezielle endoskopisch gestützte Therapie rückenmarksnaher Schmerzsyndrome den Alltag des Schmerzpatienten deutlich erleichtern.

9. Neuromodulation

Zur Therapie chronischer Schmerzen werden zahlreiche und unterschiedlichste Pharmakotherapien sowie Schmerzbehandlungskonzepte angeboten. Nach Untersuchungen von Finnerup et al. (2005) und Attal et al. (2006) können nicht mehr als 30-40 % der Patienten mit neuropathischen Schmerzen medikamentös befriedigend behandelt werden. Nach Dworkin et al. (2003) sind nach Ausschöpfung konservativer einzelner und kombinierter Therapieverfahren sowie Ausschluss psychologisch/psychiatrischer Kontraindikationen neuromodulative Techniken zu berücksichtigen. Für eine Reihe von Schmerzsyndromen sind in Deutschland multimodale Therapiekonzepte entwickelt worden, in denen auch neuromodulative Therapieformen wie Motorkortexstimulation (MCS), Tiefenhirnstimulation (DBS), *spinal cord stimulation* (SCS), periphere Nervenstimulation (PNS), periphere Nervenfeldstimulation (PNfS) vorgesehen sind.

Bei neuromodulativen Behandlungstechniken handelt es sich um eine reversible Beeinflussung der neuronalen Transmission afferenter und efferenter Fasern des zentralen und peripheren Nervensystems.

Definition

Die *International Neuromodulation Society* (INS) definiert Neuromodulation als einen Bereich der Wissenschaft, Medizin und Biotechnik, der implantierbare und nicht implantierbare elektrische oder chemische Technologien zum Zwecke der Verbesserung der Lebensqualität und funktionalen Fähigkeiten der Menschen verwendet (Sakas et al. 2007).

> Aus klinischer Sicht handelt es sich bei der Neuromodulation um reversible elektrische oder chemische Prozesse der Hemmung, Erregung, Regulierung bzw. Veränderung des zentralen, peripheren oder vegetativen Nervensystems als therapeutische Maßnahme.

Viele klinische Spezialisten weltweit verwenden in ihren Fachgebieten die neuromodulativen Technologien zur Schmerztherapie ihrer Patienten.

Der Begriff "Neuromodulation" ist auch als eine Technologie zu definieren, die Wirkungen auf neuronale Schnittstellen ausübt und durch elektrische, chemische und mechanische Interventionen eine Modulation bzw. Veränderungen zentraler und peripher Funktionen des Nervensystems auslösen kann.

> Neuromodulation ist eine Therapieform, in der neurophysiologische Signale initiiert oder beeinflusst werden können, um therapeutische Wirkungen durch Veränderung der Funktion und Leistung des Nervensystems zu erreichen.

Nach Ansicht von Krames, Peckham et al. (2009) sollten Begriffe, die für diese Bereiche relevant sind wie z.B. Neuroaugmentation, Neurostimulation, Neuroprothetik, funktionale elektrische Stimulation, unterstützende Technologien und neuronales Engineering (Sakas et al. 2007) durch den Terminus Neuromodulation ersetzt werden.

Indikationen

Entsprechend einer Konsensuskonferenz der Europäischen Föderation der Internationalen Gesellschaft für Schmerz (*International Association for the Study of Pain*, IASP) 1999, sind neuromodulative Verfahren dann indiziert, wenn konservative Behandlungsmaßnahmen versagt haben, ein somatisch begründeter Schmerzzustand vorliegt, der kausal nicht behandelbar ist, der Patient weder psychisch krank noch alkohol- oder drogenabhängig ist und keine relevanten Begleitkrankheiten aufweist (Bischoff 1999). Entsprechend der weltweiten schmerzmedizinischen Fortschritte und der Entwicklung der Neuromodulation hat dieser Konsensus keinen Bestand mehr.

Die Neuromodulation zur Therapie neuropathischer und nicht-neuropathischer Schmerzen stellt heute einen wichtigen evidenzbasierten Bestandteil invasiver schmerzmedizinischer Therapieverfahren dar. Der *Arbeitskreis Neuromodulation* der *Deutschen Gesellschaft zum Studium des Schmerzes* (DGSS), bestehend aus Vertretern unterschiedlicher wissenschaftlicher Fachgesellschaften, hat eine Leitlinie Stufe 1 zur Standardisierung invasiver neuromodulativer Verfahren als systematische Entscheidungshilfe und praxisorientierte Handlungsempfehlung erstellt und diese bereits 2003 publiziert. Grundlage der erarbeiteten Leitlinie war neben der klinisch-praktischen Erfahrung der Arbeitskreisteilnehmer Harke et al. (2003) die aktuelle wissenschaftliche Literatur und die Orientierung am Konsensusreport der *European Federation of IASP (International Association for the Study of Pain) Chapters* (EFIC).

Die genannte Leitlinie wurde für niedergelassene und in Krankenhäusern tätige Ärzte und nichtärztliches Personal konzipiert, die sich mit der Versorgung chronisch schmerzkranker Patienten befassen. Eine positive Entwicklung ist, dass nun Patienten, deren chronische Schmerzen mit konventionellen Maßnahmen nur unzureichend oder unter Inkaufnahme erheblicher Nebenwirkungen therapiert werden, frühzeitig einem Neuromodulationsverfahren zur Überprüfung der Wirksamkeit zugeführt werden können, um eine weitere Chronifizierung zu vermeiden.

2010 ist eine wissenschaftliche Evidenz-basierte Konsensleitlinie zur "Epiduralen Rückenmarkstimulation zur Behandlung chronischer Schmerzen" (Baron et al. 2010) erstellt und von der *Arbeitsgemeinschaft Wissenschaftlicher Medizinischer Fachgesellschaften* (AWMF) als höchste Entwicklungsstufe (S3) eingestuft worden.

Bei der Neuromodulation sind in Anlehnung von Holsheimer (2003) nachfolgende Grundsätze unbedingt zu beachten:

- Die neuromodulative Therapie muss ein dynamisches intermittierendes bzw. kontinuierliches, nicht nur ein kurzfristiges und einmaliges interventionelles Verfahren sein
- Die Aktivität der speziellen neuronalen Netzwerke für die Schmerztherapie werden durch die elektrische Stimulation bzw. durch eine neuropharmakologische Stimulation moduliert
- Für eine effektive Schmerztherapie durch neuromodulative Interventionen müssen stets die klinischen Effekte durch einen oder mehrere Parameter überprüfbar sein.

Auf Grund der Modulation spezieller Funktionen des zentralen, peripheren oder vegetativen Nervensystems durch die Anwendung nicht-destruktiver, reversibler elektrischer, chemischer und mechanischer Interventionen zur Schmerztherapie ist es sinnvoll, grundsätzlich zwischen elektrischer und pharmakologischer Neuromodulation zu unterscheiden.

9.1. Elektrische Neuromodulation

Unter dem Begriff der elektrischen Neuromodulation werden elektrische Stimulationen des Gehirns, des Rückenmarks, der peripheren Nerven, der Nervenplexus des autonomen Nervensystems sowie die funktionale elektrische Stimulation von Muskeln zusammengefasst.

Die elektrische Neuromodulation umfasst ein relativ breites Indikationsspektrum. Es reicht von Erkrankungen des Herzens, chronischen Schmerzen, Spastiken, ischämischen Erkrankungen, Sehstörungen, peripheren Neuralgien bis zu psychiatrischen und speziellen neurologischen Störungen.

Zur Neuromodulation stehen eine Reihe von Technologien als implantierbare technische Hilfsmittel in Form von neuronalen Stimulatoren oder Mikroinfusionspumpen zur Verfügung. Diese Neuromodulationssysteme werden für die neuromodulative Therapie u.a. von chronischen Schmerzen, Bewegungsstörungen, psychischen Krankheiten, Epilepsien und bei schweren Spastiken eingesetzt.

Inzwischen hat sich die Neuroelektronik so fortentwickelt, dass durch die Technik der tiefen Hirnstimulation (DBS, *deep brain stimulation*) jetzt u.a. auch Ängste, Panik, Lust, Ekel, Euphorie, Zorn, Freude und Apathie beeinflusst werden können. Auch für diese, sonst auszuschließenden Indikationen, findet das neuromodulative Verfahren der tiefen Hirnstimulation zunehmend klinische Anwendung. Jedoch werden derzeit diese neuromodulative Interventionen nur als *ultima ratio* angesehen.

9.1.1. *Spinal cord stimulation* (SCS)

Die *spinal cord stimulation* (SCS) stellt ein interventionelles neuromodulatorisches Rückenmark-Stimulationsverfahren zur Therapie chronischer Schmerzen dar. Im Mittelpunkt der neuromodulativen Schmerztherapie durch SCS steht die Behandlung eines neuropathischen Schmerzgeschehens. Neuropathische Schmerzen in Folge einer Läsion oder Erkrankung im somatosensorischen Nervensystem finden sich nach Nervenverletzungen und Nervenkompressionen oder bei metabolischen Erkrankungen sowie nach Bandscheibenoperationen, thoraxchirurgischen Eingriffen, Brustoperationen, Leistenoperationen und Amputationen. Die elektrische epidurale Neuromodulation findet auch bei nicht-neuropathischer Schmerzgenese wie z.B. Schmerzen bei Angina pectoris, Morbus Raynaud und arterieller Verschlusskrankheit weltweit Anwendung.

Diese Behandlungstechnik wurde zunächst intrathekal angewendet und schließlich durch Shealy et al. (1967) als epidurale Technik beschrieben.

Im Rahmen der Neuromodulation soll der Beitrag zur Neurostimulation auf die Anwendung einer äußerst effektiven Therapiemaßnahme hinweisen und den Einsatz nichtwirksamer bzw. nebenwirkungsreicher Therapieverfahren einschränken.

Eine randomisierte, kontrollierte Multicenter-Studie von Kumar (2005) und Taylor (2006) zum Vergleich der Wirksamkeit der *spinal cord stimulation* in Kombination mit gebräuchlicher medizinischer Behandlung mit der alleinigen konventionellen medizinischen Behandlung weist auf eine überzeugende klinische Evidenz der Rückenmarkstimulation bezüglich einer klinisch signifikanten Linderung von Beinschmerzen bei hoher Zufriedenheit mit der Rückenmarkstimulation und gesteigerter Lebensqualität hin. Es ist durch die Untersuchungen von North et al. (2007), Kumar et al. (2008), Kemler et al. (2004), Taylor (2006), Yu und Cameron (2004) belegt, dass die *spinal cord stimulation* eine nachhaltige und langfristige Schmerzlinderung von ≥ 50 % bewirkt, den Opioidverbrauch senkt, die Lebensqualität und funktionelle Fähigkeiten des Schmerzpatienten verbessert sowie die Patientenzufriedenheit steigert.

Das invasiv-interventionelle Verfahren der SCS wird im schmerztherapeutischen Algorithmus immer erst dann eingesetzt, wenn die Stufe III des WHO-Schemas erfolglos durchlaufen wurde, obwohl invasiv-interventionelle Verfahren zur Neuromodulation als wichtige Mosaiksteine in das Konzept einer interdisziplinären und multimodalen Schmerztherapie frühzeitig eingebunden werden könnten, um ggf. weiteren Chronifizierungsmechanismen zu begegnen.

Für die wichtigsten invasiv-interventionellen schmerztherapeutischen Maßnahmen existieren im Besonderen für die Neuromodulation strenge Diagnostik- und Selektionskriterien, die es den Schmerztherapeuten ermöglichen, eine präzisere Indikation zu einer speziellen Schmerztherapie zu stellen, als dies pharmakotherapeutische Konzeptionen und andere Therapieoptionen garantieren.

Die für die Therapie rückenmarksnaher Schmerzsyndrome im Mittelpunkt stehende epidurale Rückenmarkstimulation stellt ein reversibles, interventionelles Verfahren der Neuromodulation dar. Basis für einen schmerzreduzierenden Effekt ist nach Barolat et al. (1993) das gezielte Auslösen von Kribbelparästhesien im betroffenen schmerzenden Areal. Im Tierexperiment konnte eine Beeinflussung einer Hypersensitivität bzw. taktile Allodynie durch die *spinal cord stimulation* noch über die Stimulationsdauer hinaus nachgewiesen werden. Deshalb ist nach den Feststellungen von Meyerson et al. (1995) davon auszugehen, dass durch die elektrische Neuromodulation Aβ-Fasern beeinflusst werden können.

9.1.1.1. Indikationen, Patientenselektion und Kontraindikationen

Die Indikation für eine neuromodulative SCS-Therapie wird durch eine sachgerechte Diagnose begründet. Die mit der SCS zu behandelnden permanenten Schmerzsyndrome sind in der Mehrzahl bei Patienten mit neuropathischer Schmerzgenese. Patienten, die für eine elektrische Neurostimulation geeignet sind, müssen Mindestkriterien erfüllen. Das Vorliegen eines neuropathischen Schmerzsyndroms, bei dem die konservative Therapie versagt hat, sowie erhebliche psychische Probleme müssen zudem ausgeschlossen werden (Burchiel et al. 1995). Allerdings ist die Zahl der Schmerzpatienten begrenzt, bei denen ein rein klassisches neuropathisches Schmerzsyndrom vorliegt. Die gemischten nozizeptiven/neuropathischen bzw. *mixed pain*-Erkrankungen, einschließlich *failed back surgery syndrome* (FBSS) sind zahlreicher. Nozizeptive Schmerzen sind generell keine Indikation für eine SCS (Crucco et al. 2007, Gybels et al. 1998).

Die häufigste Indikation für eine *spinal cord stimulation* (SCS) zur Neuromodulation ist das *failed back surgery syndrome* (FBSS).

Eine Indikation zur SCS bei FBSS liegt entsprechend nationaler und internationaler Empfehlungen dann vor, wenn die konservativen, medikamentösen, physiotherapeutischen sowie ggf. auch psychotherapeutischen Maßnahmen für den Patienten nicht erfolgreich waren. Der vom Patienten beklagte, in die Extremitäten ausstrahlende Schmerz überwiegt den axialen Rückenschmerz in der Größenordnung von mindestens 60 : 40, d.h. das überwiegende Schmerzgeschehen sollte neuropathischer Genese sein, weil dieser Schmerz besonders wirksam durch die elektrische Neuromodulation zu unterdrücken ist. Dagegen ist beim axialen Rückenschmerz die Anwendung der SCS nicht unbedingt Erfolg versprechend, obwohl auch hier neuropathische Schmerzanteile vorhanden sein können, die aber wegen der schlechten Stimulierbarkeit der aufsteigenden Schmerzbahnen nicht oder nur unzureichend zu beeinflussen sind. Als eine alternative neuromodulative Therapieform ist auch eine periphere Nervenfeldstimulation (PNfS) zu diskutieren.

Nach Bestätigung durch die EFNS-Guidelines 2007 ist die *spinal cord stimulation* bei verschiedenen Formen neuropathischer, sympathisch vermittelter oder vaskulopathischer Schmerzen wirksam. Entsprechend deutscher Konsensus-Empfehlungen und der S1- (2001) sowie S3-Leitlinie (2010) können invasive Techniken nach Ausschöpfung konservativer Therapieverfahren (medikamentös, physikalisch, psychologisch/psycho-therapeutisch) eingesetzt werden. Vom deutschen Expertenteam wird weiter empfohlen, dass im Rahmen einer interdisziplinären Indikationsüberprüfung eine psychologische bzw. psychiatrische bzw. psychosomatische Evaluation des Patienten erfolgen sollte. Eine Expertengruppe der *American Academy of Pain Medicine*, der *International Spine Intervention Society* sowie der *North American Neuromodulation Society* hat in einer Praxisleitlinie ebenfalls empfohlen, bei neuropathischen Schmerzen eine psychologische Evaluation vor der Anlage einer SCS-Testelektrode durchzuführen. North et al. (2007) empfehlen zum Screening psychischer Störungen bzw. Auffälligkeiten psychometrische Tests. Psychometrische Tests wie die deutschen Versionen des *Minnesota Multiphasic Inventory* (MMPI) oder der *Symptom Checklist* SCL 90-R können ergänzend verwendet werden. Aussagekräftige Studienergebnisse über psychologische Prädiktoren eines Behandlungserfolgs liegen in der Literatur nicht vor (North et al. 1996).

Nach Untersuchungen der Koalition NTAC (*Neuromodulation Therapy Access Coalition*) (2007) liegt eine Evidenz dafür vor, dass Rentenbegehren oder Haftpflichtansprüche das *Outcome* der epiduralen Rückenmarkstimulation negativ beeinflussen. Kumar et al. (1998) ermittelten unter SCS-Therapie eine Zunahme der Arbeitsfähigkeit von 14 % auf 23 %, laufende Rentenansprüche bzw. Rentenbegehren unterschieden sich nicht im Erfolg der SCS-Behandlung. Diese Erkenntnisse sind mit unseren ermittelten Daten von 2009 kongruent.

Bei 25 Patienten unseres Krankengutes, bei denen Rentenbegehren bzw. auch rechtsstrittige Haftpflichtansprüche bestanden, wurden in unserer Schmerzklinik erfolgreiche SCS-Testungen einschließlich Implantationen durchgeführt. In 14 Fällen konnte die Arbeit wieder aufgenommen bzw. fortgesetzt werden. In 3 Fällen wurden gestellte Rentenanträge zurückgezogen.

Eine sorgfältige, sachkompetente und längerfristige SCS-Testphase zur Patientenselektion ist unbedingt erforderlich, um eine nicht gerechtfertigte SCS-Implantation zu vermeiden. Der mitentscheidende Schmerztherapeut muss sich kritisch mit den ermittelten SCS-Testergebnissen auseinandersetzen und sie entsprechend der strengen Auswahlkriterien bewerten. Die meisten Autoren betrachten unter der SCS eine 50 %ige Schmerzreduzierung unter Berücksichtigung einer erhöhten Patientenaktivität und deutlichen Reduzierung der Medikamenteneinnahme als eine erfolgreiche Schmerztherapie.

Als Indikationen für die Implantation eines *spinal cord stimulations*-Systems zur Neuromodulation gelten nach der Leitlinie der *Deutschen Gesellschaft zum Studium des Schmerzes* (DGSS) und weiterer Fachgesellschaften, *Arbeitskreis Neuromodulation* der DGSS, zur Standardisierung invasiver neuromodulativer Verfahren (Harke et al. 2003, AWMF-Leitlinien Nr. 041/002) folgende Indikationen:

- *Neuropathische Schmerzen*: *Failed back surgery syndrome*, Radikulopathie, Inkomplette Plexusläsionen, Rückenmarksläsionen, Phantomschmerzen, Stumpfschmerzen, Zoster- und Post-Zoster-Neuralgien, Metabolische (Poly-) Neuropathien, Rücken-Bein-Schmerzsyndrome (postoperativ-posttraumatisch)
- *Sympathisch unterhaltene Schmerzen*: CRPS I (M. Sudeck), CRPS II (Kausalgie)
- *Ischämieschmerz*: periphere AVK (Stadium IIb und III nach Fontaine), therapierefraktäre Angina pectoris (CCS III-IV).

Für die *spinal cord stimulation* werden folgende psychologischen Kontraindikationen (modifiziert nach North et al. 2007) angesehen:

- Nicht ausreichend behandelte aktuelle seelische Störungen einschließlich somatoformer Schmerzstörung
- Substanzabhängigkeit inkl. Medikamente
- Inkonsistenzen zwischen der Anamneseerhebung, Schmerzbeschreibung des Patienten, der körperlichen Untersuchung und den Ergebnissen der apparativen Diagnostik

Eine nichtauflösbare Möglichkeit eines sekundären Krankheitsgewinns stellt, ebenso wie noch nicht ausgeschöpfte andere Therapiemöglichkeiten, mit vergleichbarem Nutzen-Risikoverhältnis, bei der SCS eine Kontraindikation dar. Weitere Ausschlusskriterien sind die Unfähigkeit des Patienten, das Stimulationssystem zu bedienen, eine eingeschränkte Lebenserwartung, fortgeschrittene maligne Erkrankungen, Infektionen im Implantationsbereich und Patienten, die sich einer therapeutischen Diathermie unterziehen (North et al. 2007, Tronnier 2005).

9.1.1.2. Wirkungsweise der epiduralen Rückenmarkstimulation

> Es existieren trotz weltweit steigender Anzahl von Implantationen von SCS-Systemen nur wenige Studien zur Wirkungsweise der *spinal cord stimulation*.

Eine neuromodulative SCS-Wirkung bei der Therapie eines neuropathischen bzw. nicht-neuropathischen Schmerzgeschehens kann nur unter der Voraussetzung erzielt werden, dass die Hinterstränge des Rückenmarks des Patienten intakt oder weitgehend unversehrt sind.

Der allgemeine Wirkmechanismus der elektrischen Neuromodulation, hervorgerufen durch eine elektrische Stimulation der Hinterstränge des Patienten, *dorsal column stimulation* (DCS) und *spinal cord stimulation* (SCS), entwickelte sich aus der *Gate-Control*-Theorie (Melzack und Wall 1965), die eine Aktivierung myelinisierter Fasern im Hinterhorn mit segmentaler Hemmung nozizeptiver Impulse einschließt. Andererseits stützt sich die *Gate-Control*-Theorie auch auf elektrophysiologische Ergebnisse, die jedoch bestimmte klinische Ereignisse wie z.B. zentraler Schmerz bei Schlaganfall (*poststroke pain*) oder Rückenmarksschädigung nicht erklären können. Neurophysiologische Untersuchungsergebnisse weisen darauf hin, dass nozizeptive Stimulationen auf Rückenmarksebene ebenfalls zur Sensibilisierung von Hinterhornneuronen beitragen (*wind up*-Phänomen) und dass eine permanente Übererregung zu den Phänomenen der Allodynie und Hyperalgesie führt. Es werden für chronisch neuroplastische Veränderungen Abläufe an den Synapsen diskutiert, die unter dem Begriff *long-term-potentiation* (LTP) vereinigt werden können. Durch eine Aktivierung von NMDA- und Non-NMDA-Rezeptoren, Neurokinin-Rezeptoren, der Expression von *immediate-early genes* und der damit verbundenen intrazellulären Kalziumerhöhung und mit Anstieg der Aktivität der *second-messenger*-Systeme kann eine verstärkte synaptische Antwort produziert werden.

Durch eine gesteigerte Neuropeptidfreisetzung von Substanz P und CGRP (*calcitonin gene-related peptide*) kann eine vermehrte Depolarisation von Hinterhornneuronen ausgelöst und weiter durch eine afferent-sympathische Noradrenalin vermittelte Verknüpfung ein sympathisch unterhaltenes Schmerzgeschehen hervorgerufen werden.

Die epidurale Rückenmarkstimulation löst eine Aktivierung GABAerger Interneurone aus, die eine inhibierende Wirkung auf Spinothalamicusneurone ausüben. Nach D`Mello und Dickenson (2008) wird neben den segmentalen spinalen Effekten auch ein supraspinaler modulierender Mechanismus über deszendierende Bahnen angenommen.

In der Zusammenfassung bedeutet dies, dass die Schmerzempfindung bereits auf spinaler Ebene durch verschiedene Prozesse modifiziert wird.

Shealy et al. (1967) implantierte auf der theoretischen Grundlage der *gate-control*-Theorie den ersten Neurostimulator zur Therapie chronischer Schmerzen. Diese neue SCS-Technik zur Schmerzlinderung hat in den folgenden Jahren zahlreiche technische und klinische Verbesserungen erfahren. Die Bemühungen, neurophysiologische Mechanismen der Wirkung der *spinal cord stimulation* aufzuklären, sind in den letzten Jahren intensiviert worden.

Es ist heute davon auszugehen, dass aufgrund von tierexperimentellen Untersuchungen deutliche Hinweise auf spinale und supraspinale Wirkmechanismen existieren. Allerdings ist es noch nicht sicher, ob diese Tiermodelle den chronifizierten Schmerz des Patienten auch tatsächlich widerspiegeln. Tierexperimentelle Untersuchungen nach Partialläsionen peripherer Nerven zeigten bei einem Teil der Tiere eine taktile Allodynie bzw. sensible Hypersensitivität. Diese Hypersensitivität kann durch SCS beeinflusst werden, wobei der Effekt die eigentliche Stimulationsdauer überdauern kann.

Stiller et al. (1996) konnten nachweisen, dass bei SCS-Respondern die GABA-Spiegel mit gleichzeitiger Normalisierung der Schmerzschwellen wieder anstiegen. Von Schechtmann et al. wurden 2008 für Acetylcholin analoge Veränderungen beschrieben. Der Wirkmechanismus des SCS entwickelt sich nach Untersuchungen von D`Mello und Dickenson (2008) nur, wenn die Hinterstränge des Rückenmarks intakt bzw. weitgehend intakt sind.

> Die Initiierung von Kribbelparästhesien im betroffenen schmerzhaften Areal des Patienten ist nach Barolat et al. (1991), Buyten et al. (1999) und North et al. (1991) die Grundvoraussetzung für einen möglichen schmerzlindernden Effekt.

Supraspinale Einflüsse bei Patienten im Sinne einer reduzierten kortikalen Erregbarkeit und einer Aktivierung schmerzverarbeitender kortikaler und subkortikaler Areale konnten Rasche et al. (2005) sowie Schlaier et al. (2007) nachweisen. Bereits 1975 zeigten Lindblom und Meyerson (1975) einen Anstieg der Schwellenwerte mechanischer Schmerzreize im betroffenen Areal durch SCS. Diese Ergebnisse wurden von Kemler et al. (2001) und Eisenberg et al. (2006) bestätigt. Garcia-Larrea et al. berichteten 1989 über Veränderung des nozizeptiven Flexorreflexes bei Patienten unter *spinal cord stimulation*. Auch Belege für eine erhöhte GABA- und Serotonin-Freisetzung und eine Unterdrückung des Gehalts an einigen exzitatorischen Aminosäuren wie Glutamat und Aspartat liegen in der Literatur vor.

Neben der Auslösung einer Analgesie kann nach Burton (2007) durch die SCS im Fall des Ischämieschmerzes eine positive Veränderung des Sympathikotonus sowie der Sauerstoffversorgung erzielt werden.

9.1.1.3. Voraussetzungen für eine SCS

Die SCS soll nur in Zentren durchgeführt werden, die einen multidisziplinären Ansatz zur Behandlung chronischer Schmerzen verfolgen. Neben dem Facharztstandard sollte der ausführende Arzt über eine Zusatzqualifikation "Spezielle Schmerztherapie" bzw. eine entsprechende Ausbildung in neuromodulativen Techniken besitzen. Das Zentrum muss in der Lage sein, auch Komplikationen der SCS-Therapie mit fachlicher Kompetenz zu behandeln und in diesen Fällen über eine schnelle Zugriffsmöglichkeit auf OP-Kapazität und Klinikbetten verfügen. Nach der S3-Leitlinie (AWMF 041/002, Epidurale Rückenmarkstimulaton zur Therapie chronischer Schmerzen 04/2010) sollte eine Zertifizierung als Schmerzzentrum erstrebenswert und verpflichtend sein.

Entsprechend nationaler und internationaler sowie eigener Hinweise sind vor einer SCS zusammenfassend folgende Empfehlungen zu beachten:

- Die Patienten sollten in einem interdisziplinären Schmerzprogramm vorbehandelt sein. Die bis dahin durchgeführten schmerzmedizinischen Maßnahmen und Konzepte zur Therapie ihres chronifizierten rückenmarksnahen Schmerzsyndroms einschließlich der algesiologischen Dokumentationen sind zu überprüfen.
- Vor der SCS-Implantation sollten neuroradiologisch (MRT, CT, Epidurographie, Myelographie) ein objektivierbares Korrelat, eine endoskopische Bestätigung des pathologisch-anatomischen Substrats, ggf. ein histologischer Be-

fund einer Probeexcision sowie ein positiver Schmerzprovokationstest nachgewiesen sein.

- Mit Hilfe psychologischer Testverfahren können eventuell Prädiktoren für das postoperative Outcome gefunden werden. Psychische Auffälligkeiten und Medikamentenabhängigkeit sollten durch entsprechende therapeutische Maßnahmen vorher behandelt werden.
- Der rückenmarksnahe operative Eingriff SCS ist zwingend unter den sterilen Bedingungen eines Operationssaales der Hygienegruppe A auszuführen. Als technische Voraussetzungen müssen Überwachungsgeräte und Vitaldatenmonitore einschließlich Röntgendurchleuchtung auch für die postoperative Überwachung vorgehalten werden. Die OP-Vorbereitung hängt auch davon ab, ob eine perkutane Elektrodenimplantation mit einer Stabelektrode vorgenommen wird oder eine Plattenelektrode über eine erweiterte Flavektomie unter Sicht direkt epidural platziert wird.

Allgemeine präoperative Maßnahmen

Aufklärung

Der Patient ist ausreichend über die Methode, ihre Wirkung und mögliche Komplikationen aufzuklären. Auch über die Risiken ist der Patient zu informieren. Die Aufklärung muss auch Risiken beinhalten wie die der epiduralen Blutung mit Kompression des Rückenmarks oder der Cauda equina, von Duraverletzungen mit Liquorverlustsyndrom oder das Risiko der Verletzung von Nervenwurzeln oder Rückenmarksgewebe (Tronnier 2005). Der Patient ist über die Bedienung seines Neurostimulationssystems als auch darüber zu informieren, dass er medizinisches Personal vor Eingriffen und Behandlungen jeglicher Art stets über sein implantiertes Neurostimulationssystem zu unterrichten hat und bei ungewöhnlichen Symptomen oder Zeichen ein Arzt kontaktiert werden muss. Neben den Informationen zu Indikationen und Kontraindikationen ist der Patient unbedingt auch über die Komponenten des zu implantierenden Neurostimulationssystems wie SCS-Elektrode, Verlängerung und den jeweiligen Neurostimulator aufzuklären. In der Unterweisung sind auch die den Patienten betreffenden aktualisierten Warnhinweise und Vorsichtsmaßnahmen des jeweiligen Produktherstellers zu übermitteln.

Lagerung

Der Patient wird entweder in Bauchlage oder Seitenlage, bei einseitigem Schmerz auf der betroffenen Seite gebracht. Vorteilhaft ist aus unserer Sicht die Bauchlage. Außer in speziellen Einzelfällen ist der Patient so zu lagern, dass die physiologische Krümmung z.B. der lumbalen Wirbelsäule nicht wesentlich aufgehoben wird. Ein Anstieg des intrathorakalen und intraabdominellen Druckes durch die Lagerungsmaßnahmen ist zu vermeiden. Notwendige Korrekturen der lumbalen Lordose sollten geringfügig möglich sein. Ratsam ist, den Patienten so zu lagern, dass sich die Dornfortsätze mittelständig zwischen den Pedikeln projizieren. Die zu punktierende Höhe im Bereich der Wirbelsäule kann unter Röntgen-Durchleuchtung festgelegt werden. Dabei ist die geplante Lage der Elektrodenkontakte zu berücksichtigen.

Anästhesie

Der Eingriff kann in Lokalanästhesie mit anästhesiologischem *Standby* ausgeführt werden. Ein intravenöser Zugang (Infusion) sowie eine EKG- und SaO_2-Überwachung sind dringend zu empfehlen. Einige Autoren empfehlen zur Platzierung der Elektrode eine minimale intravenöse Applikation von Sedativa, aber nur in Dosierungen, die noch eine Kooperation mit den Patienten gewährleisten.

Die Durchführung von spinalen Punktionen bei Patienten, bei denen eine Antikoagulation durchgeführt wird oder geplant ist, erfordert eine besondere Aufmerksamkeit. Das Auftreten spinaler Hämatome ist zwar äußerst selten, kann jedoch insbesondere bei beeinträchtigter Gerinnung dramatische neurologische Folgen für den Patienten haben. Um das Risiko zu minimieren, ist die AWMF-Leitlinie zur rückenmarknahen Regionalanästhesie und Thromboembolieprophylaxe/antithrombotische Medikation zu berücksichtigen (Gogarten et al. 2007).

OP-Technik

Eine fluoroskopische Kontrolle ist unverzichtbar. Die Durchleuchtung muss immer in zwei Ebenen, im anterior-posterioren Strahlengang und in seitlicher Ebene erfolgen. Dabei ist die Beachtung der Verordnung über den Schutz vor Schäden durch ionisierende Strahlen (Strahlenschutzverordnung StrSchV, 29.08.2008 I1793) unverzichtbar. Die

Röntgendokumentation der exakten Elektrodenlage gehört zu den Dokumentationspflichten und zu den Qualitätssicherungsmaßnahmen des Operateurs.

Im Rahmen unseres Qualitätsmanagements hat sich herausgestellt, dass es von Vorteil ist, Pflegepersonal mit einer speziellen Ausbildung bzw. Personal mit einer Qualifizierung zur SCS-Stimulation/Programmierung bereit zu stellen. Vom "Schmerztechniker" sind zusammenfassend die folgenden präoperativen Maßnahmen zu realisieren:

- Neben einem entsprechenden sterilen OP-Instrumentarium, Medikamenten und dem SCS-Implantations-Set ist ein funktionsfähiges SCS-Screening-Equpiment im Operationssaal bereit zu halten
- Sicherzustellen ist, dass neben dem OP-Assistenzpersonal (OP- u. Röntgen-Assistenz, Anästhesie *Stand-by*, Schmerztechniker) auch die erforderliche OP- und Anästhesieausrüstung (Röntgen-BV-Technik und Anästhesietechnik einschließlich Dokumentationssystem) einsatzbereit zur Verfügung steht
- Unbedingt sicher zu stellen ist, dass der Patient über das interventionelle Verfahren zustimmend aufgeklärt und über die Besonderheiten der SCS-Implantations-Testprozedur sowie das spezielle SCS-Handling informiert wurde, um im OP den Ablauf des neuromodulativen Eingriffs in enger Kooperation mit dem Patienten komfortabel und effektiv zu gestalten

9.1.1.4. Technik der perkutanen Elektrodenplatzierung

Zur epiduralen Stimulation steht dem Implanteur eine unterschiedliche Produktpalette von SCS-Elektroden, je nach Hersteller, zur Verfügung. Grundsätzlich ist zwischen Stablektroden und Flächenelektroden zu unterscheiden. Aus der Vielzahl von 2- bis 16-poligen Standardelektroden-Modellen hat sich in unserer Schmerzklinik die PICES-Quad ® (4 Elektroden mit einer Polbreite von 3 mm, einem Polabstand von 4 mm und einer Länge von 24 mm) mit unterschiedlicher Kabellänge von 30 cm bis zu 60 cm durchgesetzt.

Nach entsprechender Lokalanästhesie des vorgesehenen Punktionsbereichs im lumbalen Abschnitt (Hautpunktionsort 2-3 cm neben der Mittellinie kontralateral zur Schmerzseite und 1 ½ Wirbelkörper unterhalb des geplanten Eintritts bzw. streng medial) wird die Spezialkanüle (Tuohy) perkutan durch das Ligamentum flavum in den Epiduralraum geführt. Auch über einen paraspinalen flachen (45 Grad) Zugang knapp über eine im Röntgenbild dargestellte Mittellinie lässt sich nach klinisch guter Erfahrung die SCS-Elektrode in der Regel auch epidural gut positionieren.

Bei einem zu steil gewählten Winkel lässt sich zum einen die Elektrode schlechter steuern und zum anderen kann bei notwendigem Zurückziehen der Touhy-Kanüle oder des Elektroden-Mandrins eine Beschädigung der Testelektrode hervorgerufen werden. Eine perkutane Punktion vor einer chirurgischen Eröffnung der Haut (☞ operative Implantation) kann wegen möglicher Zweitpunktionen in anderen Etagen von Vorteil sein.

Nicht nur für Anfänger ist die *loss of resistance-technique* zur Punktion des Cavum epidurale in Bauchlage eine zu empfehlende Zugangstechnik. Die Punktionshöhe ist in der Regel in Höhe LWK2-LWK3 auszuwählen. Die SCS-Elektrodenpole sollten bei Schmerzen im Bein-Fußbereich in Höhe BWK 9 bis BWK 12 epidural unter Röntgen-Bildwandlerkontrolle platziert werden. Weitere Platzierungsvorschläge sind Tab. 9.1 zu entnehmen. Tiefere Lokalisierungen der SCS-Elektrodenpole können zu Stimulationen der Caudafasern führen, die mit unangenehmen Parästhesien und einer unzureichenden Schmerzmaskierung verbunden sein können.

Als die günstigste Punktionshöhe wird die Höhe BWK 3-5 bzw. L2 vorgeschlagen, um eine entsprechend lange intraspinale Elektrodenlage zu ermöglichen. Die Punktion für die Platzierung einer zervikalen Testelektrode ist aus anatomischen Gründen im Bereich der BWS schwieriger. Die Laminae der Wirbel sind dachziegelartig übereinander liegend und das Punktionsfenster dadurch kleiner. Im Zervikalbereich sollten die SCS-Elektrodenpole über dem entsprechenden rechtwinkligen Wurzelabgang platziert werden (☞ Tab. 9.1).

Punktion	Schmerzbereich	Epidurale Lage der SCS-Elektrodenspitze
T4-T6*	Gesichtsschmerz, N. occipitalis und Kieferwinkel	C1-C3
	Hals	C2-C3
	Brust (Interkostal)	T1-T2
T1-T3*	Schulterregion N. radialis N.ulnaris N. medianus	C2-C4 C4-C5 C6-C7 C5
	Obere Extremität	C3-T5
	Hand	C5-C7
	Rumpf	T1-T10
	Untere Extremität, (L5, S1)	T10-T12
T12-L1	Unteren Extremität mit Ausbreitung in Hüft- und Rückenregion	T9-T10
L3-L4**	S1-Ausbreitung	T12-L1
L2-L3** L2-L3, S4, Hiatus sacralis	Fuß Kleines Becken, Vulva, Anus, Sacrum (Kap. 9.1.1.6.)	T12-L1 S2-S4

Tab. 9.1: Empfehlungen zur SCS-Elektrodenplatzierung (mod. nach Walmann, Winnie 1996, Tronnier 2005 und Elliot, Krames, Peckham, Rezai 2009). * Eine Zugangstechnik zum *spatium epidurale* ist grundsätzlich auch für zervikale Elektroden-Platzierungen von lumbal in Höhe L2-L3 möglich. **Neben einer retrograden Elektrodenplatzierung von L3-L4 ist auch die SCS-Elektroden-Platzierung über den Hiatus sacralis und dem Lig. sacrococcygeale eine ausgezeichnete Alternative.

> Von herausragender Bedeutung für das Ergebnis einer SCS-Eletrodenplatzierung ist die kooperative Einbeziehung des Patienten während der intraoperativen elektrischen Stimulation.

Zur adäquaten Maskierung des Schmerzgefühls des Patienten muss die Stimulationselektrode sicher und zweifelsfrei im dorsalen Spatium epidurale positioniert werden. Einerseits ist die SCS-Elektrode an eine entsprechende rostrokaudale Position zu platzieren und andererseits auch eine Lateralität der Elektrodenlage im dorsalen Bereich des Cavum epidurale zu erreichen.

Die Positionierung der SCS-Elektrode ist so vorzunehmen, dass der Patient auch in den entsprechenden Zieldermatomen die notwendigen Parästhesien wahrnimmt. Ein kooperatives Verhalten des wachen Patienten erleichtert den Platzierungsprozess entscheidend. Im Regelfall erfolgt diese Elektrodenpositionierung in der intraoperativen Situation mehr oder weniger nach dem Prinzip *trial and error*, weil weder die SCS-Wirkungsmechanismen vollständig geklärt sind noch eine daraus resultierende optimale Elektrodenposition der Stimulationselektrode abzuleiten ist. Als weitere Schwierigkeit gilt, dass die individuellen pathologisch-anatomischen und physiologischen Situationen des jeweiligen Patienten mit den anatomischen wissenschaftlichen Erkenntnissen erheblich divergieren können.

Die SCS-Elektrode wird unter Röntgendurchleuchtung knapp neben der Mittellinie ipsilateral zur Schmerzseite dorsal epidural platziert. Die SCS-Elektrode sollte mindestens 15 cm epidural thorakolumbal bzw. 5-6 cm epidural zervikal verlaufen, um das Risiko einer Elektrodendislokation zu minimieren. Wenn durch eine günstige Elektrodenlokalisation mit Maskierung des schmerzhaften Areals durch Teststimulation Kribbelparästhesien erzielt werden konnten, ist zunächst das Ziel der perkutanen SCS-Testelektrodenimplantation erreicht.

Unter ständiger Röntgen-Bildwandlerkontrolle wird die perkutan platzierte Tuohy-Kanüle über die liegende SCS-Testelektrode vorsichtig und ohne die Elektrodenlage zu verändern zurückgezogen. Es wird nach subcutaner Untertunnelung die SCS-Elektrode mit der Verlängerung nach lateral und extern ausgeleitet. Das Verlängerungskabel wird mit dem externen Screener verbunden. Die Elektrodenverlängerung kann mit einer Hautnaht gesichert werden. Der Eingriff wird mit einem speziellen Verband beendet. Eine Empfehlung über die Dauer der Testphase für eine perkutan platzierte SCS-Elektrode wird in der Literatur zwischen 3 Tagen und 3 Wochen angegeben.

9.1.1.5. Sakrale epidurale Stimulation

Chronische Schmerzen im Beckenbereich, Harninkontinenz, Harnverhaltung, Blasenentleerungsstörung, interstitielle Zystitis, Pudendusneuralgien sowie Vulvodynien sind mögliche Indikationen für eine sakrale epidurale Stimulation. Auf Grund unserer klinischen Erfahrungen und Ergebnisse ist es, trotz teilweise widersprüchlicher Hinweise aus der Literatur, möglich, auch Bereiche des Perineums und andere Mittellinienstrukturen, Coccygodynien sowie Schmerzen nach Rektumamputationen etc. von sakral/lumbal erfolgreich neuromodulativ zu behandeln. Zu beachten sind neben den allgemeinen Kontraindikationen solche, die zusätzlich für die sakrale Nervenstimulation gelten, wie z.B. lokale Infektionen, jede Infektion mit Beteiligung der Blase oder des Beckens sowie eine Koagulopathie.

Neben dem perkutanen Zugang über den Hiatus sacralis zum Spatium epidurale zählen auch die perkutanen Punktionswege über die sakralen Foramina 2 bis 4 zur sakralen Stimulation (☞ auch Kap. 5.1.). Die perkutane elektrische Stimulation des ventralen Astes erfolgt auf dem Niveau von S3. Da das Rückenmark in Höhe von L1-L2 endet, verlaufen die Wurzeln der unteren Lumbal- sowie Sakralnerven als Cauda equina zunächst über eine längere Strecke im Intrathekalraum des Wirbelkanals, den sie bei S1 verlassen und in das Cavum epidurale eintreten. Die Spinalganglien der Sakralnerven können um das Ende des Duralsacks angeordnet sein oder sie liegen einige Zentimeter von ihm entfernt im Bereich der Foramina intervertebralia. Das Aufsuchen des Foramen S3 kann entweder mittels anatomischer Palpation bzw. mit Unterstützung der Röntgen-Durchleuchtung erfolgen.

Für die perkutane elektrische Neuromodulation sollte der ventrale Ast von S3 stimuliert werden, damit durch die Nervenstimulation Kribbelparästhesien bzw. Kontraktionen der entsprechenden Muskelgruppen ausgelöst werden können. Regelmäßig führen wir auch in speziellen Einzelfällen epidural-sakrale Stimulationen von Sakralnerven über den sakralen Zugangsweg durch, wobei die SCS-Elektrode über den Hiatus sacralis und die Lamina tectoria in das Spatium epidurale (☞ Zugangstechnik spinale Endoskopie) implantiert wird (Abb. 9.1).

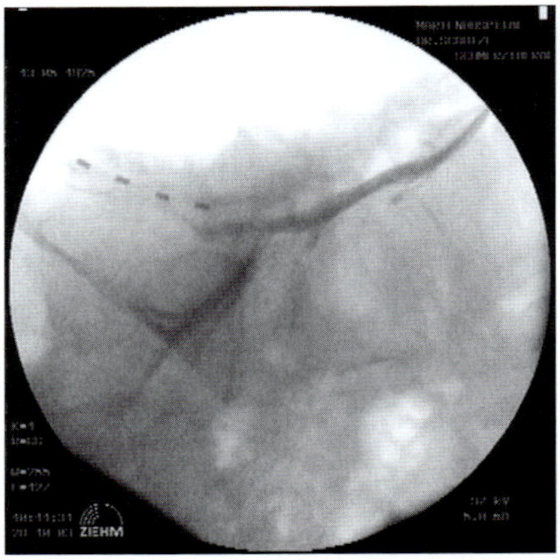

Abb. 9.1: Sakral platzierte Quad-SCS-Elektrode mit radiologischer Kontrastmitteldarstellung des ventralen Spatium epidurale.

9.1.1.6. Technik der SCS-Elektroden-Implantation

Nach Desinfektion und steriler Abdeckung des Patienten wird in Bauchlage nach Markierung und radiologischer Überprüfung der Punktionsstelle eine Lokalanästhesie durchgeführt. Nach Wirkeintritt der Lokalanästhesie wird die Haut 2-4 cm chirurgisch eröffnet und es erfolgt die Freipräparation bis zur Faszie. Eine geübte Praxis ist auch die einer perkutanen Punktion vor Anlage eines Hautschnitts, die wegen möglicher Zweitpunktionen in anderen Etagen, je nach Zentrum, durchgeführt wird. Wie bei der perkutanen Punktion des Spatium epidurale wird nun der Epiduralraum mit der Spezialkanüle z.B. mit der *loss of resistence technique* (LOT) aufgesucht. Die Punktionshöhe entspricht der der perkutanen Implantation. Wichtig ist, die Punktion des Spatium epidurale mit der Tuohy-Kanüle in einem entsprechenden Winkel zur Hautoberfläche vorzunehmen. Es empfiehlt sich, im lumbalen Abschnitt einen Punktionswinkel von bis zu maximal 45 ° zur Hautoberfläche, im thorakalen Bereich maximal 30° und im zervikalen Abschnitt mindestens 45° zur Hautoberfläche einzuhalten. Anderenfalls besteht das erhöhte Risiko einer Beschädigung der SCS-Elektrode bei der Einführung in das Spatium epidurale oder bei der epiduralen Navigation.

Eine modifizierte Tuohy-Kanüle wird zunächst bis zum Erreichen des Ligamentum flavum vorsichtig vorgeschoben und nach Drehen der Spezialkanüle – so dass die abgeschrägte Kanülenspitze nach kranial zeigt – kann der Mandrin der Tuohy-Kanüle entfernt werden. Mittels LOT mit steriler NaCl-Lösung (oder Luft) wird das Spatium epidurale durch den plötzlichen Widerstandsverlust (☞ Lehrbücher der Anästhesie) erkannt.

Unter Röntgen-Bildwandlerkontrolle ist die SCS-Elektrode vorsichtig durch die Spezial-Kanüle bis zur vorgesehenen epiduralen initialen Position vorzuschieben. Möglicherweise muss dafür ein entsprechender Mandrin in die Elektrode eingeführt werden, um das dorsale Spatium epidurale sicher und zweifelsfrei erreichen zu können. Für die zervikale SCS-Elektrodenanlage wird eine Punktionshöhe in Höhe BWK 3-5 bzw. L2 empfohlen. Es ist ratsam, die SCS-Elektrode mindestens mit drei Wirbelkörperlängen in den dorsalen Epiduralraum einzuführen, um eine ausreichende Stabilität der Elektrodenlage zu garantieren. Eine günstige Elektrodenpositionierung ist erreicht, wenn z.B. die mittleren Elektrodenpole aktiv sind, weil bei einer Elektrodenmigration möglicherweise durch eine Programmierungsänderung eine effektive Stimulation erreicht werden kann. Damit kann eine operative Neupositionierung der dislozierten Elektrode möglicherweise verhindert werden. Zur neuromodulativen Behandlung von Rückenschmerzen werden von einigen Autoren auch komplexe Stimulationsmuster mit zwei Elektroden (☞ Abb. 9.2) oder doppelreihigen Plattenelektroden in Höhe BWK 9/10 empfohlen.

Für die notwendige Fixierung der SCS-Elektrode sollte eine 5 bis 7 cm lange Präparation um den Kanülenschaft vor bzw. nach der Punktion erfolgen. Ist ein optimales intraoperatives Stimulationsergebnis erreicht, kann die Elektrode an der Faszie je nach Herstellerfirma mit oder ohne Hilfsmittel (Fixationssysteme) oder z.B. mittels Tabakbeutelnaht in der vorliegenden Position fixiert werden. Unter Beibehalten der Elektrodenposition können die Spezial-Tuohy-Kanüle und der Mandrin der Elektrode unter Röntgenkontrolle aus dem Cavum epidurale vorsichtig entfernt werden. Wichtig ist in dieser Phase, nur minimalen Zug auf die Kanüle auszuüben, da bei einer schnellen Kanülenentfernung leicht eine Elektrodendislokation hervorgerufen werden kann. Nach Fixierung der Elektrode mittels spezieller Fixierhülsen und mittels Verwendung von nicht-resorbierbarem 2-0-Nahtmaterial wie z.B. Seide oder bestimmten umsponnenen Polyestergarnen ist der Elektrodenplatzierungsprozess abgeschlossen. Nach der vorsichtigen Retraktion der Punktionskanüle aus dem Spatium epidurale unter Röntgen-Kontrolle, der Fixierung der SCS-Elektrode und nach nochmaliger Überprüfung der SCS-Stimulation ist auch die Mitarbeit des Patienten beendet. Für den weiteren Teil des operativen Eingriffs kann z.B. eine leichte Sedierung indiziert sein. Nun kann in begleitender Lokalanästhesie das Tunnelieren der perkutanen Verlängerung vorgenommen werden. Die Tunnelierungsroute ist zu planen und ggf. ist die Austrittsstelle der perkutanen Verlängerung auf der Haut des Patienten präoperativ zu markieren. Nachfolgend ist eine Inzision an der Austrittsstelle der geplanten Tunnelierung hilfreich.

Durch eine stumpfe Dissektion kann ein Tunnel von der Elektrode bis zum vorgesehenen Ort für die Verbindung zwischen Elektrode und Verlängerung hergestellt werden. Dabei ist unbedingt eine tiefe Tunnelierung unter Ausschluss der thorakalen Rippenregion zu vermeiden. Die perkutane Verlängerung kann nun behutsam durch das Tunnelierröhrchen zur Austrittsstelle gezogen werden. Es ist darauf zu achten, dass Elektrode und Verlängerung nicht straff platziert werden. Es ist sinnvoll, der SCS-Elektrode bzw. der Verlängerung ausreichend Spiel für Patientenbewegungen zu gestatten. Wenn die Elektrode oder die Verlängerung zu straff verlegt werden, kann dies zu einem Kurzschluss, zu einer Unterbrechung des Stromkreises oder zu einer Verlagerung der implantierten Komponenten führen.

Im Anschluss erfolgt die Verbindung von perkutaner Verlängerung und Elektrode. Grundsätzlich sollte beachtet werden, dass vor der Konnektion der Komponenten die Konnektionsstellen von sämtlichen Körperflüssigkeiten zu reinigen und zu trocknen sind, weil Flüssigkeit an der Konnektionsstelle zu einer intermittierenden Stimulation oder sogar zu einem Stimulationsverlust führen kann. Nach der vollständigen Einführung des Elektrodenkonnektors in den Verlängerungskonnektor werden die Schrauben mithilfe eines Drehmomentsschlüssel angezogen, um den elektrischen Kontakt zu den Kontakten der Elektrode herzustellen. Es ist unbedingt zu vermeiden, dass durch ein zu kraftvolles Festziehen der Schrauben die Elektrodenkontakte beschädigt werden. Das bedeutet, dass ein Kurzschluss oder eine Stromkreisunterbrechung initiiert wird, in dessen Folge eine intermittierende Stimulation ausgelöst werden oder ein Stimulationsverlust auftreten kann. Es kann nach der Konnektion von Vorteil sein, durch eine erneute Teststimulation die Integrität der Konnektion zu kontrollieren.

Nach Überprüfung auf Bluttrockenheit erfolgt der operative, schichtweise Wundverschluss. Im Bereich der Elektrode wird auch die Konnektionsverbindung chirurgisch verschlossen und die Austrittsstelle der perkutanen Verlängerung versorgt. Mit der Anlage entsprechender Verbände ist der operative Eingriff abgeschlossen. Die elektrische Teststimulation zur Neuromodulation kann, nach der Konnektion des Verbindungskabels zum externen Screener, zur gegebenen Zeit fortgeführt werden.

Für die interdisziplinäre Entscheidung über die Implantation des Neurostimulators ist der erreichte Grad der Schmerzreduktion bzw. das Erreichen des individuellen Behandlungsziels (IBZ) – eine Aktivitätszunahme des Patienten sowie eine Analgetikareduktion – von entscheidender Bedeutung. Die Empfehlung zur Dauer der Testphase schwankt in der Literatur zwischen 3 Tagen und 3 Wochen.

Spezialfall Implantation einer zweiten SCS-Elektrode

Bei der Implantation einer zweiten SCS-Elektrode ist folgendes zu beachten:

- Die zweite SCS-Elektrode ist parallel zur ersten Elektrode und ca. 1-3 mm lateral der physiologischen Mittellinie zu platzieren.
- Es empfiehlt sich, die zweite SCS-Elektrode einen Wirbelkörper unterhalb der ersten Elektrode zu platzieren. Damit kann ein Einschneiden oder Abtrennen der ersten SCS-Elektrode verhindert werden und es steht dem Operateur ausreichend Raum für die Elektrodenfixierung zur Verfügung. Je nachdem, welche Position die wirksamste Parästhesie bietet, können die SCS-Elektrodenspitzen nebeneinander, versetzt oder in einem Abstand von mehreren Wirbelkörpern implantiert werden.
- Elektroden und Verlängerungen sind so zu implantieren, dass sie nur eine kleine Fläche einschließen.
- Falls die Elektroden und Verlängerungen eine Schleife bilden, kann der Patient bei bestimmten elektromagnetischen Störungen (z.B. Diebstahldetektoren) eine augenblickliche Stimulationszunahme verspüren, die er als unangenehme Zuck- und Schlaggefühle empfinden kann.

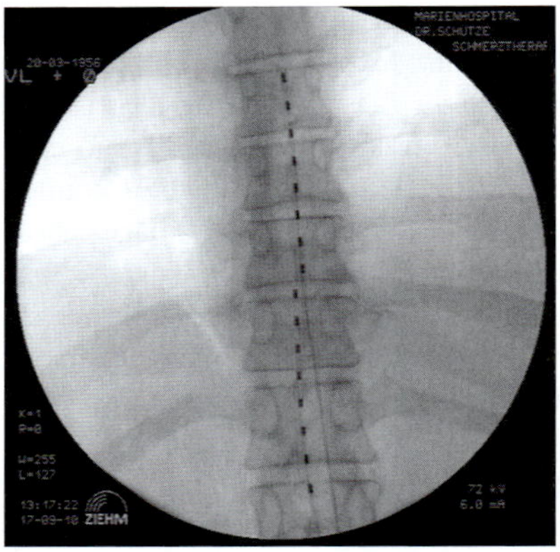

Abb. 9.2: Beispiel einer zeitlich und räumlich außergewöhnlich doppelt platzierten SCS-Oktrode zur Therapie eines ausgeprägten neuropathischen Schmerzgeschehens. Erstimplantation der distalen SCS-Oktrode am 20.10.2009. Zur Optimierung des Neuromodulations-Ergebnisses erfolgte am 28.10.2010 die Implantation einer zusätzlichen SCS-Oktrode. Die Steuerung der Elektroden wird über einen RESTORE Advance® realisiert. Die 54-jährige Patientin J.B. gibt eine *pain score* Reduzierung von 5-6 auf 1-2 (0-10 NRS) ohne begleitende medikamentöse Therapie an. Die Patientin berichtet über ein ausgezeichnetes Therapieergebnis mit einer weiteren deutlichen Verbesserung ihrer Lebensqualität.

Sonderfall Flächenelektroden-Implantation

Zur Implantation einer epiduralen Plattenelektrode besteht die Indikation nach mehrfacher Dislokation einer Stabelektrode, bei Vorliegen einer Elektrodenspitzen-Instabilität, bei Stimulationsnebenwirkungen und bei der Notwendigkeit, die Stimulationsintensität zu verringern.

Die entsprechenden Flächenelektroden werden im anästhesiologischen *standby* oder nach vorheriger Austestung mit einer SCS-Stab-Elektrode in Allgemeinanästhesie implantiert.

Um eine Flächenelektrode unter den intakten Bögen nach kranial zu implantieren, ist zunächst eine Flavotomie erforderlich. Bei narbigen anatomischen Verhältnissen kann eine Hemilaminektomie bzw. Laminektomie erforderlich sein. Zur Implantation einer Flächenelektrode im zervikalen Abschnitt der Wirbelsäule ist eine Flavotomie oder eine partielle Hemilaminektomie notwendig.

Die Implantation von Platten- bzw. Flächenelektroden zur Neuromodulation ist unbedingt in das Spezialgebiet der Neurochirurgie einzuordnen und sollte diesem Fachgebiet auf Grund der Besonderheiten der neurochirurgischen Schmerztherapie zugeordnet bleiben.

9.1.1.7. Elektrische Stimulation (Programmierung)

Grundlage für ein effektives Stimulationsergebnis ist die exakte dorsale epidurale Lage der implantierten SCS-Elektrode. Nach Barolat et al. (1991) und Holsheimer et al. (1994) entspricht die radiologische Mittellinie nicht exakt der anatomischen Mittellinie des Rückenmarks. Deshalb ist eine intraoperative Teststimulation beim wachen Patienten essentiell. Nach Erreichen der epiduralen Zielposition kann die intraoperative Teststimulation eingeleitet werden.

Die gewählten Stimulationsparameter beeinflussen die elektrische Feldverteilung und damit auch den schmerztherapeutischen Effekt der SCS-Stimulation. Daraus ergibt sich zusammen mit der entsprechenden Lage der SCS-Elektrode im Spatium epidurale, welche Hinterstrangbereiche stimuliert werden. Die vom Generator abgegebenen Impulse haben eine variable Frequenz. Bei zu niedrigen Frequenzen verspürt der Patient möglicherweise ein "Klopfen", bei höheren Frequenzen eine angenehme gleichmäßige Stimulation.

- Als *Amplitude* werden die Stärke oder Intensität der Stimulationsimpulse bezeichnet, die das Kribbelgefühl beim Patienten verursachen.
- Die Länge der Stimulationsimpulse definiert sich als *Impulsdauer.*

Durch Anpassen der Impulsdauer können die ausgelösten Kribbelparästhesien optimiert und möglichst für den Patienten angenehm gestaltet werden. Für die Linderung von bilateral auftretenden, komplexen Schmerzmustern kann die Stimulation des Hinterstrangs mit einer dorsomedialen oder mit zwei symmetrisch zur Mittellinie platzierten lateralen Elektroden erforderlich sein. Zwei kontralaterale Elektroden können z.B. neben einem breiteren Wirkungsbereich und höherer Effizienz zusätzlich enorme Flexibilität in der Anpassung der Stimulation an komplexe Schmerzzustände liefern.

Einen wesentlichen Parameter für die Intensität der Stimulation stellt auch die dorsale Liquorbreite dar. Diese Liquorbreite ist nach Holsheimer und Struijk (1991) für eine effiziente Stimulation ohne gleichzeitige Überreizung der Nervenwurzeln und damit verbundener stimulationsbedingter Schmerzen ausschlaggebend. Deshalb ist eine aufmerksame Auswahl der Elektrodengeometrie von entscheidender Bedeutung, weil der Abstand der Elektrodenkontakte die Feldverteilung wesentlich beeinflussen kann. Die Wahl der jeweiligen Elektrodenpole und die Orientierung und Lokalisation der Anode und Kathode bezogen auf die zu stimulierenden Strukturen sind nach Holsheimer und Wesselink (1997) auch von besonderer Bedeutung für das Stimulationsergebnis. Die Autoren North et al. (1991 u. 1993) sowie van Buyten et al. (1999) bestätigen, dass eine Schmerzreduktion bei dem Patienten erreicht werden kann, wenn Kribbelparästhesien die schmerzhaften Areale überdecken bzw. maskieren.

Klinisch wichtige Zustandsbilder unter der elektrischen Simulation ist die Situation des *discomfort* und *usage range*. Es handelt sich um Empfindungen des Patienten, bei der die elektrische epidurale Stimulation als unangenehm – *discomfort* – empfunden wird oder motorische Reaktionen unter der Stimulation auftreten, die als *usage range* bezeichnet werden. Bei einer Lateralisierung der SCS-Elektrode können nach Struijk et al. (1993) und Holsheimer et al. (1995) aufgrund der geringeren Erregbarkeit vielmehr Fasern der Hinter- und Vorderwurzel stimuliert werden, was beim Patienten unangenehme segmentbezogene Missempfindungen und motorische Reaktionen auslösen kann. In der Regel werden während der intraoperativen Testung Amplitude, Impulsdauer und Frequenz zur Erzielung einer für den Patienten angenehmen epiduralen Stimulation festgelegt. Die Amplitude sollte mindestens ein Volt betragen, damit für den Patient die Möglichkeit besteht, selbständig mit dem externen Programmiergerät die Stimulationsintensität zu justieren. Damit kann der Patient in die Lage versetzt werden, dass bei seinen alltäglichen körperlichen Aktivitäten keine unangenehme Stimulation auftreten.

Ein für die elektrische Stimulation zu beachtender Parameter ist die Wahrnehmungsschwelle. Neben der Stimulation der Hinterwurzelfasern hängt die Wahrnehmungsschwelle auch von der lateralen Elektrodenposition ab. Durch eine 2-3 mm paramediane Elektrodenplatzierung reduziert sich die notwendige Stimulationsintensität durch eine erhöhte Rekrutierung von Hinterwurzelfasern (im Unterschied zu Hinterstrangfasern), um segmental Kribbelparästhesien auszulösen. Die Wahrnehmungsschwelle ist von der Stimulation der Hinterwurzelfasern abhängig. Diese Konstellation ist durch die anatomische Stärke der sog. Liquorschicht bedingt. Als Liquorschicht wird in der Terminologie der elektrischen Neuromodulation der Elektrodenabstand zum stimulierenden Areal bezeichnet. Auf Grund der unterschiedlichen rückenmarksnahen anatomischen Verhältnisse variiert die Liquorschicht bei den Patienten sehr. Im zervikalen Abschnitt beträgt die Liquorschicht 2,5 ± 0,8 mm, im mittleren thorakalen Abschnitt 5,8 ± 1,8 mm sowie in der unteren thorakalen Region 3,6 ± 1,6 mm. Für die elektrische Neurostimulation ist von Bedeutung, dass auf Grund der starken Liquorschicht im mittleren thorakalen Abschnitt dort auch mit den höchsten Stimulationsintensitäten gearbeitet werden muss, um entsprechende Parästhesien auslösen zu können (Tronnier, 2005).

Diese Erkenntnisse machen es möglich, eine günstige individuelle Parameterwahl für die Neurostimulation jedes einzelnen Patienten abzuleiten. Als weitere klinische Unsicherheit bleibt allerdings eine potentielle Diskrepanz zwischen den individuellen anatomischen und physiologischen Situationen, die stets ein gewisses Maß an Nachjustierung erforderlich machen.

Mit einem neuen Neurostimulator (RestoreSensor, Medtronic, ☞ Abb. 9.3) ist eine haltungsabhängige SCS-Stimulation möglich. Der Patient reguliert zunächst in der Initialphase, je nach seinem Bewegungsmuster, die SCS-Stimulation. Die ermittelten Daten werden von einer im Neuro-Simulator integrierten adaptivStim-Technologie verwaltet und bei Bedarf automatisch für die jeweilige Körperhaltung abgerufen und damit die bestmögliche Schmerzlinderung für den Patienten erzielt (☞ Abb. 9.3).

Die Programmierung des SCS-System durch den Arzt oder Schmerztechniker bedarf grundsätzlich einer produktspezifischen Ausbildung und eines entsprechenden Trainings. Im Regelfall wird dies durch den jeweiligen Hersteller des neuromodulativen Equipments realisiert. Im Einzelfall geben auch die Herstellerfirmen die erforderliche technische Unterstützung für den betroffenen Patienten.

9.1.1.8. Implantation des Neurostimulators

Nach erfolgreicher, möglichst ambulant fortgeführter SCS-Teststimulation unter Bedingungen des täglichen Lebens des Patienten kann die Impulsgeber-Implantation vorgenommen werden.

Nach gewissenhafter Aufklärung und gründlicher OP-Vorbereitung ist mit dem Patienten die anatomische Lokalisation des elektronischen Generators festzulegen. Dabei ist zu berücksichtigen, dass die Lage der subkutanen Tasche so gewählt wird, dass einerseits das implantierte Steuergerät nicht das Tragen eines Gürtels beeinträchtigt und andererseits der Patient zu jeder Zeit mit seinem externen Steuergerät eine telemetrische Steuerung des Neuroschrittmachers gut vornehmen kann. Bei zervikal implantierten Elektroden kann ggf. ein infraklavikulärer Implantationsort des Neurostimulators bevorzugt werden. Eine Positionierung unterhalb der Linea spina iliaca anterior dextra zur Linea spina iliaca anterior sinistra ist auf Wunsch des Patienten ebenfalls möglich.

In der Literatur wird als häufigste Implantationsposition der Bereich des Mittelbauchs angegeben. Bei der Auswahl der Platzierung des Neurostimulators sollte dieser mindestens 3 bis 4 cm vom Knochen entfernt liegen, um Beeinträchtigungen im Implantationsbereich zu vermeiden. Auch sollte das Implantat keinen Einengungen oder äußerem Druck ausgesetzt sein, um das Risiko einer Erosion der Haut oder möglicher schmerzhafter Reaktionen für den Patienten zu vermeiden. Ziel ist es, den Neurostimulator so zu implantieren, dass der Patient den Neurostimulator mit einem Patientensteuergerät (Patientenprogrammiergerät, Steuermagnet oder Funk-Transmitter) bedienen kann. Bei der Auswahl des Implantationsortes ist ferner darauf zu achten, dass dieser mindestens 20 cm von einem eventuellen anderen Neurostimulator entfernt liegt, um Telemetriestörungen zu verhindern.

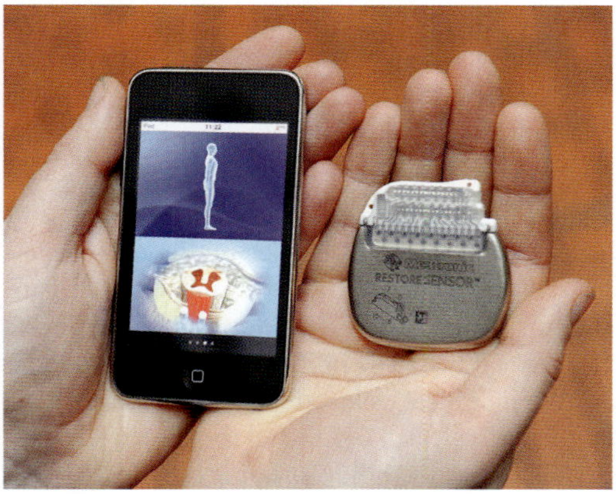

Abb. 9.3: Als wiederaufladbarer Neurostimulator registriert der RestoreSensor Körperhaltung und Aktivität des Schmerzpatienten und passt die bevorzugten Stimulationseinstellungen automatisch an. Eine Tagebuchfunktion dokumentiert die Veränderungen und kann durch das Datenmanagement zum Therapieerfolg beitragen.

Sollten Implantate wie z.B. Herzschrittmacher oder Defibrillatoren bereits implantiert sein, ist nach Möglichkeit für die Implantation des Neurostimulators die diametrale Körperseite in die Planung mit einzubeziehen, um Interaktionen zwischen den Implantaten auszuschließen. In diesen Fällen ist zudem eine Kontaktaufnahme mit dem Neuromodulationshersteller und den Herstellern der anderen Implantate und evtl. intraoperative Testung, ob eine gegenseitige Beeinflussung existiert, von Vorteil.

Je nach Ausgangssituation kann die Implantation in Lokalanästhesie oder in einer Allgemeinanästhesie ausgeführt werden.

Nach entsprechender Lagerung und Einleitung des Anästhesieverfahrens, Hautdesinfektion und steriler Abdeckung wird zunächst das nach extern ausgeleitete Verbindungskabel im Hautniveau durchtrennt. Die Narbe über dem implantierten Konnektor zwischen Elektrode und dem Verbindungskabel ist nochmals chirurgisch zu eröffnen. Die provisorische Konnektion wird von der implantierten SCS-Elektrode diskonnektiert. Nach chirurgischer Eröffnung der Haut und Präparation einer subkutanen Tasche an dem zuvor festgelegten Implantationsort wird nach sorgfältiger Blutstillung der Impulsgeber in die subkutane Tasche ca. 1 cm unter der Haut im subkutanen Fettgewebe eingepasst. Zu beachten ist, dass eine zu tiefe Implantation postoperativ zu Programmierproblemen und eine zu oberflächliche Implantation zu Hautreizungen und Perforationen führen kann.

Das zuvor mit dem Generator konnektierte Verbindungskabel zur Elektrode wird nun mit Hilfe eines Tunnelierinstruments zum distalen Ende der implantierten SCS-Elektrode geleitet und mit der Elektrode sicher konnektiert. Bei zu langem Verlängerungskabel sollte das überflüssige Verbindungskabel aufgerollt und unbedingt hinter dem zu implantierenden Impulsgeber platziert werden, um die Telemetrie und ggf. das Aufladen des Stimulators nicht zu beeinträchtigen.

Die laterale Hauteröffnung sowie die formierte Generatortasche sind nach Überprüfung auf Bluttrockenheit und korrekter Lage schichtweise chirurgisch zu verschließen. Abgeschlossen wird der chirurgische Eingriff durch einen entsprechenden Verband und OP-Bericht.

Nach der endgültigen Implantation erhält der Patient einen Implantatausweis und wird in die Selbststeuerung des Neurostimulators eingewiesen.

9.1.2. Endoskopisch gestützte SCS-Elektrodenimplantation und Adhäsiolyse

Die gegenwärtige SCS-Elektroden-Implantationstechnik besteht in der Regel darin, zunächst den Epiduralraum mittels Spezialkanülen (Tuohy) in der *loss of resistance technique* perkutan aufzusuchen. Unter Röntgen-Durchleuchtung wird die SCS-Elektrode durch eine spezielle Tuohy-Kanüle in das epidurale Zielgebiet vorgeschoben. Die epidurale Elektrodenführung im Spinalkanal gestattet es, die für die Schmerztherapie relevanten Körperregionen selektiv zu erreichen. Eine Überprüfung bzw. Überwachung der herkömmlichen operativen Elektrodenimplantation ist nur mit der Bildwandler-Röntgendiagnostik möglich.

Bei Anwendung dieser "blinden" Technik können eine Reihe gravierender Probleme auftreten, die eine SCS-Elektodenimplantation erschweren oder unmöglich machen können. Beispielsweise kann sich bei Patienten mit Identifikationsproblemen im Bereich der Wirbelsäule oder ausgeprägten epiduralen Fibrosierungen, Stenosen und Narben die

Implantation der SCS-Elektrode schwierig und risikoreich gestalten oder nicht gelingen.

Auf die Verletzungsgefahr spinaler Strukturen durch die Punktionskanüle bzw. Elektrode wird in der Literatur hingewiesen. Es finden sich Mitteilungen über Punktionsverletzungen wie akzidentielle Duraverletzungen, Liquorzysten, Liquorfisteln sowie Epiduralvenenpunktion, epidurale Blutungen, Hämatome, Querschnittssyndrome, Verletzungen von Nervenwurzeln.

1996 konnten wir erstmals über Patienten berichten, bei denen zur Therapie ihres *failed back surgery syndromes* eine epiduroskopisch gestützte SCS-Elektrodenimplantation zur Neuromodulation durchgeführt wurde (Schütze 1996).

Die Indikationen zur epiduroskopisch gestützten SCS-Elektrodenimplantion sind nach unseren umfangreichen klinischen Erfahrungen mit dem neuromodulativen Verfahren vor allem

- schwierigste pathologische Wirbelsäulenverhältnisse
- hochgradige pathologische Veränderungen im rückenmarksnahen Bereich (ausgeprägte epidurale Adhäsionen, Fibrosen oder starke Vernarbungen), sowie die
- Gewährleistung einer sicheren epiduralen Platzierung der Elektrode(n).

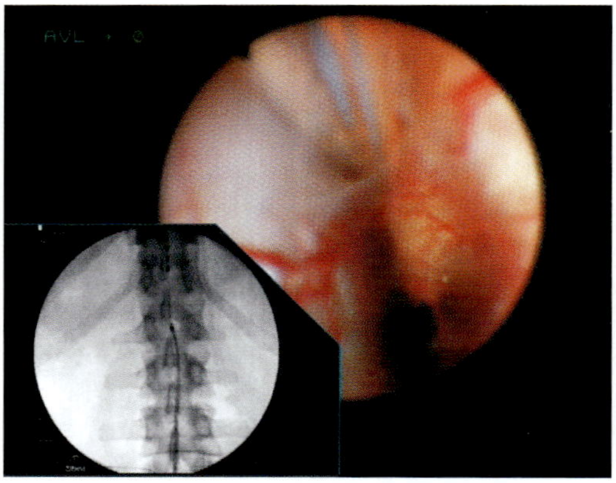

Abb. 9.4: SCS-Elektroden (blau) im Spatium epidurale (Bild-in-Bild-Technik).

Die Elektroden-Implantation unter Sicht minimiert natürlich das Risiko von Dura mater spinalis Verletzungen, epiduralen Blutungen, rückenmarksnahen Traumatisierungen sowie das eines schmerzhaften Eingriffs. Zudem können bei dieser sehr speziellen Patientengruppe z.B. unnötige Stimulationsversuche bei Elektrodenfehllagen vermieden oder potentiell gefährliche Situationen rechtzeitig erkannt werden.

Adhäsiolyse

Nach längerer Zeit bilden sich im Bereich der implantierten SCS-Elektrode epidurale Fibrosierungen aus. Bekannt ist, dass durch eine verstärkte Narbenbildung bzw. fibröse Umscheidungen der Spitze einer SCS-Elektrode die elektrische Stimulation im Laufe der Zeit ineffektiv werden kann. Es besteht durch die Epiduroskopie die Möglichkeit, diese vermehrte Bildung faserigen Bindegewebes bzw. Vernarbungen im Bereich der SCS-Elektrodenspitze mikrochirurgisch zu lösen, um die Effektivität der Neuromodulation nach längerem Gebrauch auch ohne Elektrodenaustausch wieder herzustellen.

2010 haben wir bei zwei Patienten, bei denen sich die SCS-Stimulation als ineffektiv darstellte, wegen Verdachts auf epidurale Fibrosierung der unterschiedlichen SCS-Elektroden (Medtronic und ANS, St. Jude Medical) eine endoskopische Untersuchung durchgeführt (☞ Abb. 9.6). Bei der epiduroskopischen Inspektion wurde bei beiden Patienten eine hochgradige Fibrosierung im Bereich der Elektrodenspitze festgestellt. Über den Arbeitskanal des Epiduroskops erfolgte eine Adhäsiolyse. Die nachfolgende epidurale Elektrostimulation konnte bei beiden Patienten wieder angenehme Kribbelparästhesien im Schmerzareal auslösen. Neben der ausgezeichneten Stimulation berichteten die Patienten über eine wiederhergestellte exzellente Schmerzreduktion.

> Mit Hilfe der Endoskopie konnten wir den Nachweis führen, dass epidurale Fibrosierungen um die SCS-Elektrodenspitze die Ergebnisse der *spinal cord stimulation* deutlich verschlechtern können. Nach der endoskopischen Adhäsiolyse ist die ursprüngliche SCS-Stimulationsqualität wiederhergestellt worden.

Die Vorteile der epiduroskopisch gestützten SCS-Elektrodenimplantation und Adhäsiolyse lassen sich zusammenfassen:

- sicherer epiduraler Zugang
- exakte Elektrodenplatzierung

- Umgehung von pathologisch-anatomischen Hindernissen
- Vermeidung eines Elektrodenwechsels
- Reduzierung der Röntgenstrahlenbelastung

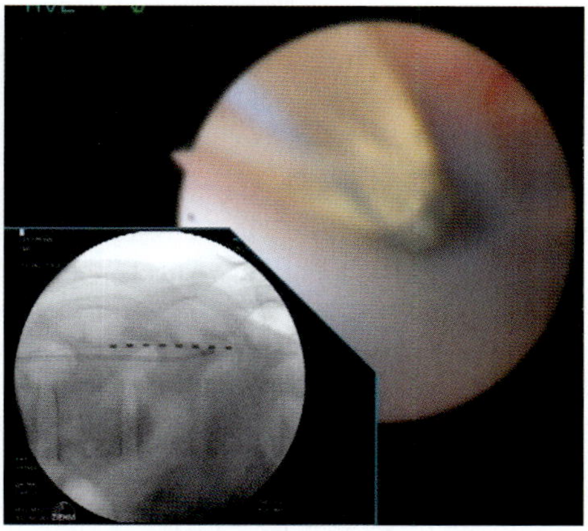

Abb. 9.5: Korrekte Lage einer SCS-Oktroden-Elektrodenspitze im Spatium epidurale(Bild-in-Bild-Technik).

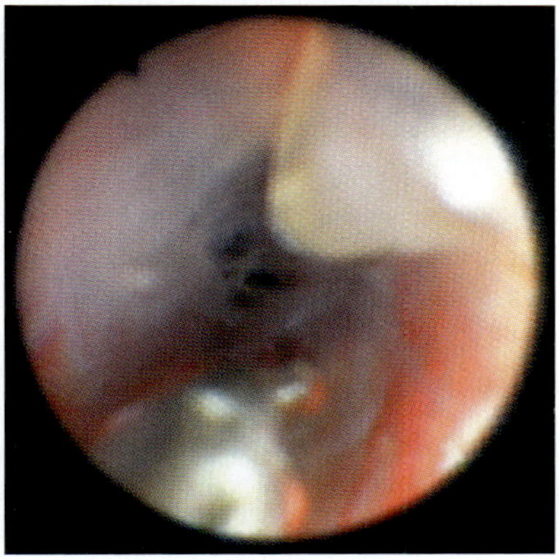

a

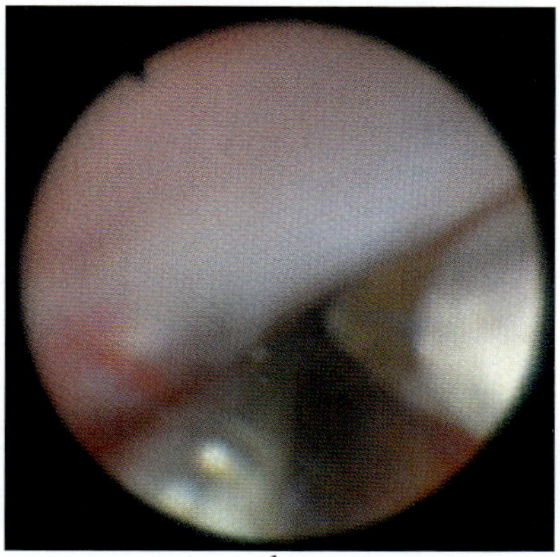

b

Abb. 9.6a+b: Endoskopisch gestützte Adhäsiolyse - SCS-Elektrode (SCS-Elektrodenspitze re. und chir. Instrumentarium li. im Spatium epidurale).

9.1.3. Nebenwirkungen und Komplikationen

Die Angaben aus der Literatur zu Komplikationen durch elektrische Neuromodulation sind sehr different und nur sehr schwer einzuordnen bzw. zu bewerten. Grundsätzlich ist der operative Implantationsprozess eines SCS-Systems zur Neuromodulation auch mit Risiken verbunden, die mit denen anderer spinaler operativer Eingriffe vergleichbar sind. Bei der Implantation und dem klinischen Einsatz eines epiduralen Neurostimulationssystems bestehen zusammengefasst die nachfolgenden Risiken wie z.B. Duraperforationen, epidurale Blutung mit Hämatombildung, ggf. mit neurologischem Defizit, Liquorfistel, Infektion, allergische Reaktion oder Immunabwehrreaktion auf die implantierten Materialien, Hauterosion, Elektrodendislokation, Elektrodenbruch, Verlagerung von Neurostimulator und Verlängerungskabel, Schmerzen im Implantationsbereich, Serom- oder Hämatombildung, Veränderungen der Stimulation durch epidurale Fibrosierungen im Bereich der Elektrodenpole, gelockerte elektrische Kontakte in dem Konnektionsbereich oder auch Verlust der Schmerzlinderung (☞ Tab. 9.2).

Als häufige Komplikation gilt die akzidentielle Duraverletzung bei der Anlage einer SCS-Elektrode.

Eine Duraperforation durch die SCS-Elektrode wird wegen der sehr guten Liquor-Leitfähigkeit vor allem durch eine ungerichtete bis diffuse Stimulationswirkung bei niedrigster elektrischer Intensität und einer sehr leichten Navigation der SCS-Elektrode bzw. sichtbarem Liquorverlust identifiziert. Die Therapie besteht darin, nach Identifikation der Komplikation eine erneute Punktion z. B. einen Wirbelkörper höher durchzuführen. Bei schwierigen anatomischen Verhältnissen ist auch eine endoskopische Elektrodenplatzierung zu erwägen (☞ Kap. 8.2.4.).

> Die Achillesferse der elektrischen Neurostimulation bleibt trotz technischer Fortschritte die Elektrodenmigration.

Komplikationen im Zusammenhang mit der elektrischen Neuromodulation SCS reichen von einfachen, leicht korrigierbaren Problemen wie z.B. einer ineffektiven Schmerzmaskierung bis hin zu ernsten Komplikationen wie z. B. neurologischen Defiziten.

> Die Toleranzentwicklung gegen den SCS-Stimulationseffekt ist der Hauptgrund für ein Therapieversagen im Langzeit-*Follow-up*.

Medikamentöse Therapieversuche mit L-Tryptophan oder Amitriptylin, diese Toleranzeffekte zu vermindern, erwiesen sich als unwirksam. In der Literatur wird sowohl ein Austausch gegen ein Plattenelektrodensystem sowie eine Stimulationspause von einigen Wochen oder primär ein zyklischer Stimulationsmodus empfohlen (Shatin et al. 1986).

- Elektrodenmigration (11-34 %)*
- Infektion (3,7-11 %)
- Elektrodenbruch (0,8-13,4 %)*
- Ineffektivität trotz erfolgreicher Teststimulation (5-13 %) und Wirkungsverlust
- Schmerzen im Bereich des Impulsgebers (3 %)
- Neurologische Defizite(0,9 %)

Tab. 9.2: Zusammenstellung von Nebenwirkungen und Komplikationen bei der SCS mit Stabelektroden nach den Beiträgen von Burchiel et al 1995, Barolat et al. 2001, Horsch und Claeys 1994, Braun und Demirel 1982, Kumar et al.1998, Meglio et al. 1989,van Buyten et al 2001. *betrifft vor allem ältere SCS-Elektroden-Technik.

9.1.4. SCS-Therapieergebnisse

Die häufigste Anwendung für SCS in den USA ist das FBSS, während in Europa die periphere Ischämie, in Deutschland ebenfalls die FBSS die vorherrschende Indikation ist. Die epidurale Rückenmarkstimulation ist beim FBSS nach Datenlage der konventionellen Schmerztherapie überlegen und ist bei überwiegend radikulären neuropathischen Schmerzen einzusetzen.

Zur epiduralen Rückenmarkstimulation bei FBSS liegen zwei randomisierte Studien von North et al. (2005) und Kumar et al. (2007) vor. In der ersten Studie von North et al. wird die epidurale Rückenmarkstimulation mit einer Reoperation bei fortbestehenden Schmerzen nach Bandscheibenoperationen verglichen. Die Schmerzreduktion war in der Gruppe der Rückenmarkstimulation deutlich besser und der Opioidverbrauch konnte signifikant gegenüber der Vergleichsgruppe reduziert werden. In einer Multizenterstudie (Kumar et al. 2007) wurde die epidurale Rückenmarkstimulation mit einer medikamentösen Therapie verglichen. Die Ergebnisse dieser multizentrischen kontrollierten randomisierten Studie zeigen eine signifikant bessere Datensituation für die SCS + CMM im Vergleich zur reinen CMM (*conventional medical management*) in den Aspekten Reduktion der Beinschmerzen um über 50 % (48 % vs. 9 % respektive), Bewertung der Lebensqualität (in 7 von 8 Kategorien), funktioneller Status und Zufriedenheit mit der Behandlung.

In einer randomisierten prospektiven *Cross-over*-Studie konnte von North (North et al. 1994) eine deutliche Überlegenheit der SCS-Therapie im Kurzzeit-*Follow up* nachgewiesen werden. Kumar et al. (1998) beschreiben in einer Publikation den Therapieerfolg bei 114 Patienten mit *failed back surgery syndrome*. Nach einem Nachbeobachtungszeitraum von 15 Jahren zeigten 51 % der mit einem SCS-System versorgten Patienten noch einen Stimulationserfolg mit einer deutlichen Schmerzreduktion. Kumar et al. ermittelten eine Zunahme der Arbeitsfähigkeit von 14 % auf 23 % und Patienten mit Rentenansprüchen bzw. Rentenbegehren unterschieden sich nicht in dem Erfolg der SCS-Therapie. Insgesamt geben eine Reihe von Autoren exzellente Langzeitergebnisse (> 50 % Schmerzreduktion > 1 Jahr) bei 45,6 % bis 78 % der Patienten mit *failed back surgery syndrome* an, wobei bei den Patienten nicht immer exakt zwischen radikulären und axialen Symptomen unterschieden wird (Probst 1990, North et al. 1991, De La Porte und Van de Keift 1993, North et al. 1993, Burchiel et al. 1996, Rainov et al. 1996, Kim et al. 2001). In fast allen Arbeiten zu diesem Thema wird das Kriterium einer 50 %igen Schmerzreduktion durch SCS als Erfolg bewertet. Einige Autoren bewerten auch die Analgetikaeinnahme und die Zunahme der täglichen Aktivitäten.

9.1.5. Klinische Tipps und Tricks

In den letzten 10 Jahren wurden in unserer Schmerzklinik nach einer erfolgreich abgeschlossenen SCS-Testphase mehr als 600 Patienten mit einem SCS-Komplettsystem zur definitiven Versorgung implantiert. Im Zeitraum von 2007-2009 wurden 33 Patienten mit einer sakralen SCS-Technik erfolgreich behandelt. Aus diesem Pool an klinisch praktischer Erfahrung können zusammenfassend nachfolgende Erfahrungen mitgeteilt werden:

- Ein Anästhesie-*Stand by* ist empfehlenswert.
- In schwierigen Fällen kann eine zeitgerechte und vor allem individuelle medikamentöse Prämedikation des Patienten für Operateur und Patient gleichermaßen entlastend sein.
- Grundsätzlich sollte die SCS-Testung in Bauchlage (Unterstützung durch entsprechende Polsterungen) vorgenommen werden. Eine SCS-Testung in Seitenlage ist auch möglich, aber bei weitem nicht so komfortabel.
- Eine perioperative Antibiotika-Kurzinfusion als *single shot* ist sinnvoll.
- Zur Bild- und Video-Dokumentation sowie OP-Berichterstellung der SCS-Testung ist eine Kopplung des Röntgen-BV mit einem computergesteuerten Videoturm nicht nur aus forensischen Gründen ratsam.
- Bei Verwendung einer bipolaren SCS-Testelektrode ist eine perkutane Zugangstechnik zum Epiduralraum sinnvoll.
- Um entsprechende Richtungsveränderungen der Elektrode zu realisieren, ist die Verwendung von gebogenen bzw. geraden Mandrins hilfreich.
- In anatomisch-pathologisch problematischen Fällen wie z.B. nach mehrmaligen Bandscheibenoperationen über mehrere Etagen, kyphoskoliotischen Veränderungen, ausgeprägten epiduralen Fibrosierungen sind vor der SCS-Testung die Ergebnisse der klinischen und bildgebenden Verfahren (MRT, CT, Epidurogramm, Epiduroskopie) zu würdigen und diese Fälle nicht unbedingt einem Unerfahrenen in Bezug auf neuromodulative Eingriffe anzuvertrauen.
- Vorteilhaft ist die *loss of resistence technique* als Zugangstechnik zum Spatium epidurale. Dafür sind eine Spezialkanüle nach Tuohy sowie eine 5-10 ml NaCl-Injektionsspritze nötig.
- Nach Eintritt der Elektrode in das Spatium epidurale mit Abweichen nach ventral kann die weitere epidurale Platzierung der Elektrode nach kranial und dorsal durch seitliche Röntgen-Beobachtung gesteuert werden. Dieser klinisch-praktische Tipp wird den Implanteur vor unnötigen Platzierungsversuchen nach dorsal bewahren, falls eine ventrale Lage erreicht wird. Zudem verkürzt dieses Vorgehen auch die Implantationszeiten deutlich.
- In speziellen Situationen wie z.B. beim Austritt der Elektrode aus der Kanülenöffnung in das Cavum epidurale, ist es sogar hilfreich, zunächst den Mandrin einige cm zurückzuziehen bzw. keinen Mandrin zu benutzen, um eine ventrale epidurale Lage zu verhindern. Diese oft sehr einfache, wichtige Navigation erfolgt selbstverständlich unter Röntgen-BV in seitlicher Position.
- Röntgen-Kontrastmittel sollten möglichst nicht appliziert werden, weil das Kontrastmittel das radiologische Sichtfeld für die Elektrodenplatzierung deutlich beeinträchtigen kann.
- Bei problematischer Elektrodenpassage ist eine druckkontrollierte epidurale NaCl-Injektion oft sehr hilfreich.
- Die Verwendung eines von den Herstellerfirmen zur Verfügung gestellten Führungsdrahtes mag in problematischen Situationen nützlich sein, ist aber unseren endoskopischen Erfahrungen nach nicht sehr hilfreich, weil der durch den Führungsdraht geschaffene Weg von dem für die Elektrode vorgesehenen Pfad deutlich abwei-

chen kann und die Navigation der SCS-Elektrode dann erschwert ist.

- Die Verfolgung der Elektrodenlage mit Hilfe der Röntgen-Bildwandlertechnik in zwei Ebenen ist in jeder Phase der Elektrodenplatzierung das wichtigste Hilfsmittel, um die Elektrode exakt an den vorgesehen dorsalen Bestimmungsort im Spatium epidurale zu implantieren.

- Die Elektroden-Platzierung darf im Regelfall keine Schmerzen verursachen. Falls bei der Elektrodenplatzierung dennoch Schmerzen auftreten, ist dafür in aller Regel eine unsachgemäße Vorgehensweise verantwortlich.

- Lässt sich bei einer intraoperativen Elektrodenlagekorrektur die Elektrode nicht mehr leicht aus der Kanüle zurückziehen, ist es unbedingt ratsam, Kanüle und Elektrode gemeinsam zu entfernen und eine neue Punktion vorzunehmen, um die Elektrode nicht zu beschädigen oder abzuscheren bzw. rückenmarksnahe anatomische Strukturen zu traumatisieren.
- Für zervikale bzw. thorakolumbale SCS-Testungen verwenden wir grundsätzlich keine bipolaren Testelektroden, sondern sog. finale SCS-Elektroden (4- oder 8-polige Elektroden).
- Zervikale epidurale Zielorte können ebenfalls von einem lumbalen epiduralen Zugang aus angesteuert werden. Die Navigation der SCS-Elektrode bis in die zervikale Zielposition ist etwas anspruchsvoller.
- Bei bilateralen Schmerzzuständen ist es möglich, mit einer SCS-Elektrode die entsprechenden Maskierungen zu erreichen. Es empfiehlt sich in speziellen Fällen, zwei Stabelektroden oder eine Plattenelektrode zu implantieren.
- Die elektrische Stimulation bzw. Programmierung wird von einem Schmerztechniker im engen Zusammenwirken von Patient und Operateur vorgenommen.
- Nach Feststellung der exakten Elektrodenlage und operativen Fixierung der SCS-Elektrode erhält der Patient vor den nächsten operativen Schritten auf Wunsch eine Tranquilizer-Hypalgesie.
- Eine bipolare Testelektrode kann mittels Hautnaht fixiert und nach lateral mit einem Spezialpflasterverband gesichert werden. Durch individuelle Anpassung des Tunnelierbestecks kann ein weiterer Hautschnitt an der Flanke des Patienten auch bei voluminösen Umfängen umgangen werden.
- In der kontrollierten SCS-Langzeitnachbehandlung erfolgt eine kontinuierliche Überprüfung und Adjustierung der elektrophysiologischen Parameter an die jeweiligen Bedürfnisse des Patienten.
- Neben der Optimierung der elektrophysiologischen Parameter der Stimulation schließt die fachärztliche Betreuung auch die Überprüfung der bisherigen Pharmakotherapie und begleitende Behandlungsmaßnahmen innerhalb der Kontrollintervalle ein.

9.1.6. Tiefenhirnstimulation (DBS), Motorkortexstimulation (MCS), periphere Nervenstimulation (PNF) und periphere Nervenfeldstimulation (PNfS)

Aus methodischen Gründen ist darauf hinzuweisen, dass die elektrische Neuromodulation ihre Wirksamkeit auch im Gehirn (DBS, MCS) sowie im Bereich peripherer Nerven (PNS) sowie peripherer Nervenfelder (PNFS) entfalten kann und eine Option zur Therapie von unterschiedlichen Schmerzerkrankungen darstellt. Die speziellen neurochirurgischen Methoden der DBS und MCS zur Schmerztherapie werden derzeit nur an wenigen spezialisierten Zentren in Europa angeboten. In diesem Zusammenhang muss auf die entsprechende Fachliteratur verwiesen werden.

Tiefenhirnstimulation (DBS)

Bei der DBS (*Deep brain stimulation*) werden stereotaktisch feine Reizelektroden in den Bereich des Periaquäduktalen Grau`s und des sensiblen Thalamus zur Neuromodulation implantiert Neben der Therapie neuropathischer Schmerzen (Deafferenzierungsschmerz), zentrale Läsionen (z.B. Schmerzen nach Thalamusinfarkt) oder wenn andere Schmerzbehandlungen versagt haben, kann die DBS auch zur Therapie chronischer Rückenschmerzen, peripherer neuropathischer Schmerzen oder nach Plexusläsionen eingesetzt werden.

Motorkortexstimulation (MCS)

Deafferenzierungsschmerzen nach Thalamus- oder Plexusläsionen und atypische Gesichtsschmerzen sind Indikationen für die MCS (*Motor cortex stimulation*). Zur MCS wird eine Spezial-Elektrode in die Präzentralregion (Motorkortex) eine kleine Kraniotomie implantiert(Rasche et al.2006).

Periphere Nervenstimulation (PNS)

Die periphere Nervenstimulation (PNS) und die periphere Nervenfeldstimulation (PNfS) stimuliert nicht, wie bei der SCS die Hinterhörner des Rückenmarks, sondern direkt periphere Nerven bzw. die kleinen Nervenendigungen innerhalb des subkutanen Gewebes.

Bei der PNS handelt es sich um eine neurochirurgische Methode zur Behandlung chronischer, brennender Schmerzen nach einer peripheren, inkompletten Nervenschädigung, verbunden mit Allodynie und Hyperpathie (CRPS II, Mononeuropathie) und Trigeminusneuropathien.

Als Sonderform der PNS ist die Stimulation des Ganglion Gasseri zu nennen, weil retroganglionäre afferente Fasern und Neurone im Ganglion trigeminale stimuliert werden.

Bei der PNS wird der periphere Nerv proximal der Läsion operativ freigelegt und in der Regel eine vierpolige Elektrode wird mikrochirurgisch epineural im Bereich des Nerven fixiert sowie nach subkutaner Untertunnelung nach Extern ausgeleitet, und wie bei der SCS, ein Impulsgenerator konnektiert.

Periphere Nervenfeldstimulation (PNfS)

Die häufigsten mit PNfS behandelten Schmerzregionen sind nach Barolat (2009) schwer zu behandelnder Rückenschmerz, posteriorer thorakaler Schmerz, Schulter/Schulterblattschmerz, Leistenschmerz und Schmerzen im Bereich der Thoraxwand. Der Implantationsprozess bei der PNfS entspricht im Wesentlichen dem einer epiduralen SCS-Implantation mit dem Unterschied, dass sie weniger risikoreich, einfacher und schneller ausführbar ist. Bei der PNfS werden eine oder mehrere Quad-SCS Elektroden perkutan über eine Tuohy bzw. Einführungset (☞ Abb. 9.7a+b) in das entsprechende subkutane Schmerzareal oder in das korrespondierende Areal eines peripheren Nerven implantiert und mit einem Impulsgeber konnektiert. Die PNfS stellt im Rahmen der Neuromodulation zur Therapie chronischer neuropathischer als auch nozizeptiver bzw. mixed pain syndrome eine sinnvolle risikoarme und sinnvolle Alternative dar, die nach unseren positiven klinischen Erfahrungen (von 2008-2010 wurden 60 Patienten mit einer PNfS schmerztherapeutisch versorgt) frühzeitig intermittierend oder permanent eingesetzt werden sollte. Das Verfahren der PNfS ist insgesamt als ein einfaches, effektives und zukunftsorientiertes neuromodulatives Verfahren einzuschätzen.

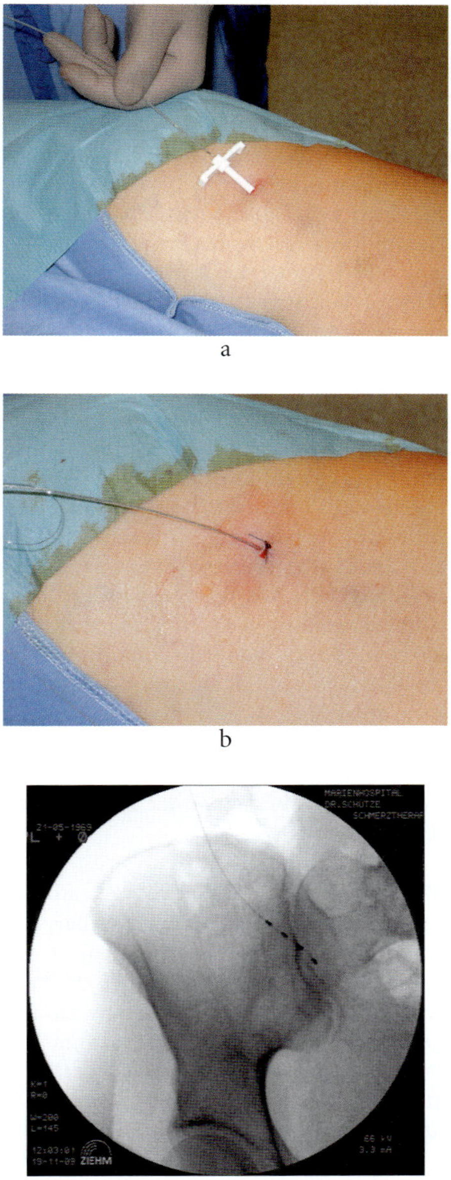

Abb. 9.7a-c: PNfS: Subkutane Platzierung der SCS-Elektrode über die Führungskanüle in das Zielgebiet mit radiologischer Kontrolle.

9.1.7. Zukunftsperspektive der elektrischen Neuromodulation

Die Neuromodulation gehört nach Einschätzung internationaler Experten auch mit ihren Spezialitäten zu dem am schnellsten wachsenden Bereich in der Medizin. Diese medizinischen Fortschritte sind mit einem raschen Wachstum der Neuromodulations-Industrie, einschließlich der Fortentwicklungen aktueller Neurostimulationsgeräte sowie der Entwicklung weiterer Generationen von Neuromodulationsystemen verbunden. Als Behandlungsverfahren für Parkinson-Patienten wurde in den 1990er Jahren die Elektrodentechnik der Tiefenhirnstimulation (DBS, *deep brain stimulation*) entwickelt. Dazu werden z.B. millimetergenau hauchdünne Elektroden in spezielle neuronale Kerngebiete tief unter den Cortex platziert. Durch den elektrischen Stromfluss können die schweren Bewegungsstörungen der Patienten unterdrückt werden.

Die Neuroelektronik ist heute in der Lage, die Triebkräfte der menschlichen Seele im limbischen System zu dirigieren. Es genügt ein gezielter ärztlich gesteuerter Elektronenfluss, um die Seele zu beeinflussen, Ängste zu eliminieren oder Panik auszulösen, Lust zu spenden, Ekel, Euphorie bzw. Zorn zu erzeugen. Aus Tristesse wird Freude und Apathie verwandelt sich in Zuversicht. Nach Sturm et al. (2003) sind solche Eingriffe in das Innerste des Menschen nur als *ultima ratio* zu rechtfertigen. Allerdings ist es in ausgewählten Fällen sogar ethisch geboten, weil es Patienten gibt, die so intensiv leiden, dass es inhuman wäre, ihnen das neuromodulative Verfahren der DBS zu verweigern.

Als Beispiel für eine neue innovative neuromodulative Technologie kann das implantierbare *Brain-Gate Neural Interface System* gelten. Gehirn-Computer-Schnittstellen bezeichnen technische Systeme, mit denen eine Verbindung zum ZNS hergestellt werden kann, um Patienten mit schweren motorischen Einschränkungen über ihre neuralen Signale mit der Umwelt kommunizieren, (Neuro-)Prothesen steuern zu lassen oder durch eine spezielle Elektrostimulation des Gehirns Krankheiten wie z.B. M. Parkinson zu therapieren. Dieses *Brain-Computer Interface* ist in der Lage, von mehreren Dutzend Neuronen der motorischen Hirnrinde Signale abzugreifen.

Die technische Vision von Gehirn-Computer-Schnittstellen (*Brain-Computer-Interface*, BCI) sind seit den letzten Jahren Gegenstand intensiver Forschung von Naturwissenschaftlern, Medizinern und Ingenieuren. So wurde bei einem querschnittsgelähmten Patienten mit einer Läsion in Höhe C3 ein *Brain-Gate* der Firma Cyberkinetics implantiert. Nach einer Lernphase konnte der Patient eine Handprothese steuern (Hochberg et al. 2006). Einem fast völlig gelähmten Schlaganfallpatienten wurde 2004 ebenfalls ein *Brain-Gate* mit Sendereinheit als Schnittstelle zu einem Computer implantiert. Dieser interpretiert die drahtlos übermittelten Signale und steuert einen Sprachsynthesizer. Bislang gelang es dem Patienten Vokale zu bilden. Verbindungen zwischen Gehirn und technischen Systemen haben die Aussicht, Realität zu werden. Wissenschaft und Medizintechnik arbeiten intensiv an der Vorstellung, Neuroprothesen zu konstruieren.

Dennoch setzen diese Visionen vor allem verlässliche Schnittstellen zwischen somatischem und technologischem Wirkungsbereich voraus. Periphere Neuro-Schnittstellen, die elektrische Spannungen über Elektroden weiterleiten können, sind bereits seit den 1980er Jahren bei tausenden hörgeschädigten Patienten als sog. Cochlea-Implantate eingesetzt worden, die den Hörnerv stimulieren. Es sind auch Seh-Chips in der Entwicklung, die als künstliche Retina bei Erblindeten fungieren sollen. Nach einem Bericht von Lowry (2010) versucht eine Expertengruppe einen Beitrag zur Wiederherstellung der Kommunikation zu Patienten, die nicht miteinander kommunizieren können, zu leisten. Dazu ist eine kegelförmige Elektrode entworfen worden, die in die Nervenzelle einwachsen kann. In der sprachmotorischen Hirnrinde erfasst sie den Output einiger Neurone, deren Signale unter anderem die Stellung von Lippen, Zunge und Kiefer bei der Produktion von Lauten steuern.

Fazit

Die jüngsten Entwicklungen der Neuromodulation spiegeln den technologischen Fortschritt wider und erlauben einen spannenden Einblick in die Zukunft.

Die Zukunft der elektrischen Neuromodulation wird in einem komplexen Zusammenspiel von besseren Verständnis der Wirkmechanismen, Auswahl neuer SCS-Indikationen und exakten Bewertung der Ergebnisse, sozioökonomischer Überlegungen und grundlegenden technologischen Entwicklungen bestimmt.

Mit der Einführung neuer Indikationen wird die elektrische Neuromodulation mit hohen Qualitätsstandards nicht nur innerhalb der Schmerzmedizin an Bedeutung gewinnen.

Dies impliziert wiederum eine neue Sichtweise der interventionellen Schmerztherapie in der Medizin.

Letztlich profitieren die Patienten, die erreicht werden, wenn diese neuromodulative Schmerzbehandlung für sie verfügbar ist und vor allem eher früher als es oft der Fall ist und nicht als der letzte Ausweg gilt.

> Zu Beginn einer scheinbar neuen Phase, in der die Dominanz pharmakologischer Denk- und Therapiestrategien in der Schmerzmedizin auf den Prüfstand gestellt wird, gibt es vernünftige Gründe, andere schmerztherapeutische Modelle einschließlich die der elektrischen Neuromodulation zu berücksichtigen.

9.2. Pharmakologische Neuromodulation

9.2.1. Intrathekale Schmerztherapie

Die Entdeckung von Neuropeptiden und Opioidrezeptoren im Hinterhorn des Rückenmarks stellte für die Schmerzmedizin einen wichtigen Fortschritt dar. Die Erkenntnisse über die biologischen Mechanismen der Schmerzkontrolle auf Rückenmarkebene legten den Grundstein für einen neuen therapeutischen Ansatz. So berichtete Wang im Jahr (1979) erstmals über eine erfolgreiche intrathekale Morphinapplikation zur Behandlung von hartnäckigen tumorbedingten Schmerzen.

> Die intrathekale Schmerztherapie in Gestalt einer pharmakologischen Neuromodulation hat die Möglichkeiten einer effektiven speziellen Schmerztherapie ergänzt und das Behandlungsspektrum erweitert.

Obwohl für schmerztherapeutische Zwecke sowohl die intrathekale als auch die epidurale Pharmakotherapie eingesetzt werden kann, wurde zunächst einer epiduralen Therapie der Vorzug gegeben. Es häuften sich jedoch klinische Berichte darüber, dass bei epiduralen Nachinjektionen extreme Schmerzen auftraten, die auf die Ausbildung epiduraler Fibrosen zurückgeführt wurden. Wegen der Verwendung relativ großer epidural zu verabreichender Volumina sowie der möglichen Herausbildung epiduraler Fibrosierungen ist die epidurale Schmerztherapie nicht für die Langzeittherapie, sondern nur für einen relativ kurzen Zeitraum geeignet.

Die epidurale Testung einer pharmakologischen Substanz wird vielerorts für eine prognostische Einschätzung einer intrathekalen Therapie herangezogen, obwohl sie keine zwingende Aussagekraft für eine vergleichbare intrathekale Wirkung besitzt. In der Literatur wurde schon frühzeitig betont, dass eine intrathekale Medikamententestung die späteren Bedingungen exakter widerspiegelt. Als Konsequenz aus den klinischen Erfahrungen mit epiduraler und intrathekaler Pharmakotherapie wurde international einer langfristigen rückenmarksnahen intrathekalen (i.th.) Medikamentenapplikation der Vorzug gegeben. Zur kontinuierlichen i.th. Therapie ist ein Kathetersystem notwendig. Bevorzugter Ort der Katheterlage ist der lumbale bzw. der thorakale Intrathekalraum. In wenigen ausgewählten Fällen wird der Katheter zervikal oder auch intraventrikulär implantiert.

Die erste klinische Anwendung eines implantierbaren intrathekalen Opioid-Applikations-Systems für die Therapie chronischer Schmerzen wurde im Jahr 1981 beschrieben. Die Wirksamkeit und Sicherheit dieser rückenmarksnahen Therapieform ist in der Folge sowohl für die Behandlung maligner als auch nicht-maligner Schmerzen bestätigt worden.

Das Bemühen, die intrathekale kontinuierliche Opioidtherapie zu optimieren, mündete in der technischen Entwicklung automatischer, implantierbarer Medikamentenpumpen. Die derzeit verfügbaren Medikamenten-Applikationssysteme sind vielfältig. Sie umfassen sowohl portgebundene Injektionen oder Infusionen über PCA-Pumpen, als auch die Applikation mittels wiederbefüllbarer implantierbarer gasdruckbetriebener oder elektronisch steuerbarer Systeme (☞ Kap. 10.). Externe Medikamentenpumpen haben ihren Stellenwert innerhalb der Schmerztherapie vor allem in der Kurzzeittherapie, so z.B. zur Ermittlung der Medikamentenresponse und zur Dosisfindung in der Testphase vor Implantation oder in der Versorgung von Tumorschmerzpatienten.

Während Morphin lange Zeit als Goldstandard der intrathekalen Therapie galt, wurden in den vergangenen Jahren weitere Wirkstoffe wie z.B. Buprenorphin, Clonidin, Fentanyl, Hydromorphon, Sulfentanil und Ziconotid in das Repertoire der intrathekalen Therapie aufgenommen.

Die *Innsbrucker Konsensus Konferenz* der *Deutschen Gesellschaft für Schmerztherapie* stellte 2000 fest, dass eine intrathekale Pharmakotherapie aufgrund der hohen Effektivität, verbunden mit geringen Nebenwirkungen bei gleichzeitigem hervorragenden Kosten-Nutzen-Verhältnis im Vergleich zu systemischer Langzeit-Opioidtherapie, einen hohen Stellenwert besitzt.

9.2.1.1. Medikamente zur intrathekalen Pharmakotherapie

Non-Opioidanalgetika/Ziconotid

> Der Schmerzmedizin steht seit 2006 mit dem nicht-opioiden Analgetikum Ziconotid, dass ausschließlich zur intrathekalen Verwendung bestimmt ist, eine bemerkenswerte Alternative zur Verfügung.

Unter den Pharmaka, die zur intrathekalen Schmerztherapie Verwendung finden (Opioide, Lokalanästhetika, Alpha-2- und GABA-Agonisten), wird seit 2006 in zunehmendem Maße das Non-Opioidanalgetikum Ziconotid (Prialt®) eingesetzt. Es handelt sich um das erste nicht-opioide Analgetikum, das ausschließlich zur intrathekalen Anwendung bestimmt ist. Ziconotid ist ein synthetisch hergestelltes Peptid-Analogon, das dem Gift der Meeresschnecke *Conus magus* entspricht (Conotoxin SNX-111).

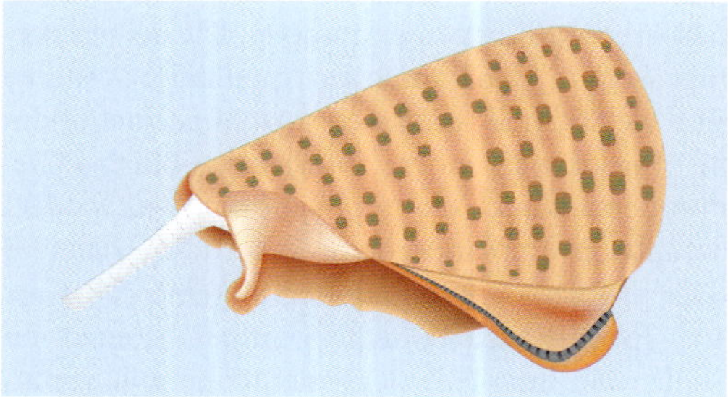

Abb. 9.8: Die fleischfressende Meeresschnecke *Conus magus* (schematische Darstellung) schießt auf ihre Beute einen winzigen, mit Conotoxinen vergifteten Pfeil, der die Beute innerhalb von Sekunden lähmt.

Das Non-Opioid-Analgetikum Ziconotid wird ausführlich in Kap. 9.4. dargestellt.

Opioidanalgetika

Rückenmarksnah appliziert, können Opioide eine dosisabhängige Hemmung der Transmitterfreisetzung aus primären nozizeptiven Afferenzen auslösen. Um die Weiterleitung des nozizeptiven Stimulus zu unterdrücken, wird die postsynaptische Membran hyperpolarisiert. Der allgemeine Wirkmechanismus bei der intrathekalen Applikation von Opioid- und Koanalgetika führt auf dem spinalen Niveau zu einer Modulation der Schmerzleitung und -verarbeitung durch die an den Neuronenmembranen befindlichen Rezeptoren.

Die speziellen Opioidrezeptoren wie z.B. μ, δ und κ binden nicht nur das intrathekal applizierte Opioidanalgetikum, sondern auch sog. endogene Liganden wie z.B. Beta-Endorphin, Met-Leu-Enkephalin und Dynorphin. Diese Opioidrezeptoren sind G-Protein gekoppelt. Sie initiieren *second messenger-Prozesse* wie u.a. die Hemmung der Adenylcyclase, wodurch eine Unterdrückung der cAMP-aktivierten Proteinkinase A stattfindet. Weiterhin wird eine Hemmung der Phosphorylisierung von *cyclic AMP response element-binding protein* ausgelöst, was im Rahmen weiterer *second messenger*-Prozesse auch die Expression von *immediate-early genes* wie c-fos und c-jun ermöglicht.

Auch durch diese Prozesse wird die Öffnung von K^+ - und Schließung von Na^+ -und Ca^{++}-Kanälen modelliert. Die umgestalteten Ionenströme veranlassen eine neue Qualität der neuronalen Erregbarkeit sowie eine präsynaptische Freisetzung von Substanz P. Von Bedeutung ist, dass die endogenen Liganden für den κ-Rezeptor das Dynorphin, für den δ-Rezeptor Met- und Leu-Enkephalin und für den μ-Rezeptor das Endorphin auf spinaler Ebene eine analgetische Wirkung vermitteln. Die μ- und δ-Rezeptoren können neben der Analgesie auch Euphorie und Atemdepression initiieren. Der κ-Rezeptor wird für das Auslösen von Dysphorien verantwortlich gemacht. Endogene und auch exogene Opioide können wahrscheinlich über membrangebundene Enkephalinasen inaktiviert werden.

Die Wirkung eines spinal applizierten Medikaments ist um den Faktor 100 bis 2.000 stärker im Vergleich zur systemischen Gabe. Das Opioidanalgetikum Morphin eignet sich wegen seiner Hydrophilie und langen Rezeptorbindung sehr gut für die intrathekale Applikation und galt in der Schmerzmedizin lange Zeit als Goldstandard für die intrathekale analgetische Therapie.

Klinische Beobachtungen belegen, dass die intrathekale Morphinapplikation in Einzelfällen neue Schmerzen an anderen Lokalisationen auslösen kann. Der Entstehungsmechanismus ist nicht geklärt; vermutet wird eine durch Erhöhung des spinalen Dynorphins ausgelöste Expression von Substanz P und CGRP (*calcitonin gene-related peptide*). Nach Hurley und Hammond (2000) kann eine permanente spinale Opioidapplikation über eine Aktivierung der sog. on-Zellen zu einer tonischen Fazilitation im Sinne einer Toleranz mit der Entwicklung neuer Schmerzen und einer Senkung der antinozizeptiven Potenz der Opioide führen.

Myotonolytika/Baclofen-Therapie

Im Rahmen der Neuromodulation hat sich die intrathekale Pharmakotherapie mit Baclofen (ITB-Therapie®) als ein ausgezeichneter interdisziplinärer Bestandteil in der Behandlung der schweren Spastik weltweit durchgesetzt und etabliert. Spastik ist als ein gesteigerter, geschwindigkeitsabhängiger Dehnungswiderstand der Skelettmuskulatur zu definieren, der als Folge einer Läsion deszendierender motorischer Bahnen auftritt und in der Regel mit anderen Symptomen wie Muskelparese, Verlangsamung des Bewegungsablaufes, gesteigerten Muskeleigenreflexen und pathologischen Fremdreflexen einhergeht. Die intrathekale Gabe von Baclofen ($C_{10}H_{12}ClNO_2$) kann bei Spastikpatienten deshalb erforderlich werden, weil nur eine sehr geringe Menge der oral verabreichten Substanz an den Wirkort gelangt und deshalb als Alternative nur hohe orale Baclofen-Dosierungen mit entsprechenden Nebenwirkungen zur Verfügung stehen. Nach Campbell et al. (1995) wird für die i.th. Baclofen-Therapie nur 1/100 der täglichen oralen Dosis benötigt, um eine vergleichbare Liquor-Konzentration zu erreichen.

Das für die intrathekale Behandlung der Spastik zugelassene Baclofen mit myotonolytischer Wirkung dämpft die mono- und polysynaptische Reflexübertragung auf spinaler Ebene durch Besetzung der GABA-Rezeptoren und verstärkt damit die hemmenden Einflüsse.

Mit schmerzhafter Spastik einhergehende Erkrankungen sind z.B. die Multiple Sklerose, Schlaganfälle, hypoxische Hirnschädigungen oder auch Schädel-Hirn-Traumata und Rückenmarksläsionen. Aus schmerztherapeutischer Sicht kann heute festgestellt werden, dass die ITB-Therapie aufgrund einer hohen Effektivität, verbunden mit geringen Nebenwirkungen bei gleichzeitigem hervorragendem Kosten-Nutzen-Verhältnis im Rahmen der speziellen interdisziplinären Schmerztherapie einen sehr hohen Stellenwert genießt. Die Baclofen-Therapie soll auch unter Berücksichtigung ökonomischer Gesichtspunkte durch eine Verbesserung der motorischen Funktionen, zur Erleichterung der Pflege und zur Schmerzlinderung führen.

9.2.1.2. Indikationen und Algorithmus zur intrathekalen Schmerztherapie

9.2.1.2.1. Indikationen

Eine intrathekale Schmerztherapie ist indiziert für Patienten mit chronischen Schmerzen, die einer systemischen Pharmakotherapie aufgrund unzureichender Schmerzlinderung und/oder intolerabler Nebenwirkungen nicht zugänglich sind und auf intrathekal verabreichte Pharmaka im Rahmen einer Austestung ansprechen.

Entsprechend der AWMF-Leitlinie (AWMF-Leitlinienregister Nr.001/019, Entwicklungsstufe 2) “*Intrathekale Medikamentenapplikation zur Therapie chronischer Schmerzen*” bzw. nach der AWMF-Expertenempfehlung “*Standardisierung invasiver neuromodulativer Verfahren*” besteht eine Indikation zur intrathekalen Therapie immer dann, wenn sich mit systemischer medikamentöser Therapie und gleichzeitigem Einsatz nicht-medikamentöser physikalischer oder psychologischer bzw. psychiatrischer Verfahren keine befriedigende Schmerzreduktion erzielen lässt oder wenn die systemische Therapie, auch mit Hilfe einer Begleitmedikation zu intolerablen Nebenwirkungen führt. Sowohl maligne als auch nicht-maligne chronische Schmerzerkrankungen stellen Indikationen für die Anwendung einer rückenmarksnahen Analgetika-Applikation dar.

Patienten, die eine intrathekale Therapie zur Behandlung ihres rückenmarksnahen Schmerzsyndroms benötigen, sind der Gruppe von Patienten zuzuordnen, bei denen zweifelsfrei eine somatische Ursache ihres chronischen Schmerzsyndroms diagnostiziert wurde, die eine i.th. Schmerztherapie erforderlich macht. Es sind Schmerzpatienten, die einer systemischen Pharmakotherapie aufgrund unzureichender Schmerzlinderung und/oder intolerabler Nebenwirkungen nicht zugänglich sind und die auf eine i.th. Testung mit mindestens 50 %iger Schmerzreduktion angesprochen haben. Der Abschluss einer positiven Evaluierung ist eine zwingende Voraussetzung zur Implantation. Grundsätzlich ist unbedingt eine psychologische oder psychiatrische, neurologische, neurochirurgische und radiologische Abklärung zur Indikationsstellung erforderlich. Bei Patienten, bei denen widersprüchliche Daten und Befunde bezüglich der Indikation für eine i.th.-Therapie bestehen, hat es sich bewährt, diese einer interdisziplinären Schmerzkonferenz zur Evaluierung und Therapieentscheidung vorzustellen.

Eine andere Gruppe von betroffenen Schmerzpatienten umfasst Patienten, die an tumorbedingten Schmerzen leiden. Dieser Patientenkreis spricht im Allgemeinen gut auf eine intrathekale Schmerzbehandlung an. Eine i.th. Schmerztherapie ist auch zu erwägen, wenn die Patienten initial z.B. gut auf systemische Opioide ansprechen, aber im Krankheitsverlauf trotz Opioidrotation zunehmende Schmerzen oder schwer zu behandelnde Nebenwirkungen auftreten. Zu beachten ist, dass die Präsenz von tumorbedingten pathologisch-anatomischen rückenmarksnahen Veränderungen wie z.B. hochgradigen Spinalkanalstenosierungen oder obstruktiven Metastasen im Bereich der Wirbelsäule eine besondere Herausforderung beim Platzieren des Katheters darstellen kann. In solchen Situationen bietet sich eine endoskopisch gestützte Katheteranlage an.

Wie oben bereits aufgeführt, existieren im Rahmen der speziellen Schmerztherapie Erfahrungen mit der intrathekalen Pharmakotherapie zur Behandlung neurologischer Erkrankungen wie z.B. spastischer Krankheitsbilder. Zur Therapie der schwereren Spastik als Folge eines Funktionsausfalls zentraler Motoneurone hat sich die intrathekale Baclofen-Therapie (ITB-Therapie®) weltweit etabliert.

Die Effektivität der intrathekalen Baclofen-Applikation wird durch mehrere doppelblinde, placebokontrollierte Studien belegt. Zur Patientenevaluation für die i.th. Therapie ist es empfehlenswert, eine psychologisch/psychiatrische Beurteilung des Patienten durch einen schmerztherapeutisch erfahrenen Psychologen oder Psychiater vor der Implantation eines intrathekalen Medikamentenapplikationssystems vornehmen zu lassen, weil z.B. eine somatoforme Schmerzstörung als relative Kontraindikation für die intrathekale Schmerztherapie gilt. Psychiatrische Komorbiditäten stellen keinen absoluten Grund für ein Ausschlussverfahren dar, können aber ggf. im Einzelfall zum Ausschluss führen. Deshalb sollten grundsätzlich pathologisch-psychiatrische Komorbiditäten individuell evaluiert werden.

Eine positive Suchtanamnese des Schmerzpatienten bezüglich Alkohol, Polytoxikomanie oder Medikamentenabhängigkeit stellt keine absolute Kontraindikation für die intrathekale Therapie dar. Jedoch ist auch in diesen Fällen eine individuelle psychologisch/psychiatrische Evaluation durchzuführen. Mit besonderer Verantwortung und Sorgfalt ist auch mit Schmerzpatienten umzugehen, die sich in einem laufenden Rentenverfahren bzw. im Rechtsstreit etc. befinden. Auch bei dieser Patientengruppe hat sich zur Indikationsstellung einer intrathekalen Schmerztherapie eine multidisziplinäre Vorgehensweise, z.B. eine interdisziplinäre Schmerzkonferenz, bewährt.

9.2.1.2.2. Algorithmus

In den Jahren 2000, 2003 und 2007 traten US-Expertengremien zusammen, um Empfehlungen für eine rationale Verwendung von intrathekalen Arzneimitteln auf der der Basis aktueller präklinischer und klinischer Literatur zu formulieren. Die Ergebnisse der Polyanalgesie-Konsensuskonferenzen wurden in einem jeweiligen Therapiealgorithmus zusammengefasst. Neben weiteren Publikationen zum Thema "Intrathekale Therapie" liegen z.B. britische, australische und österreichische Empfehlungen vor. Die nachfolgend ausgewählten Empfehlungen basieren auf den wichtigsten Empfehlungen der US-Polyanalgesie-Konsensuskonferenz von 2007 (Deer et al. 2007). Diese klinischen Empfehlungen stellen keine Therapierichtlinien bzw. Defitionen von Standardtherapien dar, sondern der behandelnde Schmerztherapeut sollte

Therapiealgorithmus für Intrathekale Therapie 2007					
Stufe 1	Morphin	↔	Hydromorphon	↔	Ziconotid
Stufe 2	Fentanyl	↔	Morphin/Hydromorphon + Ziconotid	↔	Morphin/Hydromorphon + Bupivacain/Clonidin
Stufe 3	Clonidin	↔	Morphin/Hydromorphon/Fentanyl Bupivacain+/Clonidin + Ziconotid		
Stufe 4	Sufentanil	↔	Sufentanil+ Bupivacain+/Clonidin + Ziconotid		
Stufe 5	Ropivacain, Buprenorphin, Midazolam, Meperidin, Ketorolac				
Stufe 6	Experimentelle Substanzen: Gabapentin, Octreotid, Conpeptid, Neostigmin, Adenosin, XEN2174, AM336, XEN, ZGX 160				

Tab. 9.3: Therapiealgorithmus der US-Polyanalgesie-Konsensuskonferenz 2007.

diese klinischen Vorschläge neben seinen eigenen Erfahrungen berücksichtigen.

Intrathekale Therapie der ersten Stufe (Morphin, Hydromorphon, Ziconotid)

Als primäre intrathekale Therapie wird eine Opioidtherapie mit Morphin bzw. Hydromorphon oder dem Nicht-Opioid-Analgetikum Ziconotid als Monosubstanz empfohlen. Zwar ist gemäß der aktuellen Fachinformation von Ziconotid auch eine Kombination mit Morphin prinzipiell möglich, aufgrund der derzeit jedoch begrenzten Datenlage wird bevorzugt die Ziconotid-Monotherapie empfohlen.

Die Empfehlung basiert auf publiziertem evidenzbasierten Datenmaterial sowie den klinischen Erfahrungen der internationalen Experten zur Therapie neuropathischer, nozizeptiver und *mixed pain*-Schmerzsyndromen. Bemerkenswert ist, dass Ziconotid schon früh nach seiner Zulassung aufgrund der wissenschaftlichen Evidenz zum Mittel der ersten Wahl für die intrathekale Schmerztherapie empfohlen wurde. In Hinblick auf die zu diesem Zeitpunkt begrenzte klinische Erfahrung und das breite Nebenwirkungsspektrum empfahlen die Autoren die Ergänzung zusätzlicher Hinweise für den Einsatz "*Special Box Referenz*". Das nichtopioide Analgetikum Ziconotid wurde 2004 von der amerikanischen *Food and Drug Administration* (FDA) und im Herbst 2006 von der Europäischen Arzneimittelagentur EMA (*European Medicines Agency*) zur intrathekalen Therapie zugelassen. Ziconotid (vgl. PRINZIP, Kap. 9.4.) nimmt unter den intrathekalen Pharmaka der ersten Stufe auf Grund des speziellen Wirkmechanismus und der klinischen Effektivität eine besondere Stellung ein.

Es existiert nach Auffassung der Autorengruppe (Deer et al. 2007) ein ursächlicher Zusammenhang zwischen intrathekaler Morphin-Applikation und einer intrathekalen Granulombildung im Bereich der Spinalkatheterspitze. Da sowohl Morphin als auch Hydromorphon mit einem konzentrationsabhängigen Risiko für eine Granulombildung an der Katheterspitze assoziiert sind, ist es ratsam, nicht über ein oberes Dosislimit (☞ Tab. 9.4) hinaus zu titrieren. Diesbezüglich besteht ein breiter internationaler Konsens darüber, dass intrathekale Opioide solange wie möglich in der niedrigsten wirksamen Dosis zu halten sind. Falls unter intrathekaler Applikation von Morphin, Hydromorphon oder Ziconotid Nebenwirkungen auftreten oder unter einer Dosiserhöhung keine therapeutische Wirkung zu erzielen ist, kann auf ein anderes Analgetikum der ersten Wahl, wie z.B.

- Morphin → Hydromorphon oder Ziconotid
- Hydromorphon → Morphin oder Ziconotid
- Ziconotid → Morphin oder Hydromorphon

gewechselt werden; alternativ auch auf ein Medikament der zweiten Stufe (☞ unten). Es ist zu beachten, dass sich durch eine erhöhte Opioid-Dosis z.B. die Refill-Intervalle verkürzen können, wodurch sowohl das Infektions- als auch das Risiko für opioidinduzierte Schmerzen steigen.

Intrathekale Therapie der zweiten Stufe (Fentanyl, Morphin/Hydromorphon + Ziconotid; Morphin/Hydromorphon + Bupivacain/Clonidin)

Auf der zweiten Stufe des Algorithmus findet sich die intrathekale Applikation von Fentanyl – insbesondere auf dieser Stufe eine *first-line*-Option, wenn es sich um nozizeptive Schmerzen handelt. Die Wirksamkeit von i.th. Fentanyl liegt ca. 10-fach höher im Vergleich zur systemischen Gabe, was auf eine hohe Lipophilie hinweist. Die Granulombildung im Bereich der Katheterspitze (☞ Abb. 10.9) stellt noch immer eine der schwerwiegendsten Nebenwirkungen dar und wird damit zu einem der Hindernisse für eine langfristige Anwendung der intrathekalen Schmerztherapie mit Opioiden. Klinische Daten deuten daraufhin, dass unter einer intrathekalen Fentanyl-Therapie seltener mit einer Granulombildung zu rechnen ist als unter einer i.th. Morphin-Langzeittherapie. Daher stellt Fentanyl eine sinnvolle Alternative für Patienten mit erhöhten Risiken für eine intrathekale Granulombildung dar. Eine weitere Indikation für Fentanyl besteht auch, wenn ein hydrophileres Opioid der ersten Stufe für den Patienten nicht tolerierbare supraspinale Nebenwirkungen verursacht.

Intrathekale Medikamenten-Kombinationen von

- Opioid und Ziconotid oder
- Opioid und Bupivacain oder Clonidin

können zur Therapie von Schmerzen unterschiedlicher Herkunft (*mixed pain*) sowie zur Behandlung des neuropathischen Schmerzes gleichwertig eingesetzt werden. Wenn bei dem Schmerzpatienten eine Überempfindlichkeit gegenüber Morphin besteht oder die tägliche intrathekale Morphindosis 20 mg übersteigt, können die Pharmaka der zweiten Stufe in Betracht gezogen werden.

Bei neuropathischen Schmerzen wird eine Kombination von Bupivacain oder Clonidin zum Morphin empfohlen. Diese Empfehlung der Therapiestufe II wird zwar nur durch wenige Studien belegt, aber durch ausreichende klinische Erfahrung gestützt. In den klinischen Untersuchungen hat sich herausgestellt, dass eine Kombinationstherapie von Ziconotid und Morphin grundsätzlich ohne klinisch relevanten Wirkverlust möglich ist, obwohl die Stabilität von Ziconotid in pharmakologischen Kombinationen verringert ist. Zur Therapie sowohl neuropathischer Schmerzen als auch von *mixed pain* können Monotherapien oder Kombinationen von Opioiden, Ziconotid oder Opioid plus Bupivacain oder Clonidin verwendet werden.

Intrathekale Therapie der dritten Stufe (Clonidin; Morphin/Hydromorphon/Fentanyl, Bupivacain +/Clonidin + Ziconotid)

Wenn die pharmakologischen Empfehlungen der zweiten Stufe nicht erfolgreich sind oder nichttolerierbare Nebenwirkungen erzeugen, kann der Schmerztherapeut eine Monotherapie mit Clonidin oder eine Kombinationstherapie der zweiten Stufe plus Ziconotid durchführen. Vorzug wird dabei einer Kombinationstherapie mit einem Opioid plus Bupivacain geben. Bupivacain wird als bevorzugtes Lokalanästhetikum dem Clonidin wegen seines besseren Sicherheitsprofils vorgezogen. Zur Sicherheit und Wirksamkeit von Ziconotid in den aufgeführten Kombinationen der dritten Stufe existiert nur eine begrenzte Evidenz. Die Empfehlungen basieren auf der Beobachtung einer verbesserten Wirksamkeit im klinischen Umfeld. Da die Pharmakokinetik der einzelnen Substanzen in Kombination mit anderen Substanzen bisher nicht geklärt ist, ist deren intrathekale Anwendung nur bei Deklarierung eines individuellen Heilversuchs mit einer sorgfältig dokumentierten Aufklärung des Patienten zu empfehlen.

Intrathekale Therapie der vierten Stufe (Sufentanil; Sufentanil + Bupivacain +/ Clonidin + Ziconotid)

Die Monotherapie mit Sufentanil ist die Therapieempfehlung der vierten Stufe und kann bei Versagen der Therapiestrategien der dritten Stufe zur Anwendung gelangen. Sufentanil wird bereits in der klinischen Praxis verwendet, dennoch fehlen Langzeitstudien zur Wirksamkeit und Sicherheit. Sufentanil und Fentanyl sind lipophile Opioide und von höherer analgetischer Potenz als Morphin. Sufentanil wird allerdings nur als Mittel vierter Wahl verwendet, weil Fentanyl sicherer und wahrscheinlich auch effektiver ist.

Sufentanil ist für Patienten zu verwenden, die eine Morphin-Toleranz entwickeln oder ein erhöhtes Risiko zur intrathekalen Granulombildung aufweisen.

Entzündliche Veränderungen im Bereich der Katheterspitze werden mit Ausnahme von Sufentanil bei allen i.th. zu verabreichenden Opioiden beobachtet. Intrathekale Infusionen von lipophilen Substanzen wie Sufentanil erzeugen theoretisch weniger Nebenwirkungen als intrathekal verabreichtes Morphin. In dieser Therapiestufe wird Sufentanil entweder als Monosubstanz oder in Kombination mit Bupivacain und/oder Clonidin plus Ziconotid empfohlen.

Wirkstoff	Maximale Konzentration pro ml	Maximale Tagesdosis
Ziconotid	100,0 µg	21,6 µg*
Morphin	20,0-30,0 mg	15,0 mg
Hydromorphon	10,0-30,0 mg	4,0 mg
Clonidin	2,0 mg	1,0 mg
Sufentanil	50,0 µg	**
Fentanyl	2,0 mg	**
Bupivacain	40,0 mg	30,0 mg

Tab. 9.4: Konzentrationen und Dosierungen intrathekal zu verabreichender Pharmaka.
* Empfehlung gem. Fachinformation des Herstellers
** = Limit unbekannt

Für die intrathekale Schmerztherapie sind in Deutschland nur die Medikamente Morphin, Ziconotid und Baclofen als Monosubstanzen zugelassen. In der klinischen Praxis und entsprechend intrathekaler Therapieempfehlungen findet jedoch seit Jahren eine Reihe von Substanzen, wie z.B. Buprenorphin, Hydromorphin, Clonidin, Midazolam oder Ketamin Anwendung. Deren Einsatz entspricht einem *off-label use* und ist lediglich als ein individueller Heilversuch gerechtfertigt (☞ Tab. 9.3). Entsprechend stellt auch eine Kombinationstherapie von Opioiden mit Ziconotid einen individuellen Heilversuch dar. Die intrathekale Infusion anderer pharmakologischer Substanzen als Ziconotid, Morphin, Hydromorphon und Baclofen als Monosubstanz ist nur bei Erklärung eines individuellen Heilversuchs und entsprechend dokumentierter Patientenaufklärung zulässig.

9.2.1.3. Intrathekale Dosisfindung

Grundsätzlich sind zu Beginn einer intrathekalen Dosisfindung geringe Anfangsdosen und eine langsame Dosistitration unter Berücksichtigung des individuellen Ansprechens der Patienten zu empfehlen. Einige Autoren empfehlen eine 20-30 %ige Dosisänderung bei Patienten mit nichtmalignem Schmerz und eine bis zu 50 %ige Dosisänderung bei Palliativpatienten allerdings immer unter Berücksichtigung der Toleranz und des individuellen Ansprechens.

9.2.1.3.1. Test-Katheterplatzierung

Zur rückenmarksnahen Medikamententestung werden vorwiegend intrathekale, aber auch epidurale Testinfusionen durchgeführt. Diese können entweder kontinuierlich oder zeitlich limitiert als Infusion über einen Katheter oder als intrathekale oder epidurale Bolusapplikationen durchgeführt werden. Tronnier (2005) betont, dass die Platzierung epiduraler Testkatheter nicht sinnvoll ist und zur rückenmarksnahen Medikamententestung bei chronischen Schmerzen stets eine intrathekale Dauerinfusion über eine externe Pumpe oder einen Perfusor vorgenommen werden sollte. Der intrathekale Test kann auch nicht durch einen intravenösen Test ersetzt werden.

Für die intrathekale Testphase können temporäre Spinalkatheter zum Einsatz kommen. Zur Platzierung des Testkatheters in Lokalanästhesie wird der Intrathekalraum in üblicher Technik mit einer Spezialkanüle mit Mandrin punktiert. Über die liegende Spezialkanüle wird ein entsprechender Katheter in Höhe des proximalen Schmerzniveaus z.B. Th10 intrathekal platziert. Eine Untertunnelung des Katheters ist nicht zwingend erforderlich. Alternativ kann ein intrathekaler Permanent- bzw. Verweilkatheter verwendet werden. Die chirurgische Implantation eines derartigen Spinalkatheters erfolgt üblicherweise im Operationssaal unter BV-Röntgenkontrolle. Der implantierte Katheter kann nach Überprüfung der exakten Lage im Intrathekalraum mit Hilfe einer Untertunnelungstechnik ca. 15-20 cm unter der Haut zur Flanke verlegt werden, um dort nach extern ausgeleitet bzw. mit einem implantierten subkutanen Port konnektiert zu werden. Der Katheter wird mit einer externen Medikamentenpumpe und einem 0,22 µm Bakterienfilter verbunden.

Die Versorgung des implantierten Katheters ist sowohl unter ambulanten als auch unter stationären Bedingungen von großer Bedeutung: Innerhalb von 48 Stunden nach dem Eingriff ist der Verband zu wechseln. Gemäß der Empfehlung von Krames et al. (2009) soll der Verband daraufhin alle sieben Tage gewechselt werden.

Nach unserer Auffassung gehören in der Testphase tägliche Kontrollen möglicher Infektionszeichen im Bereich der Austrittsstelle des Katheters zu den wichtigen Sicherheitsmaßnahmen. Nach Thomm (2005) zählen die tägliche Inspektion der Kathetereintrittstelle und ein täglicher Verbandswechsel unter Verwendung eines Antiseptikums wie z.B. Betaisodona zu den integralen Bestandteilen der Katheterpflege. Bei Bolus- und Dauerapplikation sind entsprechend geeignete Bakterienfilter im wöchentlichen Wechsel zu verwenden. Die Körperpflege der Patienten sollte sich auf Duschen oder Waschen beschränken.

9.2.1.3.2. Intrathekale Medikamententestung

Morphin-Testung

> Bei opioidnaiven Patienten sollte eine i.th. Morphin-Startdosis in Höhe von 1 mg nicht überschritten werden.

Zu berücksichtigen ist, dass im Allgemeinen bei Patienten mit neuropathischen Schmerzen höhere intrathekale Morphindosierungen erforderlich sind. Darüber hinaus benötigen ältere Schmerzpatienten im Vergleich zu jüngeren Patienten niedrigere Dosen zur Analgesie.

> Empfehlenswert ist, neben einer intrathekalen Startdosis in Höhe von 0,5-2 mg Morphin/d mindestens die Hälfte der bisherigen oralen Opioid-Dosis beizubehalten.

Für die Dosisberechnungen stehen hilfreiche Formeln zu Verfügung. Um einer potenziellen Entzugssymptomatik vorzubeugen, ist es sinnvoll, jeden weiteren Tag in der Testphase die orale Opioid-Dosis um 20 % zu reduzieren und die intrathekale Dosis um 20 % zu steigern sowie dem Patienten ggf. zusätzlich eine Rescue-Medikation anzubieten.

Es kann ein Entzugssyndrom vermieden werden, wenn beispielsweise zunächst die halbe berechnete systemische Opioid-Dosis und die halbe intrathekale Dosis verabreicht werden. Täglich sind die systemische Dosis um 20 % zu reduzieren und die intrathekale Therapiedosis um 20 % zu erhöhen. Falls keine Nebenwirkungen auftreten, kann die Dosis schrittweise alle 24 h gesteigert werden, bis die gewünschte Response ohne nennenswerte Nebenwirkungen eingetreten ist.

Wird in der Testphase ein Opioidwechsel notwendig, muss das noch im Katheter befindliche Analgetikum bei der Dosisberechnung berücksichtigt werden, um eine Überdosierung zu vermeiden. Das nachfolgend applizierte Analgetikum ist gemäß Äquivalenzdosis umzurechnen und um 10 % zu reduzieren. In diesem Zusammenhang ist darauf hinzuweisen, dass die Annahme, 300 mg Morphin p.o. entsprächen etwa einer Äquivalenzdosis von 1 mg Morphin intrathekal bisher nicht wissenschaftlich bestätigt worden ist und diese Angabe deshalb nur als Anhaltspunkt gelten kann.

Baclofen-Testung

Die intrathekale Baclofen-Therapie ist ein seit 1994 in Deutschland zugelassenes und in speziellen Zentren etabliertes Behandlungsverfahren. Vor einer Implantation eines permanenten Baclofen-Infusionssystems ist auch bei dieser Substanz unbedingt eine Wirksamkeitstestung bei Patienten mit schwerer Spastik durchzuführen.

In Deutschland schreibt das *Bundesinstitut für Arzneimittel und Medizinprodukte* (BfArM) für die intrathekale Baclofen-Anwendung mit einem Warnhinweis zwingend vor, dass die intrathekale Verabreichung von Baclofen nur von Ärzten vorgenommen werden darf, die über spezielle Erfahrungen mit dieser Art der Verabreichung des Medikaments verfügen. Weiter schreibt das BfArM vor, dass das Behandlungszentrum über die Möglichkeit der kontinuierlichen Überwachung, intensivmedizinische Ausstattung und fachlich qualifizierte Ärzte verfügen muss. Die Test-, Implantations- und Dosisanpassungsphasen dürfen nur unter stationären Bedingungen durchgeführt werden.

Indikationskriterien für die intrathekale Baclofen Testung sind eine schwere, behindernde Spastizität und damit assoziierte Schmerzen, eine gesicherte Diagnose, eine stabile oder langsam progrediente Grunderkrankung, die Therapie-Ineffizienz oder nichttolerable Nebenwirkungen bei oraler Therapie.

Für die intrathekale Testinjektion ist unbedingt eine Test-Baclofen-Lösung in einer Konzentration von 50 µg/ml (0,05 mg/1 ml Ampulle) zu verwenden. Wegen der großen Gefahr von Ungenauigkeiten bzw. von Fehlern bei der Dosisberechnung sowie der Gefahr einer möglichen Kontamination bei der Herstellung einer verdünnten Baclofen-Lösung ist von dem Gebrauch der für den Pumpen-Refill vorgesehenen konfektionierten Lösung mit einer Konzentration von 500 µg/ml (= 10 mg/20 ml Ampulle) zur Testung dringend abzuraten.

Das intrathekale Ansprechen auf Baclofen ist im Einzelfall schwer voraussagbar. Die Liquor cerebrospinalis Eliminationshalbwertszeit nach intrathekaler Bolusinjektion von 50-135 µg Baclofen beträgt 1-5 Stunden. Nach intrathekaler Baclofen-Applikation ist mit einer Plasmakonzentration um 5 ng/ml zu rechnen, und *steady-state*-Bedingungen werden nach 1-2 Tagen erreicht. In Einzelfällen können bereits nach geringen intrathekalen Bolusgaben von 25-50 µg Baclofen klinische Bilder einer Baclofen-Überdosierung auftreten. Deshalb ist eine besondere Sorgfalt im Umgang mit dem hochpotenten Medikament Baclofen geboten.

Zur Beurteilung von Wirkung und Verträglichkeit wird in der Regel eine intrathekale Testdosis in Höhe von 25-100 µg Baclofen unverdünnt als Bolusinjektion direkt oder über einen Spinalkatheter intrathekal appliziert. Nach der Verabreichung erfolgt eine achtstündige Überwachung des Patienten durch ein multidisziplinäres Team. Die Baclofenwirkung setzt ca. 30-60 min nach Applikation der initialen Testdosis ein, wobei der maximale antispastische Effekt nach ca. 4 Stunden zu beobachten ist und ungefähr 4 bis 8 Stunden lang anhält. Es ist zu beachten, dass der Wirkungseintritt, das Wirkungsmaximum und die Wirkungsdauer individuell sehr unterschiedlich sind und von der Ausprägung der spastischen Symptomatik, der Höhe der applizierten Dosis sowie von der Applikationsart und -geschwindigkeit abhängig sind.

Um eine dauerhafte intrathekale Behandlung mit Baclofen rechtfertigen zu können, müssen im Rahmen der Testung eine klinisch bedeutsame Verminderung der Spastik, ermittelt z.B. anhand der Ashworth-Skala, das Erreichen des IBZ oder eine Mobilitätsverbesserung erzielt werden. Die für ein befriedigendes Therapieergebnis erforderliche individuelle tägliche Baclofendosis variiert sehr. In der Literatur ist ein Bereich von 35 µg/d bis zu 1.500 µg/d Baclofen angegeben.

Ziconotid-Testung

Nach Herstellerempfehlungen sollte die Dosierung von Ziconotid mit 2,4 µg/d gestartet werden und die Patienten in Dosisinkrementen von ≤ 2,4µg/d eingestellt werden. Aus Sicherheitsgründen empfiehlt der Hersteller einen Abstand zwischen den Dosiserhöhungen von mindestens 48 Stunden. Die vom Hersteller empfohlene Maximaldosis beträgt 21,6 µg/d Prialt®. Für die Ziconotid-Dosierung gilt die Empfehlung "*Start low – go slow*".

Um das Auftreten von unerwünschten Arzneimittelnebenwirkungen einzuschränken, wird vom Hersteller empfohlen, die Ziconotid-Tagesmaximaldosis nicht zu überschreiten. In klinischen Studien konnte allerdings festgestellt werden, dass nach langsamer Dosissteigerung von Ziconotid über einen Zeitraum von 3-4 Wochen auch höhere Dosen bis zu 48,0 µg/d Ziconotid von einigen Patienten vertragen wurden.

Hingegen entsprechen die Therapieempfehlungen der US-Polyanalgesie-Konsensuskonferenz aus dem Jahr 2007 mit einer empfohlenen Startdosis von 0,5 µg/d und einer wöchentlichen Dosiserhöhung von ≤ 0,5 µg/d in etwa unseren Erfahrungen (☞ PRINZIP). Diese Herangehensweise ist geeignet, die potentiellen Nebenwirkungen von Ziconotid signifikant abzuschwächen.

Auf Grundlage eigener klinischer Erfahrungen an über 120 Schmerzpatienten, die seit 2006 mit dem Non-Opioidanalgetikum Ziconotid in unserer Schmerzklinik behandelt wurden, ist zu empfehlen, eine Initialdosis zwischen 0,3-1,2 µg/d Ziconotid zu wählen, weil sich dadurch z.B. zentralnervöse Nebenwirkungen nachhaltig vermindern lassen (☞ PRINZIP).

Entsprechend ist die nachfolgende Prialt®-Titrationsphase auch wegen des möglichen Auftretens von Nebenwirkungen, welche grundsätzlich zwar reversibel sind, aber zum Therapieabbruch führen können, unbedingt mit Behutsamkeit und Aufmerksamkeit durchzuführen.

Mit Hilfe eines nach extern ausgeleiteten spinalen Testkatheters und einer konnektierten externen

Medikamentenpumpe kann die Ziconotid- Titrationsphase eingeleitet werden. Allerdings ist es wegen der potentiellen Infektionsgefahr an der Austrittsstelle wichtig, ein besonderes Augenmerk auf die Katheterverhältnisse zu legen. Alternativ kann die Testung auch nach Katheterimplantation über einen Medikamentenport durchgeführt werden.

Grundsätzlich ist eine sehr langsame und individuell angepasste Titration mit Ziconotid zu empfehlen, um die Nebenwirkungsrate gering zu halten. Die wirksame Dosis von Ziconotid variiert nach unseren klinischen Erfahrungen individuell sehr stark. Nach Angaben des Herstellers benötigen ca. 75 % der Patienten, die zufrieden stellend auf die Behandlung ansprechen, eine Dosis von ≤ 9,6µg/d Prialt®. Entsprechend unserer klinischen Erfahrungen liegt die durchschnittliche Dosis in unserem Klientel weit niedriger (vgl. PRINZIP)

In einer offenen, multizentrischen Studie mit 71 Patienten lag die durchschnittliche Ziconotid-Dosis nach einer vierwöchigen Testphase bei 4,08 µg/Tag. Am Ende der Titrationsphase berichteten 52,2 % der Patienten über eine moderate bis komplette Schmerzreduktion auf der *Clinical Global Impression-Scala* und 53,6 % der Patienten über eine gute bis exzellente Schmerzkontrolle auf der *Categorical Pain Relief Scale* (Ver Donck et al. (2008).

Die optimale intrathekale Lage der Katheterspitze wurde für die Ziconotid-Applikation nicht ermittelt. Der Ziconotid-Hersteller gibt an, dass eine niedrigere lumbale Platzierung die Inzidenz neurologischer Nebenwirkungen reduzieren kann.

Auf Grund der hydrophilen Eigenschaften von Ziconotid ist die Spinalkatheterspitze eigentlich nicht zwingend auf das entsprechende Schmerzniveau des Patienten zu positionieren. Nach Hofacker (2009) wird die Startdosierung allerdings abhängig von der Katheterlage gewählt: Es bleibt die Empfehlung, eine Katheterspitzenlage zwischen Th 6 und Th10 vorzunehmen. In Einzelfällen, in denen die Spitze des spinalen Katheters sogar oberhalb von Th3 platziert werden muss, sind eine besonders niedrige Startdosis und angepasste Dosiserhöhung zu empfehlen, um das Risiko von Nebenwirkungen zu minimieren.

Es gibt Hinweise darauf, dass im Falle einer Response auch die Lage des intrathekal platzierten Katheters im Hinblick auf die Wirkstärke eine Rolle spielt. Hofacker (2009) empfiehlt die Startdosis entsprechend der Lage der Katheterspitze zu wählen, d.h. bis Th7 eine Startdosis von 1,2-2,4 µg/d Ziconotid, bis Katheterspitze Th3 eine Startdosis von 0,7-1,2 µg/d Ziconotid und bei einer Lage der Katheterspitze über Th3 0,5-0,7 µg/d Ziconotid.

Entsprechend eigener klinischer Untersuchungen (PRINZIP) ist festzustellen, dass Ziconotid in der Austestungsphase(= 4 Wochen) bei mehr als der Hälfte der Patienten mit einem FBSS zu einer guten bis exzellenten Schmerzkontrolle führte.

Nach unserer Empfehlung (vgl. PRINZIP) liegt die Startdosis zwischen 0,3-1,2 µg Ziconotid, aufdosiert in wöchentlichen Abständen in Dosisinkrementen von 0,3-0,6 µg Ziconotid bis zum Erreichen des individuellen Behandlungsziels (IBZ) eines jeden Patienten.

Eine Dosistitration oberhalb von 6 µg/d Ziconotid bewirkt gemäß unseren Erfahrungen, nur in seltenen Fällen eine weitere Schmerzreduktionssteigerung, erhöht hingegen die Häufigkeit von Nebenwirkungen.

Bolusgabe oder kontinuierliche Medikamentenapplikation?

Es existieren noch keine wissenschaftlichen Beweise für die Überlegenheit einer bestimmten Applikationsform des Ziconotids.

Rosenblum (2008) verabreichte in einer doppelblinden, placebokontrollierten Studie 6 Patienten mit jeweils intrathekalen Injektionen von 0 µg, 2 µg, 4 µg oder 8 µg Ziconotid in randomisierter Reihenfolge und publizierte die Ergebnisse in einem Poster. Die Resultate zeigen, dass die intrathekale Ziconotid-Bolusgabe gut vertragen wurde und keine schwerwiegenden unerwünschten Ereignisse sowie klinisch signifikanten Veränderungen der Hämodynamik, respiratorischer oder neurologischer Parameter auftraten. Die Schmerzreduktion (VAS) lag zwischen 30 und 50 %. Als häufigste Nebenwirkungen wird Übelkeit, Schwindel und Erbrechen 4 bis 6 Stunden nach der Injektion berichtet. Bei 2 Patienten wurden 6 Stunden nach der 8,0 µg Ziconotid-Injektion Ataxien beobachtet.

Von Okano und Mitarbeiter (2008) stellten ihre Ergebnisse einer Ziconotid Single Shot Studie 2008 als Poster vor. Elf Patienten erhielten Ziconotid intrathekal in Single- Shot-Technik. Dazu wurde mit einer 22-G Spinalnadel bei L2-3 oder L3-4 der Intrathekalraum der Schmerzpatienten punktiert und Ziconotid als Single Shot verabreicht. Zwei Patienten erhielten 5 µg Ziconotid, 5 Patienten wurden 2,4 µg intrathekal appliziert und 4 Patienten erhielten jeweils 1,2 µg Ziconotid intrathekal.

Bei acht von 11 Patienten konnte eine signifikante Schmerzlinderung (mehr als 50 % Schmerzreduktion) nachgewiesen werden. Die Autoren berichten auch über schwerwiegende Nebenwirkungen im Sinne von Harnverhalt bei einem Patienten, Halluzinationen bei einem weiteren Patienten und einem Fall von motorischer Schwäche. Bei Sieben von 8 Patienten verblieben die Schmerzen.

Obwohl es sich bei Rosenblum (2009) um eine sehr kleine randomisierte Doppelblindstudie handelt, deuten die ermittelten Ergebnisse wie auch die Resultate von Okano und Mitarbeiter (2008) sowie Baumgartl (2008) daraufhin, dass die Ziconotid-Bolusgabe eine schnelle Beurteilung des Ansprechens des Patienten auf das Analgetikum zulassen könnte.

Mustaki et al. (2010) untersuchten die Effektivität von Ziconotid Single-Shot-Injektionen bei 9 Patienten und stellen fest, dass die Responder-Rate von 22 % der Erfolgsrate von Ziconotid-Infusionen über implantierte Katheter entspricht. Die Autoren ziehen den Schluss, dass durch die Singe-Shot Ziconotid-Applikation von 2,5 µg die Wirksamkeit von Ziconotid vorhergesagt werden kann.

Es sind unbedingt weitere Studien an größeren Patientenkollektiven notwendig um festzustellen, ob die Reaktionen auf Ziconotid- Bolusinjektion eine echte Referenz für das Ansprechen von Ziconotid zur kontinuierlichen intrathekalen Langzeittherapie sein können.

Die intrathekale Single-Shot-Technik könnte geeignet sein, eine effektive Prognose für eine intrathekale Langzeittherapie abgeben zu können. Damit wäre auch ein wesentlicher Beitrag zur Verminderung von Ziconotid-Testzeiten, verbunden mit einer deutlichen Verbesserung der Kosten-Effizienz zu erreichen.

Die Vorteile der kontinuierlichen intrathekalen Testung über einen Spinalkatheter liegen in den Möglichkeiten für eine kontinuierliche Dosistitration, eine verbesserte Beobachtung des Testverlaufs und eine gute Imitation der Bedingungen für die Langzeitapplikation. Weitere Vorteile der kontinuierlichen Applikation sind neben einer Förderung der Patientencompliance eine weitgehende Vermeidung falsch-negativer Ergebnisse einer variablen Testungsdauer. Es existieren keine wissenschaftlichen Beweise für die Überlegenheit einer bestimmten Applikationsform.

9.2.1.4. Testbewertung

Ohne eine vorherige externe intrathekale Medikamententestung sollte zur Therapie chronischer Schmerzsyndrome keinesfalls ein Medikamentenapplikationssystem implantiert werden. Eine sach- und fachgerechte intrathekale Erprobungsphase ist von äußerster Wichtigkeit um in dieser Phase zu ermitteln, ob der Patient von einer intrathekalen Therapie profitieren kann.

> Ziel der intrathekalen Testung ist eine 50 %ige Schmerzreduzierung bzw. das Erreichen des individuellen Behandlungsziels (IBZ), eine situationsgerechte Funktionssteigerung sowie eine Verbesserung der Lebensqualität des Patienten.

Die initiale intrathekale Titrationsphase sollte zunächst unter fachärztlichem Monitoring und stationären Bedingungen in einem mit dieser Therapieform erfahrenen Schmerzzentrum erfolgen.

Allen intrathekalen Verfahrenstechniken muss eine entsprechende Testphase vorgeschaltet sein, in der vor allem die Ansprechbarkeit der geklagten chronischen Schmerzen auf das jeweilige intrathekal verabreichte Medikament (Ziconotid, Baclofen, Morphin) und dessen Verträglichkeit ausreichend intensiv geprüft werden. Nach Literaturangaben erstreckt sich eine intrathekale Testphase über einen Zeitraum zwischen 7 bis 21 Tagen. Entsprechend eigener Erfahrungen kann die Testphase auch einen längeren Zeitraum in Anspruch nehmen, z.B. bei der Testung von Ziconotid. Es ist zu empfehlen, die Phasen der intrathekalen Medikamententestung unbedingt auch unter alltäglichen Belastungen bzw. häuslichen Bedingungen fortzuführen.

Die wichtigsten Ziele der intrathekalen medikamentösen Testung bestehen darin, Wirkung und Nebenwirkung der verabreichten Pharmaka zu evaluieren.

Eine intrathekale Placebo-Anwendung ist umstritten und wird aus ethischen Gründen nicht empfohlen. Die Durchführung von Placebotestverfahren ist für eine Reihe von Autoren in Ausnahmefällen vertretbar, weil in der Testphase die Schmerzpatienten über 50 % ihrer ursprünglichen Medikation verfügen können und ggf. eine Rescuemedikation verabreicht werden kann.

Grundsätzlich ist eine ausreichend lange und vor allem individuelle intrathekale Testbehandlung vor einer Implantation eines Pumpensystems zur i.th. Pharmakotherapie erforderlich, um das Erreichen der Therapieziele gewährleisten zu können.

Der individuelle Testverlauf ist in Bezug auf Schmerzreduktion, Medikamentenverbrauch, Nebenwirkungen, Lebensqualität mittels geeigneter Instrumente zu dokumentieren, um Responder von Non-Respondern unterscheiden zu können. Als ein wichtiges klinisches Kriterium für die Bewertung der Wirksamkeit einer intrathekalen Testung mit Baclofen gilt die signifikante Reduktion des Muskeltonus bzw. die der Häufigkeit und Schwere von Muskelspasmen.

9.2.2. PRINZIP: Prinzipien der Ziconotid-Therapie

Betrachtet man den Stellenwert des nicht-opioiden Analgetikums Ziconotid, so rangiert das Medikament gewöhnlich hinter den traditionell etablierten Substanzen wie z.B. Morphin, Sufentanil, Bupivacain, Buprenorphin, Fentanyl oder Hydromorphon mit weitaus geringerer studienbasierter Evidenz. Das für ein intrathekales Analgetikum umfassendste klinische Studienprogramm und die seit der Zulassung im Jahre 2006 vorliegenden klinischen Erfahrungen mit dem ersten Non-Opioidanalgetikum rechtfertigen eine Neuorientierung der intrathekalen Therapie rückenmarksnaher Schmerzsyndrome in der klinischen Praxis.

Die folgende Darstellung des Konzepts PRINZIP entspringt dem Anliegen des Autors, mehr Aufmerksamkeit und Sicherheit im Umgang mit diesem neuen Non-Opioidanalgetikum zu generieren. Mit der Veröffentlichung soll ein Wissenstransfer auf eine größere Gesellschaft von in der Schmerzmedizin tätigen ärztlichen Kollegen eingeleitet werden. Das PRINZIP soll als eine kollegiale Empfehlung gelten und zugleich als ein klinischer Ratgeber dienen.

Die in diesem Kapitel präsentierten aktuellen Ergebnisse, Arbeitshypothesen und eigenen Erfahrungsberichte einschließlich klinischer Hinweise und Fallstricke, sollen die auf bester verfügbarer Evidenz beruhenden Erkenntnisse durch das erarbeitete Manuskript PRINZIP widerspiegeln.

Wir verfügen mit PRINZIP über eine neue therapeutische Konzeption, die für ein spezielles Patientengut einen Ausweg aus seiner bisher hoffnungslosen Schmerzsituation bedeuten kann.

9.2.2.1. Das Non-Opioidanalgetikum Ziconotid

Ziconotid ist das synthetische Analogon des ω-Conopeptids MVII A, das sich im Gift der marinen Kegelschnecke *Conus magus* befindet.

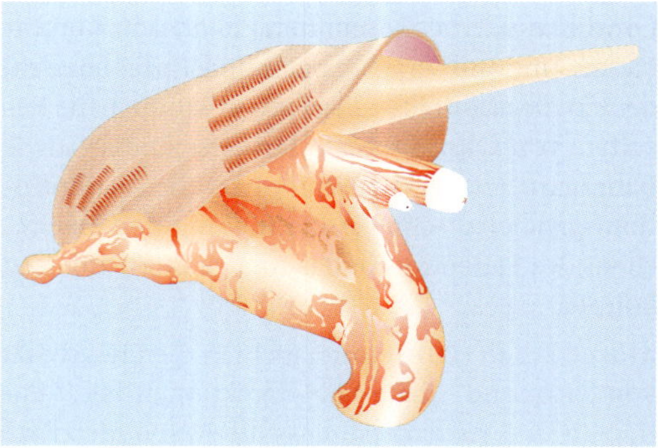

Abb. 9.9: Meeresschnecke *Conus magus* (schematische Darstellung).

Ziconotid ist als Antagonist spannungsabhängiger Kalziumkanäle vom N-Typ der erste Vertreter einer neuen Kategorie intrathekaler Non-Opioid-Analgetika. Es handelt sich um ein Polypeptid, bestehend aus 25 Aminosäuren, dessen räumliche Struktur von drei Disulfidbrücken bestimmt wird. Das Molekül verfügt über ein Molekulargewicht von 2.639 Dalton. Die Ziconotid-Summenformel lautet $C_{102}H_{172}N_{36}O_{32}S_7$ (Struktur ☞ Abb. 9.10).

Ziconotid ist ein hydrophiles Molekül und praktisch unlöslich in Methyl-t-butylether. Der Wirkstoff wird frei von Konservierungsstoffen als sterile, isotonische Lösung für die intrathekale Verwendung formuliert. Durch tierexperimentelle Studien von Bowersox et al. (1996) sowie Malmberg und Yaksh (1995) konnte die analgetische Wirksamkeit von Ziconotid nachgewiesen und im Tiermodell gezeigt werden, dass Ziconotid ca. 1.000-fach wirkungsstärker ist als intrathekales Morphin. Von Rauck et al. (2004) und Staats et al. (2006) ist in verschiedenen klinischen placebokontrollierten Studien die analgetische Wirkung

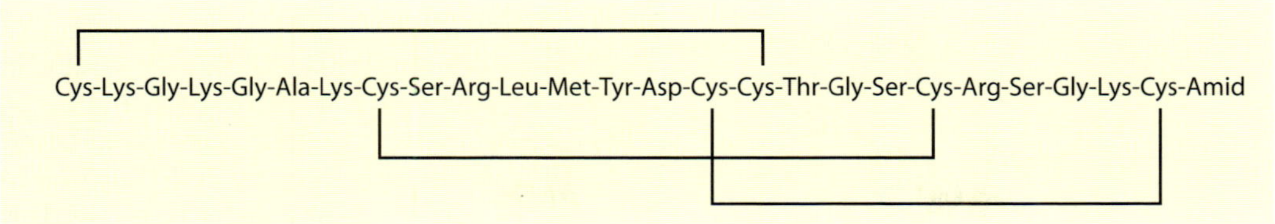

Abb. 9.10: Strukturformel von Ziconotid $C_{102}H_{172}N_{36}O_{32}S_7$.

bestätigt worden. Ziconotid eröffnet als ein N-Typ-Kalziumkanalblocker eine neue Perspektive für die Therapie schwerster und therapieresistenter Schmerzsyndrome.

Die Ergebnisse internationaler Fallstudien, Fallserien und open-Label-Studien zeigen, dass Ziconotid entweder als Monotherapie oder in Kombination mit anderen intrathekalen Pharmaka bei der Therapie von Patienten mit refraktären neuropathischen Schmerzen effektiv sein kann. Durch klinische Untersuchungen von Erdine und Andres (2006) ist belegt, dass die intrathekale *drug delivery* (IDD) bei vielen Patienten. die auf konventionelle Behandlungen nicht ansprechen, eine gute bis sehr gute Schmerzlinderung bewirkt. Neben einer Verbesserung der Lebensqualität und diverser funktioneller Fähigkeiten kommt es auch zu einer Senkung des systemischen Analgetikaverbrauchs sowie zur Reduzierung von Nebenwirkungen.

Ziconotid ist in den USA seit 2005 und in Europa seit 2006 zur Therapie schwerer chronischer Schmerzen bei Patienten, die eine intrathekale Analgesie benötigen, zugelassen. Der Einsatz als Substanz für die intrathekale *first line*-Therapie ist dabei durch die Zulassung gedeckt. Ziconotid ist neben Morphin das einzige Analgetikum, das in Deutschland zur intrathekalen Therapie zugelassen ist. Seit seiner Einführung im Jahr 2006 liegen eigene klinische Erfahrungen vor, die heute in ein neues Therapiekonzept zur Behandlung schwerster Schmerzsyndrome (PRINZIP) münden.

Nach ersten Schätzungen werden heute mehr als 250 Schmerzpatienten in Deutschland dauerhaft mit Ziconotid (Prialt®) behandelt.

Die Effektivität von Ziconotid in der Therapie von starken chronifizierten Schmerzen bei Patienten, die eine intrathekale Analgesie benötigen, wird seit 2006 auch in verschiedenen Schmerztherapiezentren der Bundesrepublik Deutschland beschrieben und aktuell in einer europaweiten Studie weiter überprüft.

Im Rahmen der Anwendungsbeobachtung MOTOR-P2 (*Mechanism-Oriented Treatment Of Refractory Pain with Prialt*)-Projekt werden die Erfahrungen teilnehmender deutscher Schmerzzentren und einzelner bundesweiter Ziconotid-Anwender standardisiert erfasst und im Sinne eines kollektiven Erfahrungspools allen Interessierten zur Verfügung gestellt. Die Publikation der Ergebnisse dieser Studie wird für 2011 angestrebt.

Wirkmechanismus

Die analgetische Wirkung von Ziconotid wurde zunächst in tierexperimentellen Studien untersucht und nachgewiesen. Seine analgetische Wirkung entfaltet nach Cao (2006) und Wang (2000) durch eine reversible Blockade spannungsabhängiger Kalziumkanäle vom N-Typ, die einen Kalziumeinstrom in die Zelle und somit auch die Freisetzung proanalgetischer Neurotransmitter der afferenten Nervenendigungen verhindern. Die Weiterleitung des Schmerzsignals an das Gehirn und letztendlich die Schmerzwahrnehmung werden dadurch blockiert.

Von Bedeutung ist, dass Ziconotid sich nicht direkt an Opioidrezeptoren bindet. Aus diesem Grund bleibt die pharmakologische Aktivität durch Opioidantagonisten unbeeinträchtigt. Doppelblinde, placebokontrollierte, klinische Studien haben die Wirksamkeit von Ziconotid sowohl bei tumorassoziierten Schmerzen als auch bei neuropathischen und nozizeptiven Schmerzen sowie gemischten Schmerzen (*mixed pain*) belegt.

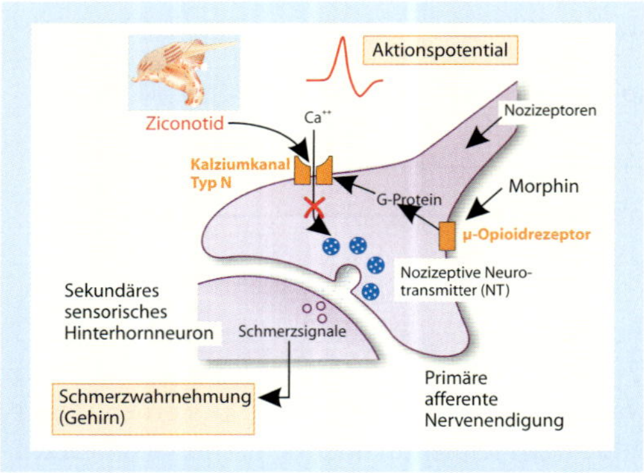

Abb. 9.11: Wirkmechanismus von Ziconotid (modif. nach Klotz).

Stabilität

Die pharmazeutische Stabilität intrathekal zu applizierender Medikamenten bei Körpertemperatur ist für den Therapieerfolg von wesentlicher Bedeutung. In Abhängigkeit von der Konzentration und der Verwendung in Gemischen kann die Stabilität einzelner Substanzen reduziert sein. Die Literatur zur Stabilität von Ziconotid ist mittlerweile sehr umfangreich.

Ziconotid scheint in Konzentrationen ≤ 1 µg/ml nicht sehr beständig, die molekulare Stabilität hingegen in Konzentrationen ≥ 1 µg/ml größer zu sein. Beim klinischen Gebrauch von Mischungen können allerdings Stabilitätsprobleme auftreten. So verringern Morphin und Hydromorphon die Stabilität von Ziconotid. Aus diesem Grund ist zu erwarten, dass Ziconotid in Kombination mit niedrigeren Konzentrationen dieser beiden opioiden Substanzen stabiler ist. Ziconotid erwies sich in Kombination mit Clonidin für die Dauer von 60 Tagen als stabil, in Kombination mit Clonidin-Morphin-Kombination lag die Stabilität nach 20 Tagen bei 70 % des Ausgangswertes. In Kombination mit Bupivacain zeigte sich die Stabilität von Ziconotid ebenfalls verringert.

Basierend auf den Ergebnissen der vorliegenden Stabilitätsuntersuchungen empfahl das US-Expertengremium der *Polyanalgesic Consensus Conference* 2007 die Dosis von intrathekal zu verabreichenden opioiden Arzneimitteln in Kombination mit Ziconotid zu limitieren, um die therapeutische Effizienz zu erhöhen.

Verdünnung

Ziconotid wird im Handel als Infusionslösung in Durchstechflaschen von 1 ml bzw. 5 ml mit 100 µg bzw. 500 µg als Ziconotidacetat angeboten. Die minimalen therapeutischen Ziconotid-Dosierungen erfordern für eine kontinuierliche intrathekale Applikation eine Verdünnung des Ziconotidacetats.

Die intrathekale Infusion kann mittels elektronisch betriebener Pumpensysteme mit einer variablen oder mit Gasdruckpumpen mit einer konstanten Flussrate erfolgen. Dosisanpassungen können bei Gasdruckpumpen nur über Konzentrationsänderungen erfolgen. Die Tagesdosis lässt sich über die Konzentration und die Flussrate berechnen. Der Hersteller empfiehlt, dass die Ziconotid-Konzentration der zu applizierenden Verdünnung in externen Pumpen nicht ≤ 5 µg/ml liegt. In der implantierten Medikamentenpumpe sollte diese nicht ≤ 25 µg/ml liegen. In der Praxis werden in Gasdruckpumpen auch höhere als die empfohlenen Verdünnungen verwendet, ohne dass ein Wirkverlust beobachtet wird.

Bei der Herstellung einer verdünnten Ziconotid-Infusionslösung sowie bei der Wiederbefüllung einer externen bzw. implantierten Medikamentenpumpe ist eine absolut strenge aseptische Vorgehensweise essentiell.

Indikationen für eine Ziconotid-Therapie

Entsprechend der Zulassung ist Ziconotid zur Behandlung von starken, chronischen Schmerzen bei Patienten angezeigt, die eine intrathekale Analgesie benötigen. Somit ist sowohl ein intrathekaler *first line-* als auch ein *second line-*Einsatz bei Schmerzen unterschiedlicher Genese möglich.

Für Patienten, die bisher mit einer intrathekalen Opioidtherapie mittels implantierter Medikamentenpumpe behandelt wurden, deren Schmerzreduktion aber ineffektiv ist bzw. die unter intolerablen Nebenwirkungen leiden, besteht ebenfalls eine Indikation für das intrathekale Therapiekonzept mit Ziconotid (PRINZIP).

Der Stellenwert der Substanz sowie die erforderlichen Bedingungen für den *first line-* bzw. den *second line-*Einsatz von Ziconotid werden kontrovers diskutiert. Entsprechend finden sich einerseits Forderungen nach einem Einsatz bei Patienten, vor allem mit neuropathischen Schmerzen, bei denen alle systemischen Therapieoptionen ausgeschöpft wurden, andererseits auch Forderungen, einen Therapieversuch mit intrathekalem Morphin vorzulagern.

Aus der Literatur sind auch Einzelfalldarstellungen über die Verwendung von Ziconotid bei schwerer schmerzhafter Spastik bekannt.

Für Patienten mit einem chronischen rückenmarksnahen Schmerzsyndrom kann trotz vielfältiger konservativer Behandlungsangebote ein Goldstandard zur Therapie nicht definiert werden. Nach Empfehlungen der *Deutschen Gesellschaft für Schmerztherapie e.V.* konnte eine Stufenleiter invasiv-interventioneller Therapieverfahren bei rückenmarksnahen Schmerzsyndromen formuliert werden (☞ Kap. 8.1.1.1.).

Das nicht-opioide Analgetikum Ziconotid ist bei Patienten mit neuropathischen, nozizeptivem und mit gemischten nozizeptiv-neuropathischen Schmerzen (*mixed pain*) analgetisch wirksam.
Klinische Untersuchungsergebnisse und eine wissenschaftliche Literaturanalyse haben dazu geführt, Ziconotid wie Morphin bzw. Hydromorphon als Mittel der ersten Wahl für eine intrathekale Schmerztherapie zu empfehlen.
Bei speziellen Schmerzsyndromen besteht die Indikation für eine Ziconotid-Therapie im Sinne einer *first line*-Behandlung.

Bei der Indikationsstellung für eine i.th. Therapie ist zu beachten, dass bei Patienten mit starken chronischen Schmerzen eine höhere Inzidenz von Suizidversuchen und Suizid als in der Allgemeinbevölkerung besteht. Zusätzlich ist von einer hohen Dunkelziffer bei dieser speziellen Patientengruppe auszugehen. Das Non-Opioid Ziconotid kann Depressionen verursachen oder sie verschlechtern und bei prädisponierten Patienten auch eine Suizidgefahr darstellen. Maier et al. (2010) weisen auf ein erhöhtes Suizidrisiko unter einer Ziconotid-Therapie hin und stellen dazu 2 Kasuistiken vor.

Ein direkter Zusammenhang zwischen chronischem Schmerz und Suizid lässt sich nach Nilges (2008) nicht nachweisen. Indirekt wirken allerdings Depressionen, die den Schmerz verstärken und durch ihn verstärkt werden können. Entsprechend einer aktuellen Fachinformation (Eisai GmbH, Frankfurt) ist ein Suizidversuch und Suizidideation als eine gelegentliche Ziconotid-Nebenwirkung mit einer Häufigkeit zwischen 1/1.000 und 1/100 zu bewerten. Nach Müller (2007) erlaubt die internationale Suizidstatistik nur einen partiellen Einblick in die Suizidproblematik, die mit der Realität nicht immer übereinstimmen muss.

Im Zeitraum von 2006 bis 2010 wurde in unserer Klinik bei 105 Schmerzpatienten eine Indikation für eine intrathekale Ziconotid-Therapie im interdisziplinären Konsens einschließlich neuropsychiatrischer Evaluation gestellt. Bei allen Patienten wurde eine Ziconotid-Testung unter neurologisch-psychiatrischem Monitoring durchgeführt. Klinische Zeichen einer Suizidalität konnten in der Testphase oder nach abgeschlossener Testung und LTIAT nicht beobachtet werden.

Auch auf Grund des Nebenwirkungsprofils ist vor einer Therapieentscheidung für eine intrathekale Ziconotid-Therapie eine umfassende psychologische und/oder psychiatrische Evaluation verpflichtend.

9.2.2.2. Leitsätze zur intrathekalen Ziconotid-Therapie (PRINZIP)

Basierend auf unseren klinischen Erfahrungen mit dem Non-Opioidanalgetikum Ziconotid werden zusammenfassend nachfolgende praktische Hinweise und Empfehlungen in Form von Leitsätzen vorgelegt:

Ziconotid-Therapie – eine neue opioidfreie schmerzmedizinische Konzeption

1. Eine Indikation für eine intrathekale Ziconotid-Therapie besteht bei Patienten mit chronischen neuropathischen, nozizeptiven und mit gemischten nozizeptiv-neuropathischen Schmerzen (*mixed pain*).

2. Voraussetzung für eine intrathekale Ziconotid-Therapie bei Patienten mit rückenmarksnahen Schmerzsyndromen ist die Nachweisführung, dass es sich um einen pathologisch-anatomisch, klinischen Zustand handelt, bei dem eine ursächliche Schmerztherapie ausscheidet.

3. Integrale Bestandteile einer sorgsamen klinischen, neurologisch-psychiatrischen Diagnostik sind qualifizierte bildgebende Untersuchungsverfahren (CT, MRT, Spinale Endoskopie, Epiduro-

graphie) sowie neurophysiologische Zusatzuntersuchungen.

4. Die interdisziplinäre Indikationsstellung für eine Ziconotid-Therapie schließt eine qualifizierte psychologische oder psychiatrische bzw. kompetente psychosomatische Evaluation des schmerzkranken Patienten ein. Der Psychologe oder Psychiater muss allerdings über spezielle schmerzmedizinische Kenntnisse und Erfahrungen verfügen.

5. Ein in der Schmerzmedizin operativ praktizierender Arzt sollte neben dem korrekten Plazieren von Kanülen, Kathetern und Endoskopen, dem Implantieren von Ports, Elektroden, Pumpensystemen, Generatoren und der Beherrschung anderer invasiver Verfahrenstechniken, auch in der Diagnostik und Interpretation der Dokumente bildgebender Verfahren sowie klinisch erhobener Daten sachkundig sein. Dieses Basiswissen verleiht ihm die Fähigkeit und die Berechtigung, das bestmögliche schmerzmedizinisch-interventionelle Verfahren sowie die vorteilhaftesten Modalitäten für den Schmerzpatienten auszuwählen und durchzuführen.

6. Bei allen chronischen rückenmarksnahen Schmerzsyndromen sollte in jedem Fall eine Indikation für eine Ziconotid-Therapie im Sinne einer *first line*-Therapie evaluiert werden.

7. Nach unwirksamen Therapieversuchen bzw. erfolgloser Anwendung einzelner bzw. kombinierter schmerzmedizinischer Verfahren (operativ, medikamentös, physikalisch, psychologisch/psychotherapeutisch) ist unter Beachtung psychologisch/psychiatrischer Erkrankungen frühzeitig die Option der intrathekalen Ziconotid-Therapie des rückenmarksnahen Schmerzsyndroms in das multimodale Therapiekonzept mit einzubeziehen. Es empfiehlt sich, bei der Überprüfung der Indikation für eine intrathekale Ziconotid-Therapie, den Algorithmus invasiv-interventioneller Therapie-Verfahren zur Behandlung rückenmarksnaher Schmerzsyndrome zu berücksichtigen.

8. Ein *drug-holiday* oder eine Opioidentzugsbehandlung vor der Ziconotid-Therapie ist nicht zwingend erforderlich. Bei der intrathekalen Opioid-Umstellung auf Ziconotid ist es ratsam, die intrathekale Dosis zügig zu reduzieren, wobei die Opioid-Dosis-Reduktion, z.B. unter Clonidin-Schutz, rasch ausgeführt werden kann. Unter Umständen kann es für den Patienten von Vorteil sein, eine situationsadäquate diametrale Titration der Opioide (transdermal, oral, systemisch) und der von Ziconotid vorzunehmen.

9. Zusammenfassende Dosisempfehlung:

- Als Ziconotid-Startdosis sind 0,3-1,2µg/d Prialt® als kontinuierliche intrathekale Infusion zu empfehlen.
- Titrationsschritte in Höhe von 0,3-0,6 µg Prialt® in wöchentlichen Abständen im bewussten "Schneckentempo" bis zum Erreichen des individuellen Behandlungsziels (IBZ), wobei eine Dosistitration ≥ 6 µg/d nur selten eine eindeutige Verminderung des *Pain Scores* nach sich zieht, dafür aber die Häufigkeit des Auftretens von Nebenwirkungen steigert

10. Bei Auftreten von leichten Nebenwirkungen während der Titrationsphase ist zunächst von weiteren Dosissteigerungen abzusehen und die Tagesdosis auf die vorherige Titrationsdosis zu reduzieren.

11. Bei schweren Nebenwirkungen ist die Ziconotid-Infusion zu stoppen, und es ist vorerst von einer Fortführung der Infusion abzusehen. Nach Abklingen der Symptome kann ein neuer Titrationsversuch mit weitaus niedrigerer Ziconotid-Dosierung unternommen werden. Ein abrupter Pumpenstopp ist mit Ziconotid möglich, da es, anders als bei Opioiden, keine Entzugssymptomatik auftritt.

12. Unter einer Ziconotid-Therapie treten keine opioidtypischen Nebenwirkungen wie z.B. Obstipation oder Hyperalgesie auf. Das Absetzen von Ziconotid löst keine Entzugsphänomene beim Patienten aus. Daher ist ein abrupter Medikamenten-Pumpenstopp während der Ziconotid-Therapie möglich, da, anders als bei Opioiden, keine Entzugssymptomatik auftritt. Ziconotid besitzt kein Sucht- bzw. Missbrauchspotential. Toleranzerscheinungen sind nicht zu erwarten.

13. Grundsätzlich ist zu beachten, dass in Deutschland unter den Analgetika nur Morphin und Ziconotid zur intrathekalen Therapie zugelassen sind. Primäres Therapieziel ist stets die Monotherapie. In Einzelfällen kann eine intrathekale Kombinationstherapie mit Ziconotid durchgeführt werden. Eine Kombinationstherapie ist dabei nur bei Erklärung eines individuellen Behandlungsversuchs

und entsprechender dokumentierter Patientenaufklärung zulässig.

14. Die Ziconotid-Testphase gehört in die Obhut eines multidisziplinären Schmerztherapie-Zentrums, welches über entsprechende Erfahrung in der Neuromodulation verfügt Das Zentrum muss auch garantieren, ggf. Komplikationen, die im Zusammenhang mit der intrathekalen Therapie bzw. Ziconotid stehen, zu jeder Zeit und situationsadäquat mit fachärztlicher Kompetenz behandeln zu können.

15. Grundsätzlich ist eine Klinikbehandlung durch den Schmerztherapeuten dann verordnungsfähig, wenn eine ambulante Versorgung des Versicherten zur Erzielung des Heil- oder Linderungserfolges nicht ausreicht. Unter den derzeitigen Gegebenheiten ist ein Klinikaufenthalt zumindest in der Ziconotid-Einstellungsphase gerechtfertigt.

Die Ziconotid- Anwendung entsprechend vorgelegter Prinzipien (PRINZIP) eröffnet einen neuen Weg zur Therapie neuropathischer, nozizeptiver und gemischter Schmerzen (*mixed pain*) ohne den Einsatz von Opioiden.

Umstellung von i.th. Morphin auf Ziconotid

Es empfiehlt sich, eine Umstellung einer intrathekalen Morphintherapie auf Ziconotid in der Art vorzunehmen, den Patienten ggf. auf eine Äquivalenzdosis systemischer Opioide einzustellen. Zunächst ist es von Vorteil eine Stabilisierung des Patienten unter der systemischen Opioidtherapie abzuwarten und im Anschluss mit der Ziconotid-Therapie nach dem PRINZIP zu beginnen.

Wie erfolgreich ein Wechsel von Opioid auf Ziconotid verlaufen kann, ist aus der nachfolgenden Kasuistik erkennbar

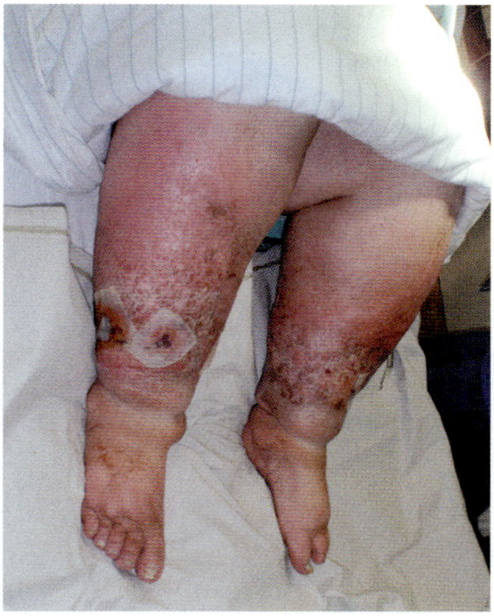

a

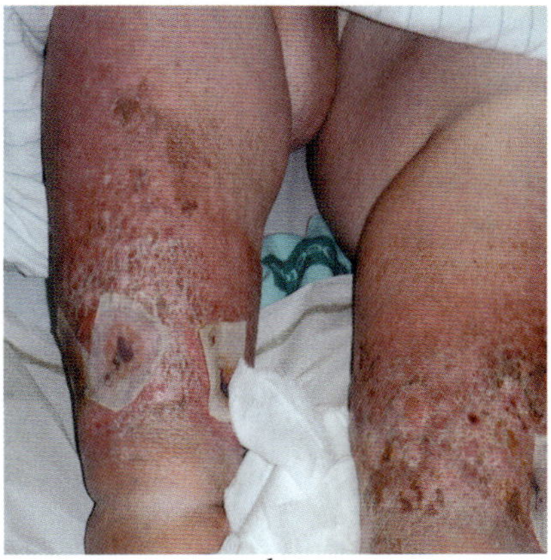

b

Abb. 9.12a+b: Seit 2006 wird bei der Patientin mittels implantierter Archimes® Medikamentenpumpe (Füllvolumen 20 ml, Flow Rate von 0,5 ml/24 h) eine intrathekale Schmerztherapie mit 12 mg Morphin/die durchgeführt.

Bei der Patientin wurde wegen eines Querschnittssyndroms seit 2006 eine intrathekale Morphin-Langzeittherapie durchgeführt. Auf Grund einer hochgradigen Ödembildung und jahrelang bestehenden Ulcera cruris der unteren Extremitäten, Fortbestehen der Schmerzproblematik (*Pain score* von durchschnittlich 7 NRS, 12,0 mg Morphin i.th./die) erfolgte die Umstellung von i.th. Morphin auf Ziconotid im Januar 2010. Nach der erfolgreichen intrathekalen Medikamentenumstellung auf eine Erhaltungsdosis von 1,8 µg Prialt übermittelte die Patientin am 21.10.2010 aktuelle

Fotos via Internet und teilte mit "Seit der Umstellung auf Prialt konnte ich nach 1 1/2 Jahren zum ersten Mal richtige Schuhe anziehen, bis dahin habe ich Clogs in der Schuhgröße 45 tragen müssen. Jetzt komme ich in Schuhgröße 42 rein. Das Medikament ist Klasse, mein Schmerzpegel liegt jetzt bei 2-3. Ich bin richtig zufrieden mit der Umstellung."

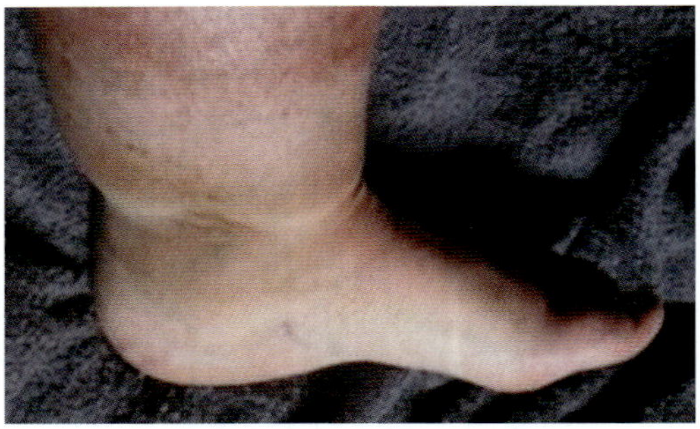

a

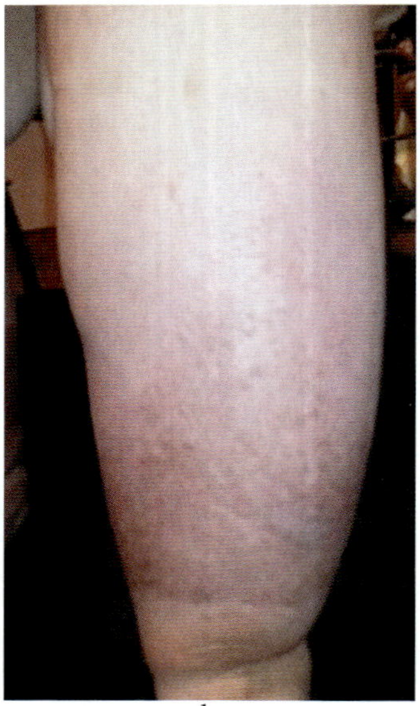

b

Abb. 9.13a+b: Unter der Ziconotid-Therapie findet sich neben einer *Pain score*-Reduzierung auch eine deutliche Ödemreduzierung unter Abheilung der Ulcerationen.

9.2.2.3. Therapie des *failed back surgery syndromes* (FBSS) mit Ziconotid

Das neuropathische Schmerzgeschehen beim FBSS wird durch eine Schädigung des Nervensystems verursacht. Grundvoraussetzung für die Ziconotid-Anwendung war die Nachweisführung einer kausal nicht mehr therapierbare Schmerzursache. Für die Patientenselektion waren die Ergebnisse einer sorgfältigen klinisch-neurologischen und psychiatrischen Diagnostik, qualifizierter bildgebender Untersuchungsverfahren und neurophysiologischer Zusatzuntersuchungen maßgeblich. Erste Ergebnisse und Erfahrungen in der Therapie des *failed back surgery syndroms* (FBSS) mit Ziconotid werden anknüpfend dargestellt

Eigene Ergebnisse

Unmittelbar nach Zulassung haben wir in unserer Schmerzklinik die Ziconotid-Therapie unter Berücksichtigung der Herstellerempfehlungen und der zur Verfügung stehenden Literatur eingeführt.

Im Zeitraum von 2006-2009 wurden in unserer Schmerzklinik 56 Patienten mit einem FBS-Syndrom mit Ziconotid (Prialt®) behandelt. Bei der Patientengruppe, bestehend aus 31 männlichen und 25 weiblichen Patienten, lag das Durchschnittsalter bei 53 Jahren und die durchschnittliche Schmerz-Erkrankungsdauer belief sich auf 12 Jahre. Die Vorbehandlungen sind der Tab. 9.5 zu entnehmen. Bei allen mit Ziconotid behandelten Patienten lag eine Erwerbsunfähigkeit vor. Es wurde ein Schmerz-Chronifizierungsgrad III nach Gerbershagen ermittelt. Vor der Ziconotid-Testung ist bei allen Patienten eine psychologische Evaluation vorgenommen worden. Mittels spinaler Endoskopie wurde bei 20 Patienten überprüft, inwieweit die rückenmarksnahen pathologisch-anatomischen Strukturen (z.B. Adhäsionen, Fibrosen, Narben) eine tatsächliche Schmerzrelevanz besaßen. Zu Beginn der Ziconotid-Behandlung konnte bei den FBSS-Patienten eine durchschnittliche Schmerzintensität von 8,6 (0-10 NRS) ermittelt werden.

Im Zeitraum von 2006-2008 wurden 38 FBSS-Patienten mit Ziconotid behandelt.

Seit 2009 werden die selektierten Patienten entsprechend den PRINZIP-Empfehlungen behandelt (☞ Kap. 9.4.). Im Jahre 2009 waren dies 18 Patienten, deren Therapieergebnisse im vorliegenden Kapitel denen von 2006-2008 gegenübergestellt werden (☞ Abb. 9.6).

Bei den 17 FBSS-Patienten, die von 2006 bis 2008 behandelt wurden, musste die intrathekale Ziconotid-Testung aufgrund von ausgeprägten Nebenwirkungen (13 Patienten) bzw. mangelnder Wirk-

56 Patienten mit FBSS-Syndrom			
	38 Patienten 2006- 2008	18 Patienten 2009	Gesamt
Mit systemischen Opioiden vorbehandelte Patienten	24	10	34
Switch-Patienten (Umstellung von i.th Opioid auf Ziconotid)	14	8	22

Tab. 9.5: Vorbehandlung der FBSS-Patienten.

Ergebnisse der Testung mit Ziconotid					
	2006-2008 (38)		2009 (18)		
	Patienten-anzahl	Nebenwirkung	Patienten-anzahl	Nebenwirkung	Patienten Gesamt 56
Erfolgreiche Testung (Schmerz-reduktion ≥ 50 %)	21		13		34
Titrations-abbruch	17 (4 UW, 13 NW)	Abbruchkriterien-NW: • 7 x Psychose • 10 x Brennschmerz • 11 x Ataxie • 6 x Angstzustände	5 (2 UW, 3 NW)	Abbruchkriterien-NW: • 3 x Brennschmerz • 3 x Doppelsehen • 1 x Ataxie	22
Nebenwir-kungen in Testphase	26	• 19 x Doppelsehen • 11 x Ataxie • 19 x Brennschmerz	11 von 18	• 6 x Doppelsehen • 6 x Brennschmerz • 4 x Gangstörungen	37

Tab. 9.6: Ergebnisse der Ziconotid-Testung. **UW** = Unwirksamkeit; **NW** = Nebenwirkungen.

Zeitraum	2006-2008		2009 PRINZIP		Patienten-anzahl Gesamt
	Patienten-anzahl	Ziconotid-Dosis	Patienten-anzahl	Ziconotid-Dosis	
Ø Initialdosis	38	2,3 µg	18	0,8 µg	56
Ø Therapiedosis	38	5,2 µg	18	3,16 µg	56
Ø Dosis nach 3 Monaten	25	5,8 µg	14	4,1 µg	39
Ø Dosis nach 6 Monaten	22	5,0 µg	9	3,8 µg	31
Ø Dosis nach 12 Monaten	21	5,6 µg	9	3,25 µg	30
Ø Dosis nach 24 Monaten	12	5,0 µg	-	-	12

Tab. 9.7: Durchschnittliche (Ø) Ziconotid (Prialt®)-Dosierungen in Abhängigkeit vom Therapieschema.

samkeit (4 Patienten) abgebrochen werden. Aufgrund dieser teils eindrucksvollen Nebenwirkungen und häufiger Therapieabbrüche haben wir wie beschrieben unser Therapiekonzept im Jahre 2009 auf PRINZIP umgestellt.

Von den insgesamt 18 Patienten, die entsprechend unseren PRINZIP-Empfehlungen behandelt wurden, beendeten 13 die Ziconotid-Testphase sehr erfolgreich. Es waren mehr Patienten als die aus der Gruppe, die zuvor gemäß den Herstellerempfehlungen mit Prialt® behandelt wurden. Als Ursache ist vor allem die erhöhte Abbruchrate aufgrund von Nebenwirkungen anzusehen, die uns zur Änderung des Therapieregimes (PRINZIP) bewegt hat. Bemerkenswert ist, dass eine Vorgehensweise gemäß PRINZIP auch im Langzeitverlauf zu geringen Durchschnittsdosierungen von Ziconitid geführt hat.

Die Ergebnisse der 18 FBSS-Patienten, die ab 2009 mit dem PRINZIP behandelt wurden, sind der Tab. 9.6 zu entnehmen.

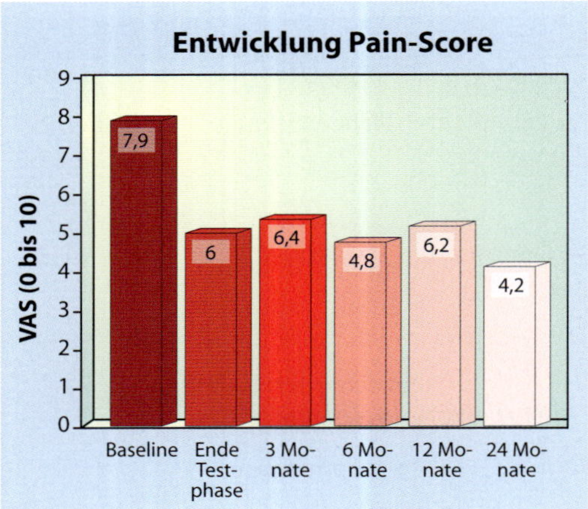

Abb. 9.14: 2-Jahres-Verlauf der ermittelten Schmerzstärke (*Pain-Score*, NRS 0-10) bei 12 Patienten unter Ziconotid-Therapie.

Nach unseren Erfahrungen ist die analgetische Substanz Ziconotid, eine vorsichtige Dosisanpassung vorausgesetzt, in den meisten Fällen gut verträglich. Bei einigen Patienten können jedoch ausgeprägte neurologische bzw. psychiatrische Symptome auftreten (Ataxien, Halluzinationen, psychoseähnliche Zustände), die eine Fortführung der Schmerzbehandlung mit dieser Substanz verbieten. Durch die Berücksichtigung von PRINZIP lässt sich die Frequenz und Intensität von Nebenwirkungen nachhaltig reduzieren.

Das Behandlungsergebnis der intrathekalen Ziconotid-Therapie wurde in 34 Fällen als sehr positiv zu bewertet. Der Bewertung war eine Reduktion des *Pain Scores* um mindestens 50 % und eine deutliche Verbesserung der Lebensqualität zu Grunde gelegt, was in der Beurteilung einer Therapie chronischer Schmerzen einen hohen Anspruch darstellt. Zusammenfassend sind nachfolgend unsere Behandlungsergebnisse von 2006-2009 mit Ziconotid beim FBS-Syndrom dargestellt:

- Die mittlere Dauer der Ziconotid-Testphase bis zur Entscheidung über eine langfristige Ziconotid-Behandlung betrug 5 Wochen
- Nach Beendigung der Ziconotid-Testphase wurde bei 34 FBSS-Patienten ein durchschnittlicher Tagesbedarf von 5,96 µg Prialt® ermittelt
- Nach einem Jahr Ziconotid-Therapie wurden bei 19 FBSS-Patienten ein durchschnittlicher Tagesbedarf von 5,2 µg Prialt® errechnet
- Nach 2 Jahren Ziconotid-Behandlung konnte bei insgesamt 21 FBSS-Patienten ein durchschnittlicher Tagesbedarf von 4,91 µg Prialt® registriert werden
- Der durchschnittliche *Pain-Score* blieb dabei über die Dauer von zwei Jahren konstant
- Die Tagestherapiekosten bei einer mittleren Dosierung von 6 µg /d betragen 30 Euro

Mit dem Non-Opioidanalgetikum Ziconotid verfügen wir über eine neue exzellente therapeutische Option, die für ein sehr streng selektiertes Patientengut einen Ausweg aus ihrer bisher hoffnungslosen Schmerzsituation bedeuten kann. Aufgrund der erforderlichen Patientenselektion und der zu befürchtenden Nebenwirkungen, die ausnahmslos reversibel waren, gehört die Anwendung von Ziconotid in die Hände eines über entsprechende Erfahrung verfügenden Zentrums.

Die spinale, nichtopioide Therapie stellt zu den bisher intrathekal verwendeten Opioiden eine sinnvolle Option bzw. exzellente Wahlmöglichkeit dar.

9.2.3. Intrathekale Langzeittherapie (*long-term intrathecal analgesic therapy*, LTIAT)

Die dauerhafte intrathekale Schmerztherapie (*long-term intrathecal analgesic therapy*, LTIAT) einschließlich ITB-Therapie (*intrathecal baclofen therapy*) hat in den letzten 25 Jahren deutliche Fortschritte erzielt. Bei einer zu erwartenden Therapiedauer von mehr als 36 Monaten wird in der Schmerzmedizin von einer intrathekalen Langzeittherapie ausgegangen.

Die intrathekale Schmerztherapie der ersten Wahl mit Ziconotid oder Morphin ist eine wirksame und sichere Therapieoption für ausgewählte Patienten mit schweren chronischen Schmerzen. Bestätigt durch eine Vielzahl von klinischen Studien hat sich die intrathekale Schmerztherapie bei bis zu 80 % der behandelten Patienten als ein effizientes Verfahren zur Schmerzlinderung erwiesen. Die i.th.

Therapie hat aufgrund einer hohen Effektivität bei geringeren Nebenwirkungen und deutlicher Verbesserung der Lebensqualität Vorzüge gegenüber einer systemischen Langzeit-Opioid-Therapie und ist bei chronischen Schmerzen und Formen der schweren Spastizität weltweit etabliert.

Indikationen und Voraussetzungen zur i.th. Langzeittherapie

Eine intrathekale Langzeittherapie ist bei Patienten mit chronischen Schmerzen indiziert, die einer systemischen Pharmakotherapie aufgrund einer inadäquaten Schmerzlinderung und/oder intolerabler Nebenwirkungen nicht zugänglich sind und im Rahmen einer intrathekalen Medikamentenaustestung respondieren. Indikationen für die Langzeitanwendung einer rückenmarknahen Verabreichung von Analgetika stellen maligne und nichtmaligne chronische Schmerzerkrankungen dar. Es bestehen auch Erfahrungen mit der intrathekalen Pharmakotherapie bei der Behandlung neurologischer Erkrankungen, wie z.B. spastischer Krankheitsbilder. Bei einer schweren chronischen Spastizität, z.B. infolge einer multiplen Sklerose oder von Rückenmarksverletzungen, die mit einer medikamentösen Standardtherapie nicht befriedigend therapiert werden können, ist eine intrathekale Baclofen-Langzeit-Therapie indiziert.

Zu beachtende Voraussetzungen für die intrathekale Langzeittherapie sind:

- dass die derzeitigen verfügbaren konservativen schmerzmedizinischen Konzepte, einschließlich der ersten Stufen des Algorithmus invasiv-interventioneller Therapieverfahren zur Behandlung rückenmarksnaher Schmerzsyndrome, Berücksichtigung finden
- dass ein kausaler Eingriff keine Besserung für den Schmerzpatienten verspricht

Zwingende Voraussetzung für die Implantation eines Medikamentenapplikationssystems zur intrathekalen Langzeittherapie ist eine positive Bewertung von Wirkung und Nebenwirkung der intrathekal verabreichten Medikation. Eine weitere Bedingung stellt ein positiver Abschluss einer Evaluierung der individuellen Therapieziele des Patienten dar. Es muss eine Effektivität der intrathekalen Therapie in Form einer entsprechenden Schmerzreduzierung mit Verbesserung der Lebensqualität sowie Reduktion des oralen Medikamentenverbrauchs gewährleistet sein.

Für eine erfolgreiche intrathekale Langzeittherapie ist eine qualifizierte kontinuierliche und lückenlose Langzeitbetreuung des Patienten wichtig. Es ist sinnvoll, ein zentrumseigenes standardisiertes Nachsorgeprogramm mit einem definierten Algorithmus zum Risk Management von Nebenwirkungen und Komplikationen bereitzustellen. Bei akut auftretenden Funktionsstörungen muss eine kurzfristige ärztliche Beratung durch telefonische Kontaktaufnahme gewährleistet sein. In der weiterführenden Betreuung sind Dosisänderungen nur nach Rücksprache mit dem verordnenden Arzt vorzunehmen.

9.2.4. Stellenwert der pharmakologischen Neuromodulation

Der Literatur sind vereinzelt vergleichende klinische Untersuchungen zu entnehmen, in denen rückenmarknahe und systemische Therapien direkt gegenüber gestellt wurden. Im Vergleich zur oralen Schmerztherapie besteht bei Opioiden der größte Nutzen für den Patienten darin, dass für die intrathekale Schmerztherapie wesentlich geringere Dosierungen notwendig sind und weniger ausgeprägte substanzabhängige Nebenwirkungen auftreten.

Resümierend können folgende Vorteile der intrathekalen Schmerztherapie aufgezeigt werden:

- effektive Schmerzlinderung
- verringerte Beeinträchtigung sympathischer, taktiler oder motorischer Funktionen
- Verminderung der Nebenwirkungen auf ein Minimum
- Reduktion bzw. Verzicht der oralen Medikation
- Steigerung von Aktivität und Funktionalität
- Verbesserung der Lebensqualität
- Kostenersparnis

Eine intrathekale Opioid-Applikation genießt gegenüber anderen schmerzmedizinischen Verfahrenstechniken häufig den Vorzug, weil diese Methodik eine reversible und nichtdestruktive neuromodulative Therapie darstellt. Verglichen mit systemischen Opioidgaben ist bei der intrathekalen Therapie eine geringere Medikamentendosis erforderlich und damit treten geringere Nebenwirkungen auf. Durch die intrathekale Therapie wird eine sehr hohe lokale Rezeptorkonzentration erreicht, die eine effektivere Schmerzkontrolle erzielt.

Die intrathekale Baclofen-Therapie trägt vor allem zur Verbesserung der Mobilität und zur Unabhängigkeit bzw. Fähigkeitssteigerung zur Selbsthilfe bei und führt darüber hinaus zu einer signifikanten Reduktion spastikassoziierter Schmerzen.

In Optimierung des WHO-Stufenplans von 1986 zur Therapie tumorassoziierter chronischer Schmerzzustände stellt heute die klinische Anwendung der intrathekalen Schmerztherapie eine wesentliche Therapieoption unter der Voraussetzung dar, dass durch die systemische Einnahme von Opioidanalgetika und Nicht-Opioidanalgetika kein akzeptables Analgesieniveau für den Schmerzpatienten erreicht werden kann.

Die intrathekale Langzeittherapie muss auch die Nachsorge in Bezug auf mögliche medikamentöse Nebenwirkungen wie z.B. Obstipation, Übelkeit, Harnretention, Schwitzen, Müdigkeit, Pruritus, Beinödeme, Potenzstörungen oder Alpträume umfassen. Darüber hinaus ist sicherzustellen, dass eine einsetzende unzureichenden Analgesie, Hyperalgesie oder mögliche neurologische oder technische Probleme umgehend erfasst und behandelt werden.

Die intrathekale Langzeit-Schmerztherapie stellt im Stufenplan der speziellen Schmerztherapie bei den Schmerzformen neuropathischer, nozizeptiver Schmerz und *mixed pain*, die mit konservativen therapeutischen Maßnahmen oder anderen neuromodulativen Konzepten nicht ausreichend behandelbar sind, eine wichtige Option bzw. Alternative dar, die zu einer bemerkenswerten Schmerzreduzierung und Verbesserung der Lebensqualität führen kann.

Eine intrathekale Kombinationstherapie kann unter Beachtung der Besonderheiten indiziert sein. Morphin, Baclofen und Ziconotid sind in Deutschland zur intrathekalen Therapie zugelassen. Jede intrathekale Applikation anderer Substanzen, egal ob in Mono- oder Kombinationstherapie (z.B. Clonidin, Ketamin, Midazolam, Buprenorphin u.a.) stellt einen *off-label use* dar und ist nur bei Erklärung eines individuellen Heilversuchs und entsprechender dokumentierter Patientenaufklärung zulässig.

Obwohl das Analgetikum Ziconotid als einziges für die intrathekale Schmerztherapie indiziertes Non-Opioid weltweit ein umfangreiches klinisches Studienprogramm durchlaufen hat, werden in Deutschland aufgrund fehlender klinischer Erfahrungen noch häufig Vorbehalte gegenüber dieser relativ neuen neuromodulativen Therapieoption geäußert. Ziconotid rangiert in den Therapiealgorithmen häufig hinter den traditionell etablierten Pharmaka wie z.B. Morphin, Fentanyl Sulfentanil, Buprenorphin, Bupivacain, Clonidin oder Hydromorphon, die über eine weitaus geringere Evidenz verfügen.

Der Algorithmus der US-Polyanalgesie-Konsenskonferenz von 2007 gestattet hier eine Ausnahme. Nachweislich besteht auch für die intrathekale Schmerztherapie mittels implantierbarer Systeme zur Reduzierung von tumorassoziierten oder neuropathischen Schmerzen eine relativ stake Evidenz.

Für die ärztliche Bewertung der Nutzen-Risiko-Relation sind als Beurteilungskriterien nicht nur die Schmerzreduktion sondern auch die Funktionalität, Beweglichkeit, Wiedererlangung der Arbeitsfähigkeit und vor allem die allgemeine Lebensqualität sowie eine subjektive Zufriedenheit bzw. das Erreichen des individuellen Behandlungsziels (IBZ) des Patienten heranzuziehen.

Bis zum Erreichen des IBZ sollte der Patient vorerst noch in der Obhut eines über entsprechende Erfahrung in der Neuromodulation verfügenden multidisziplinären Schmerztherapie-Zentrums verbleiben. Das Zentrum muss in der Lage sein, auch Komplikationen im Zusammenhang mit der intrathekalen Therapie situationsadäquat durch fachärztliche Präsenz und Kompetenz effektiv zu beherrschen. Nach der stationären medikamentösen Einstellung ist unbedingt eine ambulante Testphase einzuplanen, um die Wirksamkeit unter Alltagsbedingungen zu testen.

Die international angelegte Anwendungsbeobachtung MOTOR-P2 (*Mechanism-Oriented Treatment Of Refractory Pain with Prialt*) wurde eingerichtet, um die aufgeworfenen Fragen zum Ziconotid zukünftig zu beantworten. In Deutschland werden mit Hilfe dieser nicht-interventionellen Studie sowie darüber Hinaus mit Hilfe einer internationalen prospektiven Registerstudie (PRIME) die individuellen Erfahrungen einzelner Ziconotid-Anwender zur Wirksamkeit und Verträglichkeit von Ziconotid bei neuropathischen Schmerzen standardisiert erfasst. Die Ergebnisse beider Projekte werden sukzessive wissenschaftlich publiziert.

10. Management der Katheter- und Medikamentenpumpenimplantation

10.1. Implantation von Kathetern und Pumpensystemen

Jedes implantierbare Medikamentenapplikationssystem verfügt über ein eigenes individuelles Profil. Der klinische Anwender sollte mit den besonderen Vorzügen des einzelnen Systems vertraut sein, um für den Patienten eine optimale Auswahl treffen zu können.

Nach Waldmann (2007) lassen sich fünf Grundtypen von implantierbaren Medikamentenapplikationssystemen (*Implantable Drug Delivery Systems*, IDDS) klassifizieren.

- Bei dem Typ 1 handelt es sich um einen einfachen perkutanen Epidural- bzw. Spinalkatheter, der analog zur geburtshilflichen Schmerztherapie vielfach verwendet wird.
- Bei dem Typ 2 steht ein perkutan epidural oder intrathekal zu platzierender untertunnelter Katheter im Mittelpunkt.
- Der Typ 3 ist durch einen vollständig epidural oder intrathekal zu implantierenden Katheter mit einem zu konnektierenden subkutanen Port gekennzeichnet.
- Der Typ 4 zeichnet sich als ein System mit einer vollständig implantierbaren Infusionspumpe zur kontinuierlichen Medikamentenapplikation aus, das mit einem Typ 2-Katheter konnektiert ist.
- Der Typ 5 stellt ein System mit einer vollständig implantierbaren programmierbaren Infusionspumpe mit einem getunnelten Typ 2-Katheter dar. Die programmierbare Pumpenfunktion ermöglicht ein breites Spektrum an Förderleistungen und Modi, einschließlich gelegentlicher Bolusinjektionen.

10.1.1. Katheterimplantation

Nach entsprechender OP-Vorbereitung des Patienten einschließlich der Lagerung wird nach chirurgischer Desinfektion und steriler Abdeckung die Haut in dem vorgesehenen Punktionsbereich zwischen den Höhen LWK 2 bis LWK 4 chirurgisch eröffnet. Es erfolgt die chirurgische Freipräparation des Unterhautfettgewebes, das sehr unterschiedliche Stärke aufweisen kann, bis zum Lig. supraspinale. bzw. Lig. interspinale. Mittels einer entsprechenden Spezial-Punktionskanüle (14 G Tuohy-Kanüle) wird eine Punktion des Intrathekalraums in der entsprechenden Höhe je nach rückenmarksnaher pathologisch-anatomischer Situation über das Lig. flavum und die Dura mater spinalis durchgeführt. Nach Erreichen des Intrathekalraums und Entfernen des Mandrins aus der Spinalkanüle fließt spontan wasserklarer Liquor cerebrospinalis ab. Nun kann ein handelsüblicher ca. 70 cm langer Silikonkatheter (Außendurchmesser 1,4 mm, Innendurchmesser 0,7 mm), mit einem Mandrin zur inneren Schienung ausgestattet, über die Kanüle vorsichtig intrathekal platziert werden. Mindestens 2-3 Wirbelkörperhöhen nach kranial bis in Höhe des BWK 10 ist der Spinalkatheter vorsichtig und hindernislos subarachnoidal zu platzieren. Nach vorsichtiger Entfernung des Katheter-Mandrin ist nochmals die exakte intrathekale Katheterlage durch den spontanen Liquorrückfluss über den Katheter zu überprüfen und wird durch eine Röntgen-BV-Durchleuchtung mit oder ohne Kontrastmittel bestätigt und dokumentiert. Das ggf. für die Katheterdarstellung verwendete Kontrastmittel sollte 1 : 1 mit physiologischer Kochsalzlösung verdünnt werden. Nach Gabe des Kontrastmittels sollte der Katheter unbedingt mit physiologischer Kochsalzlösung gespült werden.

Aus der anästhesiologischen Praxis ist die Tatsache gut bekannt, dass es sehr leicht zu einer Beschädigung des Silikonkatheters bzw. zu einem Abscheren bei der Retraktion des Katheters oder des Führungsdrahtes durch den speziellen Kanülenschliff der Tuohy-Kanüle kommen kann. Deshalb ist es ratsam, erst die Kanüle vorsichtig über den platzierten Katheter und im Anschluss ebenfalls vorsichtig den Führungsdraht zu entfernen. Der implantierte Spinalkatheter kann nach Entfernung der Kanüle mittels einer Fixierung unter Verwendung von speziellen Befestigungslaschen und entsprechend vorsichtiger Nahtfixierung sowie ggf. einer Ligatur an der Rückenstreckerfaszie gegen Dislokation gesichert werden. Nachfolgend kann mit Hilfe eines speziellen Tunnellierbesteckes der fixierte Katheter nach lateral und extern ausgeleitet oder mit der subkutan implantierten Pumpe konnektiert werden.

10.1.2. Portimplantation

In der Schmerzmedizin werden implantierbare mit einem Katheter versehene Reservoirs (Port) für eine kurzfristige Verwendung zur bedarfsweisen Applikation, als wiederholte Bolusinjektionen oder zur kontinuierlichen Infusion von Medikamenten implantiert.

Für die intrathekale Schmerztherapie sind zur Dosisfindung vor Implantation einer Medikamentenpumpe oder kontinuierlichen Infusion mit Hilfe einer externen Pumpe spezielle Port-Systeme entwickelt worden. Die von verschiedenen Herstellern angebotenen Ports sind in unterschiedlichen Kammergrößen, perkutan gut tastbar, subkutan abdominal bzw. thorakal einfach zu implantieren.

Das System des Herstellers Tricumed zeichnet sich durch Sicherheitsmerkmale wie z.B. integrierter 0,22 µm Filter, Nadelstopp, Röntgen, CT- und MRT-Tauglichkeit sowie Punktionen mit der nichtstanzenden Surecan®-Nadel aus. Wird ein temporärer Spinalkatheter für eine längere Testphase benötigt, empfiehlt es sich, den intrathekal platzierten Katheter subkutan zu tunnelieren und einen subkutanen Port anzulegen. Das Infektionsrisiko lässt sich durch diese Technik reduzieren und die intrathekale Testphase kann über Tage bis Wochen durchgeführt werden. Port-Systeme werden in der Regel in örtlicher Betäubung implantiert.

Nach Desinfektion des Operationsgebietes wird über einen kleinen Hautschnitt z.B. in einem Teil der vorderen Brustwand im Unterhautfettgewebe eine kleine subkutane Tasche für den Port präpariert. Das Portsystem wird in die Tasche eingepasst und mit Haltefäden fixiert. Der Katheter, wahlweise intrathekal bzw. epidural platziert, wird fest mit dem Portsystem konnektiert. Nach Überprüfung der Funktion des Portsystems wird die Haut über dem Portsystem durch eine chirurgische Nahttechnik verschlossen und ein steriler Verband angelegt. Nach exakter Portpunktion und Konnektion mit einer externen Pumpe kann die kontinuierliche Medikamentenapplikation erfolgen. Unter Belassung des Spinalkatheters kann bei Bedarf der subkutan angelegte Port gegen eine Medikamentenpumpe ausgetauscht werden.

Die Punktion des Ports ist unter streng aseptischen Kautelen nur mittels spezieller Punktionskanüle (z.B. Huber-Kanüle) durch das Portseptum, das mehrere hundert Punktionen gestattet, vorzunehmen. Bei einer kontinuierlichen Infusion über ein externes Pumpensystem ist die Verwendung einer um 90 Grad geknickten Punktionskanüle, die zwei Tage im Port verbleiben kann, vorteilhaft.

10.2. Medikamentenpumpen

Präoperativ sollte der Patient nicht nur über die möglichen operativen Komplikationen bei der Implantation, sondern auch über Komplikationsmöglichkeiten beim Pumpenrefill sowie über Medikamentennebenwirkungen und denkbare Über- bzw. Unterdosierung aufgeklärt werden. Bei einer vorgesehenen intrathekalen Medikamentenkombination sollte auch über den individuellen Heilversuch aufgeklärt werden. Mit dem Patienten sind die Kriterien für die Pumpenauswahl ausführlich zu besprechen, Vor- und Nachteile erörtert. Bei der Medikamentenpumpenauswahl ist zu berücksichtigen, dass grundsätzlich zwischen elektronisch gesteuerten und gasbetriebenen Pumpensystemen zu unterscheiden ist. Die Entscheidung für einen der Pumpentypen ist von der individuellen schmerzmedizinischen Indikation abhängig. In diese Entscheidung sind auch Fragen der Lebensqualität, die Vor- und Nachteile sowie die Kosten mit einzubeziehen. Bei der Systemauswahl sind zudem auch pharmakologische Aspekte wie z.B. Stabilität, Kompatibilität von Medikamentenkombinationen, Zulassung der ausgewählten pharmakologischen Substanz für den zu implantierenden Pumpentyp sowie Probleme des *off label use* unbedingt zu berücksichtigen.

Als allgemeine Kriterien für die Medikamentenpumpenauswahl gelten neben der Verträglichkeit die Abmessungen und damit auch das maximale Fassungsvolumen mit dessen Relevanz für die Medikamentendosierung, den zu erwartenden Dosisbereich und die möglichen Förderraten.

10.2.1. Externe elektrische Pumpen

Die bequem und sicher tragbaren externen elektrischen Pumpen zur Medikamentenapplikation sind durch unterschiedliche Leistungsstärke und wählbare Reservoirgrößen der Infusionskassetten gekennzeichnet. Je nach Herstellerfirma können verschiedene Infusionsprogramme elektronisch ausgewählt werden. Dies reicht von der Möglichkeit der Verabreichung von Boli als Einzel- oder repetitive Bolusgabe über einen zirkadianen Abgaberhythmus bis zur kontinuierlichen Medikamentenapplikation. Bolusgaben können als PCA (*patient controlled analgesia*) ausgeführt werden. Nach Bedarf können programmierte Infusionsprogramme oder auch die Medikamenten- Infusionskassetten elektronisch geschützt werden. Anzeigesysteme visualisieren aktuelle Messdaten und signalisieren dem Pumpenträger Fehl- sowie Alarmfunktionen.

Neben der langjährig etablierten SynchroMed-Pumpe (☞ Abb. 10.1, Firma Medtronic GmbH Meerbusch, www.medtronic.de) wird seit geraumer Zeit die elektrisch-gasbetriebene Pumpe Medstream (☞ Abb. 10.3, Johnson & Johnson Medical GmbH, Geschäftsbereich Codman Norderstedt, www.codman.com) angeboten.

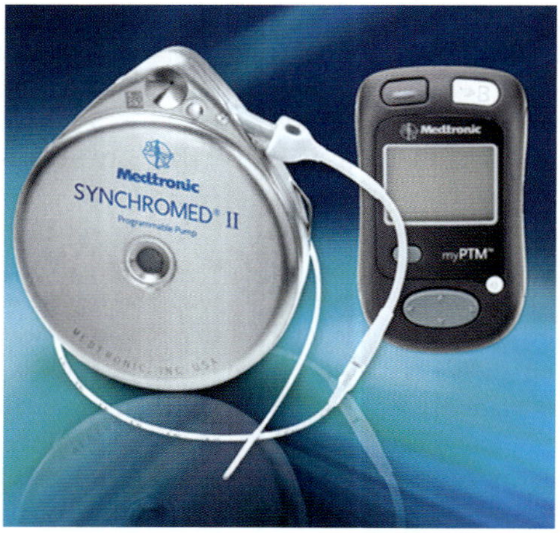

Abb. 10.1: Links: Programmierbare Medikamentenpumpe SynchroMed® II (20 oder 40 ml) mit konnektiertem Spinalkatheter. Rechts: Patienten-Therapiemanager myPTM™ zur externen elektronischen Therapieüberwachung.

10.2.2. Gasgetriebene implantierbare Pumpen

> Die Verwendung von implantierbaren Gasdruckpumpen ist bei Patienten mit konstanten Schmerzsituationen ohne Durchbruchschmerzproblematik indiziert.

Gasgetriebene Pumpen (☞ Abb. 10.2 +10.4) bestehen aus einem Zweikammersystem. Die innere Kammer, die das Medikamentenreservoir (Reservoirvolumina von 20 bis 60 ml) beinhaltet, lässt sich wie ein Balg zusammenfalten. Die äußere Kammer ist mit einem Antriebsgas wie z.B. Freon bzw. n-Butan gefüllt. Bei Medikamentenfüllung wird die äußere Kammer komprimiert. Nachfolgend dehnt sich dies Reservoir unter dem Einfluss der Körpertemperatur aus. Das in der Kammer befindliche Medikament wird konstant über einen Durchflussbegrenzer in das Kathetersystem geleitet. Nach dem Gay-Lussac-Gesetz: V x p = R x T ist das Volumen bei konstantem Druck direkt proportional der absoluten Temperatur. Es werden von den Herstellerfirmen Medikamentenpumpen mit verschiedenen Flussraten (0,5 ml/Tag bis 3 ml/Tag) angeboten. Gasdruckbetriebene Pumpen mit konstanter Flussrate weisen stets ein gleiches Refill-Invervall auf, dass sich aus dem Füllvolumen und der festen Flussrate errechnet.

Von besonderer Wichtigkeit ist, dass eine Dosissteigerung des Tagesbedarfs bei konstanter Flussrate grundsätzlich nur über eine Erhöhung der individuellen Medikamentenkonzentration möglich wird, wofür eine Entleerung und Neubefüllung der Medikamentenpumpe erforderlich ist. Es besteht auch keine Möglichkeit einer zusätzlichen Bolusgabe durch den Patienten. Bei Änderungen der Tagesdosis ist unbedingt zu beachten, dass im Pumpenbereich speziell in den Schläuchen, Ventilen und Kapillaren sowie im Spinalkatheter ein Restvolumen vorhanden ist, sodass sich nach dem Pumpenrefill der erwartete Effekt der Dosisveränderung erst mit einer entsprechenden Zeitverzögerung einstellen kann. In der Regel beträgt die Zeit, die zur Flutung des katheterseitigen Pumpenanteils erforderlich ist, mindestens einen Tag. Ein stabiler Endzustand stellt sich nach klinischen Erfahrungen erst nach 2-3 Tagen ein.

Je nach Hersteller erfolgt die Flussratenbegrenzung durch eine so genannte gewickelte Glaskapillare bzw. eine Chip-Kapillare. Der Vorteil liegt zum einen in der Reduktion des benötigten Platzes in der Pumpe, zum anderen kann durch eine im Nanobereich liegende Chip-Kapillare eine höhere Flussratengenauigkeit erzielt werden als z.B. bei einer Glaskapillare. Durch einen Innendruck von 2,5 bar ist eine konstante intrathekale Medikamentenapplikation bis fast zum Ende des Medikamenten-Reservoirvolumens gesichert. Allerdings ist die Medikamenten-Durchflussrate entsprechend der physikalischen Gesetzmäßigkeiten auch von Temperatur und der Höhe über dem Meeresspiegel abhängig. Bei allen gasgetriebenen Pumpen ist die Flussrate in Meereshöhe bei einer Körpertemperatur von 37 Grad kalibriert. Erreicht der Patient mit seiner implantierten gasbetriebenen Medikamentenpumpe eine Höhe von 1.000 m über dem Meeresspiegel, beträgt die Flussratenabweichung ca. 6 %. Bei einer Körpertemperaturerhöhung auf z.B. 39 °C beträgt die Flussratenabweichung 5 %. Eine Temperaturerhöhung von 1 Grad führt laut Produktduktinformation zu einer 10 %igen Erhöhung der Pumpendurchflussrate. Durch einen integrierten Pumpenfilter, Wet-Filter, können z.B. Luftblasen erst bei Drucken über 3,5 bar in das Kathetersystem gepumpt werden.

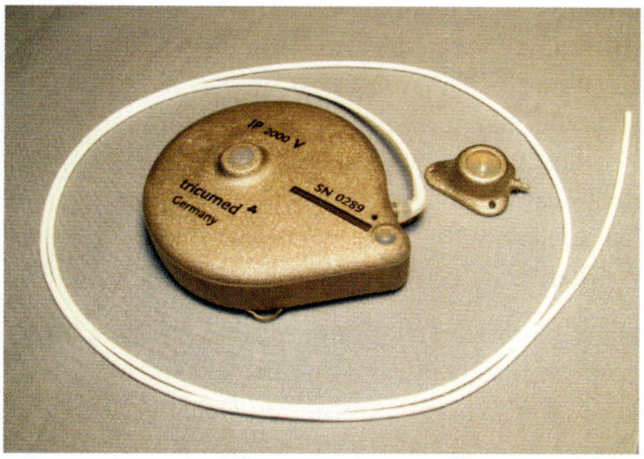

Abb. 10.2: Medikamentenpumpe IP 2000 (Tricumed, Kiel) und Port.

Um das Einschwemmen von Partikeln oder Keimen aus dem Reservoir in den Intrathekalraum zu verhindern, sind die meisten implantierbaren Pumpen mit einem Bakterienfiltersystem ausgestattet. Allerdings ist der Filter am Ausgang des Reservoirs platziert, sodass der Zugang über den Sideport nicht geschützt ist. Dies bedeutet, dass die potentielle Gefahr einer iatrogenen Kontamination besteht. Deshalb sind bei Injektionen in den Sideport besonders hohe Anforderungen an die Sterilität wegen einer direkten intrathekalen Injektion zu stellen.

Mit der IP1000V (Tricumed, Kiel) steht eine miniaturisierte Infusionspumpe zur intrathekalen Applikation von Baclofen sowie Morphinsulfat zur Verfügung. Mit ihren niedrigen konstanten Flussraten von 0,25 bis zu 1,0 ml/d und minimierter Implantatgröße (10-15 ml Volumen) kann diese weltweit erste Kinderpumpe, die auch für erwachsenen Patienten geeignet ist, zur intrathekalen Spastik- und Schmerztherapie Anwendung finden (☞ Abb. 10.4).

10.2.3. Implantier- und programmierbare Pumpen

Die zur Verfügung stehenden elektrisch betriebenen, programmierbaren Infusionssysteme bestehen aus dem implantierbaren Medikamentenpumpenset und einem externen Programmiergerät mit integriertem Programmierkopf (☞ Abb. 10.5).

Bei der gas/elektrisch betriebenen Infusionspumpe Medstream (☞ Abb. 10.3) lässt sich die Flussrate variabel in einem Bereich von 0,1 ml 24 h bis 4 ml/24 h programmieren. Das Pumpensystem ist gasdruckbetrieben und benötigt nur eine äußerst geringe Batterieleistung zur Medikamentenabgabe, weswegen sich die programmierbare Infusionspumpe Medstream durch eine vergleichsweise lange Lebensdauer (je nach Hersteller 7-8 Jahre) auszeichnet. Bei der Synchromed II Pumpe (☞ Abb. 10.1) sind Flussraten von 0,04 bis zu 24 ml/d programmierbar. Es wird vom Hersteller eine Medikamentenstabilität von Morphin und Baclofen von 180 Tagen sowie Ziconitid von 60 Tagen für die SynchroMed II angegeben.

Ein entscheidender Vorteil für die Verwendung einer elektrisch betriebenen Medikamentenpumpe liegt darin, dass die Möglichkeit einer nicht invasiven Dosisanpassung über ein externes telemetrisches Programmiergerät gegeben ist.

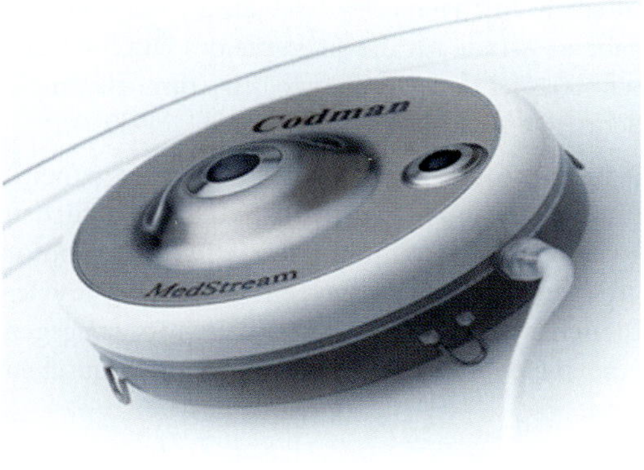

Abb. 10.3: Programmierbare Medstream-Pumpe (Codman, Norderstedt GmbH).

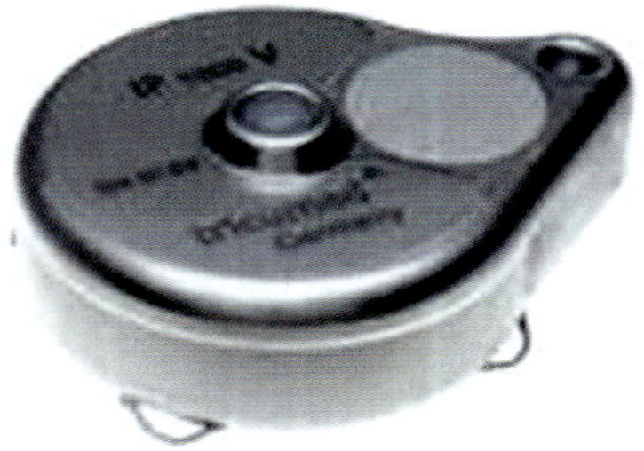

Abb. 10.4: Gasbetriebene Medikamentenpumpe IP 1000V (Tricumed, Kiel).

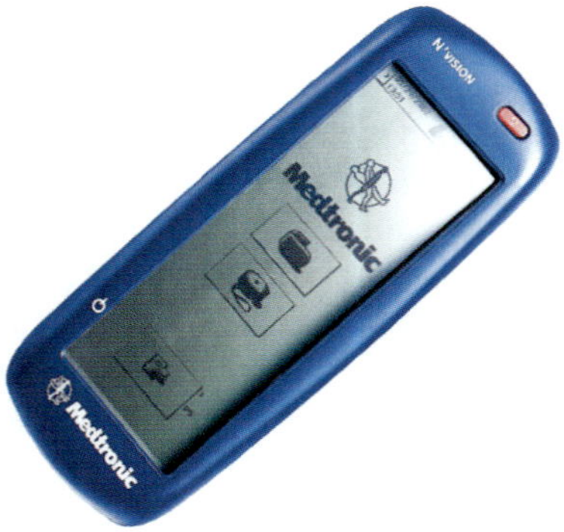

Abb. 10.5: Arztprogrammiergerät (N'Vision, Medtronic GmbH).

Die erforderliche Medikamentendosis kann durch Dosisintervalle oder tagesabhängige Dosisunterschiede individuell mit den Patientenbedürfnissen synchronisiert werden. Durch mannigfaltigste Programmiermöglichkeiten des Pumpensystems sind einfache und periodische Bolusapplikationen, zeitgesteuerte kontinuierliche Medikamentenapplikationen sowie eine zirkadiane Rhythmik, individuell auf die Patientensituation abgestimmt, möglich. Auch eine elektrisch ausgelöste Bolusabgabe ist gerade für die Therapie des Durchbruchschmerzes, der besonders für tumorbedingte Schmerzen typisch ist, von Vorteil.

Den elektrisch betriebenen Pumpen ist gemeinsam, dass sie über einen in der Pumpe befindlichen batteriebetriebenen miniaturisierten Rollermotor arbeiten und deshalb nach einigen Jahren des Gebrauchs aufgrund einer Batterieerschöpfung gegen eine neue Medikamentenpumpe auszutauschen sind.

Die Anzahl und Geschwindigkeit der Pumpenumdrehungen wird registriert und ist stets als aktuelles Restvolumen über das externe Programmiergerät abrufbar. Das Infusionsvolumen lässt sich mit einer Exaktheit von ± 14,5 %, z.B. von 0,048 ml/d bis zum gesamten Pumpenfüllvolumen von z.B. 20 ml programmieren. Auf einen wichtigen Sicherheitsaspekt, nämlich ein eingebauter Bakterienfilter und ein Alarmsystem, das den Reservoirtiefstand und eine Batterieerschöpfung anzeigen, ist unbedingt hinzuweisen. Von wesentlicher Bedeutung ist, dass hier die Präzision der Medikamentenabgabe weder durch Temperatureinflüsse noch durch den Luftdruck beeinflusst werden. Für Patienten mit elektrisch betriebener Medikamentenpumpe ist es möglich, bis auf eine Wassertiefe von ca. 10 Metern zu tauchen.

Die auf dem Markt befindlichen implantierbaren elektrischen Pumpensysteme verfügen über wählbare Reservoirvolumina, die von 10 ml, 18 ml, 20 ml bis 40 ml reichen. Die Pumpe ist mit einem Zuspritzport für Medikamentenboli bzw. KM-Injektion (Myelogramm) ausgestattet. Durch eine spezielle Sideport-Kanülengröße können Port-Fehlpunktionen weitestgehend vermieden werden. Zur Punktion des Spezialports sind ausdrücklich nur die dafür vorgesehenen Boluseinfüllsets zu verwenden.

Nach Batterieerschöpfung muss die Medikamentenpumpe explantiert werden und ist durch eine neue Medikamentenpumpe zu ersetzen. Wird zur Verwendung geänderter Medikamentenkonzentrationen die steuerbare Pumpe neu befüllt, muss wie bei den gasbetriebenen Pumpen auch mit einem Intervall von 1-3 Tagen bis zum Erreichen eines stabilen Liquorspiegels und damit konstanter Wirkung gerechnet werden.

Alle Hersteller stellen einen Pumpenpass zur Verfügung, worin die wichtigen Daten über die jeweils implantierte Pumpe, intrathekale Medikation und Wiederbefüllungstermin einzutragen sind. Jeder Patient erhält einen Notfallausweis. Die elektronischen Pumpensysteme benötigen zur Steuerung einen externen Programmiercomputer. Die Handhabung muss, vergleichbar der SCS-Programmierung, erlernt werden. Neben einer kontinuierlichen Zufuhr von Analgetika innerhalb bestimmter Grenzen erlaubt die patientenkontrollierte Analgesie (PCA) es dem Patienten, sich selbst bei Bedarf zeitweise höhere i.th. Dosierungen zu applizieren. Die neuen elektronischen Pumpensysteme bieten die Möglichkeit, die patientengesteuerte Bolusfunktion der PCA auch in die intrathekale Schmerztherapie mittels voll implantierbarer Pumpensysteme zu integrieren. Vor allem bei Patienten mit Durchbruchsschmerzproblematik können sich die kombinierten Systeme als besonders sinnvoll erweisen. Untersuchungen mit dem *Patient Therapy Manager* (PTM) als PCA-Option zu einem implantierten Pumpensystem zeigten eine deutliche Patientenpräferenz für dieses zusätzliche Angebot.

10.3. Medikamentenpumpen-implantation

Der operative Eingriff einer Pumpenimplantation ist wie auch die Implantation des Spinalkatheters und aller anderen beschriebenen interventionellen rückenmarksnahen Eingriffe in einem Operationssaal unter hochaseptischen Bedingungen (Hygieneklasse A) in Allgemein- oder in Lokalanästhesie durchzuführen.

Selbstverständlich ist die Notwendigkeit einer prophylaktischen einmaligen perioperativen Antibiotikagabe als *single shot.* Das Anästhesieverfahren richtet sich nach den jeweiligen Gegebenheiten.

Die zu implantierende Pumpe ist entsprechend den Herstellerhinweisen im OP zur Implantation vorzubereiten. Um eine einwandfreie Pumpenfunktion zu gewährleisten, sollten die speziellen Hinweise zur Inbetriebnahme der Pumpe wie z.B. Temperatur des Wasserbades (gasbetriebene Pumpen), stufenweise Befüllung und Katheterkonnektion unbedingt befolgt werden.

Es ist von Vorteil, den Pumpenimplantationsbereich bereits präoperativ mit einem wasserfesten Farbstift am Patienten zu markieren. Die Pumpe sollte in einer Tasche zwischen Rippenbogen und vorderem Beckenkamm, nicht tiefer als 2,5 cm unter der Hautoberfläche implantiert werden. Es ist präoperativ darauf zuachten, die Pumpe nicht in den Bereich von eventuellen Stomata oder anderen Implantaten zu platzieren. Zu berücksichtigen sind auch Patientenwünsche wie z.B. der, dass die Pumpe auf die der bevorzugten Schlafseite gegenüberliegende Seite implantiert wird.

In Seitenlage wird im Bereich des Mittelbauchs eine transverse Hauteröffnung vorgenommen und eine subkutane Tasche chirurgisch präpariert. Die Tiefe der Pumpentasche sollte ca. 1 cm betragen, weil das Auffüllseptum sonst für die Portpunktion nur sehr schwer zu palpieren ist. Nicht tiefer als 2-3 cm unter der Hautoberfläche sollte die Pumpe implantiert werden, damit die Punktion des Auffüllseptums leicht möglich ist und eine telemetrische Programmierung nicht behindert wird. Der Hautschnitt für die Pumpentasche von etwa 12 cm Länge darf nicht über dem Refillseptum der Pumpe liegen.

Um postoperative Schmerzzustände, Hautrötungen und eventuelle Perforationen zu vermeiden, ist es wichtig, keine zu oberflächliche Pumpenimplantation vorzunehmen. Es bedarf einer besonderen Aufmerksamkeit und Erfahrung bei der Pumpenimplantation bei sehr dünnen oder kachektischen Patienten. Die zu präparierende subkutane Pumpentasche ist entsprechend groß zu gestalten, damit das Implantat oberhalb der Fascia obliqua externa implantiert und die Haut in üblicher chirurgischer Technik spannungsfrei verschlossen werden kann. Ein bereits implantierter Spinalkatheter wird mit dem Verlängerungskatheter der Pumpe mit Hilfe einer speziellen Untertunnelungstechnik konnektiert. Dazu ist die Verwendung eines Tunnelierungsbestecks sinnvoll. Die zusätzliche Sicherung der Konnektionen zwischen spinalem und abdominalem Katheterteil erfolgt durch Ligaturen. Die in die Pumpentasche eingepasste Pumpe ist durch nicht resorbierbares Nahtmaterial an der Bauchwandfaszie zu fixieren, um Migrationen oder Pumpenrotationen zu vermeiden. Nach Überprüfung auf Bluttrockenheit empfiehlt sich für den anschließenden Wundverschluss ein mindestens zweischichtiger Verschluss mit sorgfältiger Adaption der Wundränder und einem sterilen Trockenverband.

10.4. Wiederbefüllung

Die Herstellerfirmen bieten zu jedem Pumpentyp entsprechende zugelassene Bolus- und Auffüllsets an, um langfristig eine volle Funktionsfähigkeit der Portmembran zu garantieren. Um einen vorzeitigen Verschleiß bzw. eine Leckage der Portmembran zu vermeiden, sind grundsätzlich nichtstanzende, zugelassene Injektionskanülen zu verwenden.

Für eine einfache und sichere Wiederbefüllung der gasbetriebenen Medikamentenpumpe IP 2000V bietet der Hersteller Tricumed ein elektronisches

Ortungsgerät an, dass das Auffüllseptum leicht auffinden lässt.

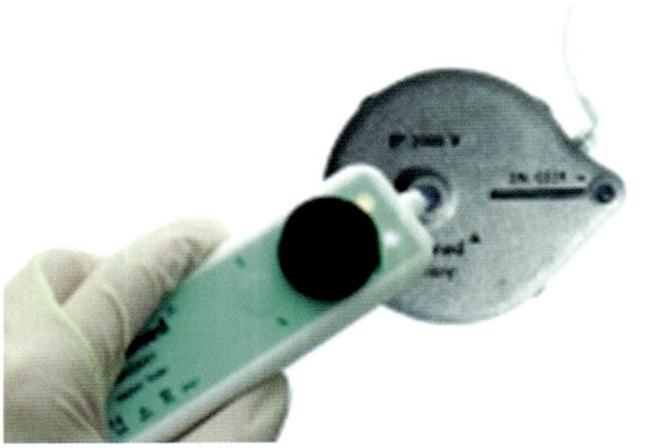

Abb. 10.6: Dieses technische Hilfsmittel dient der Ortung des implantierten Füllseptums der Medikamentenpumpe IP 2000V.

Die Füllung des Reservoirs hat über das Auffüllseptum mittels einer sog. atraumatischen 22G-Spezialkanüle zu erfolgen. Der Sideport ist z.B. bei der IsoMed (Medtronic GmbH) mit einem feinmaschigen Metallgitter geschützt, der nur mit einer 24G-Spezialkanüle punktiert werden darf. Die Punktion des Sideports bzw. des Füllseptums der programmierbaren Medikamentenpumpen ist ebenfalls nur mit einer Spezialkanüle durchzuführen.

> Grundsätzlich darf die Wiederauffüllung des Medikamentenreservoirs implantierter Pumpen nur durch einen mit dem Refill vertrauten Arzt erfolgen.

Es ist zu empfehlen, auch für die Wiederbefüllungen eine Patientenaufklärung durchzuführen und eine Einverständniserklärung des Patienten zu verlangen. Wird die Wiederbefüllung (☞ Abb. 10.7) nicht in dem Zentrum vorgenommen, in dem die Pumpe implantiert wurde, sollten mit dem Refill beauftragte Therapeuten entsprechend ausgebildet sein. Wegen der Bedeutung der Refill-Technik ist auf die ärztliche Sorgfaltspflicht bei der regelmäßigen Befüllung einer subkutanen sog. "Schmerzpumpe" hinzuweisen (vgl. OLG Frankfurt vom 10.03.2009, 8U253/07.rkr., LG Hanau, 9 0 748/06). Aufgrund potenzieller Komplikationen kann bei schwierigen technischen bzw. anatomischen Situationen eine tagesklinische Aufnahme zum Refill einer implantierten Pumpe gerechtfertigt sein. In diesen Fällen sind eine intensive Nachbeobachtung und Überwachung des Patienten erforderlich.

Die Wiederbefüllung des Medikamentenreservoirs der implantierten Pumpe erfolgt mit einem Spezialauffüllungsset und mit einer 22G-Surecan-Kanüle. Durch einen speziellen Anschliff der 22 G-Kanüle kann eine Stanzenbildung bei Punktion des silikonhaltigen Pumpenseptums minimiert werden. Das bei allen gasbetriebenen Medikamentenpumpensystemen in der Regel sehr gut zu palpierende Pumpenseptum erlaubt je nach Herstellerfirma ca. 500-1.500 Punktionen.

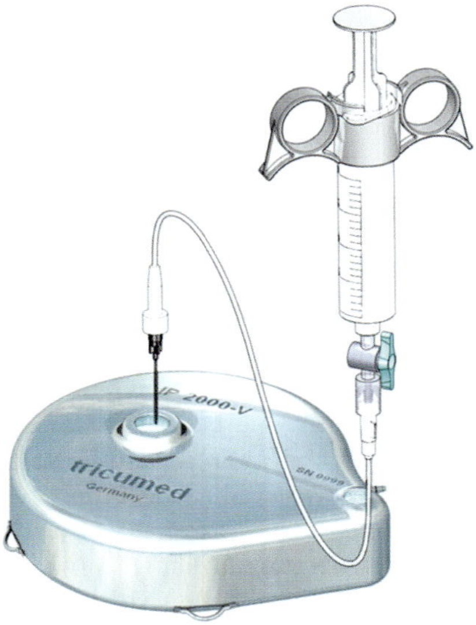

Abb. 10.7: Schematische Darstellung der Wiederbefüllung (Refill) einer gasbetriebenen Medikamentenpumpe.

10.5. Komplikationen

In der intrathekalen Schmerztherapie sind pharmakologische Nebenwirkungen sowie Komplikationen, die den mechanischen oder chirurgischen Bereich betreffen, zu unterscheiden. Einzelne technische Probleme im Bereich der Katheter, Konrektoren und Medikamentenpumpen sind in den einzelnen Abschnitten dargestellt.

Wie in anderen operativen Bereichen auch, sinkt mit der Häufigkeit der Anwendung der Implantationsmethodik in einem Zentrum die Komplikationsrate deutlich. Diese ist per se mit einer sorgfältigen Implantationstechnik zu verringern. Eine der häufigsten Indikationen für Korrektureingriffe stellen chirurgisch-technische Komplikationen am Katheter mit 15-25 % dar.

Katheterbezogene Komplikationen werden bis zu 16,5 %, Katheterabknickungen 4 -38 % und Katheterobstruktionen 5-13 % angegeben (Kamran, Wright, 2001).

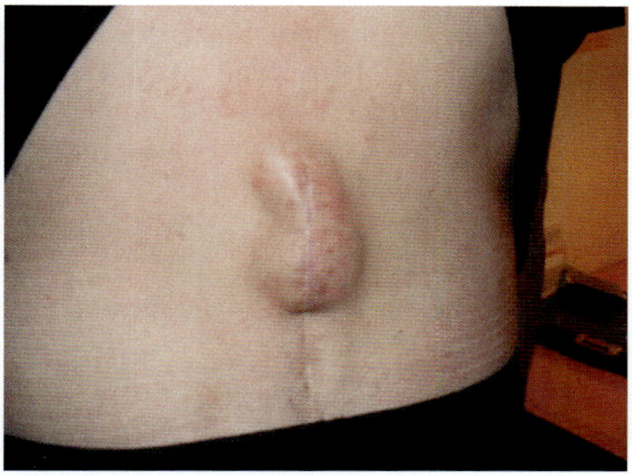

Abb. 10.8: Herausbildung eines "Liquorkissens" nach Implantation eines Spinalkatheters.

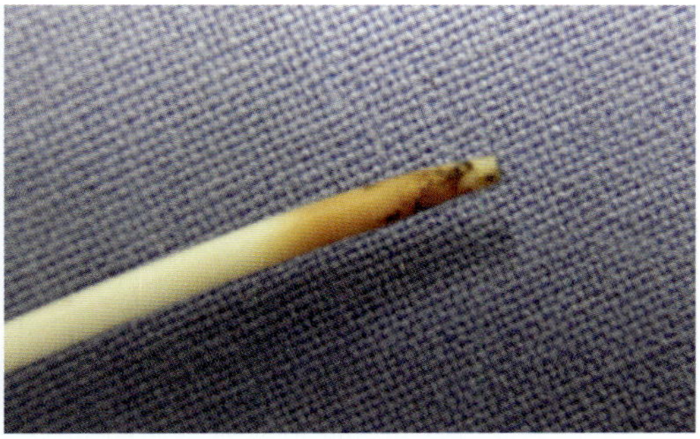

Abb. 10.9: Verschluss der implantierten Katheterspitze durch Granulombildung (Th 10) nach 11-jähriger kontinuierlicher i.th. Morphinapplikation.

Im Zusammenhang mit der Katheterfixierung wurden Katheterdislokationen, Diskonnektionen, Katheterokklusionen, Katheterlecks, Granulome im Bereich der Katheterspitze und subkutane Liquordepots beobachtet. Die Granulombildung (vgl. Kap. 9.2.1.2.2.) stellt nach Deer et al. (2007) eine der schwierigsten Nebenwirkungen und damit eine der Barrieren zu einer häufigeren Anwendung der intrathekalen Therapie dar.

Neben Pumpendefekten werden selten auch Serome, epidurale Hämatome, Drucknekrosen und Hautperforationen oder Infektionen der Pumpentasche beschrieben. Kamran und Wright (2001) beschreiben neben oberflächlichen Wundinfektionen (3,1 %) eine Meningitis in 1,03 % ihrer 122 untersuchten Fälle. Nach Antibiotikaprophylaxe unmittelbar vor dem Eingriff liegt die Infektionsrate unter 2 % (Deer et al. 2002, Tronnier 2005, Rosenow et al. 2005).

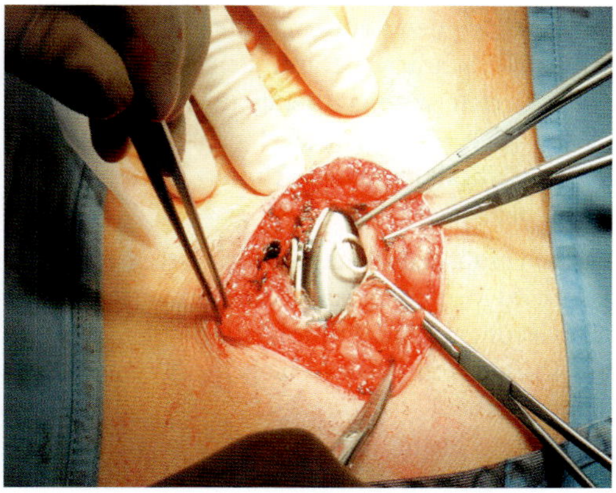

Abb. 10.10: Zustand nach Implantation einer Medikamentenpumpe (Archimedes, Tricumed) 2001. Wegen Katheterdislokation erfolgte am 01.09.2009 eine Revisions-OP. Intraoperativ stellt sich ein vollständig retrahierter Spinalkatheter in der Pumpentasche dar.

Eigene Ergebnisse

Die Rate der mechanisch oder chirurgisch auftretenden Komplikationen liegt in unserem Krankengut deutlich unter den aktuellen Literaturangaben. Trotz ständiger technischer Veränderungen der Medikamentenpumpen, Spinalkatheter-Typen, Mandrin, Verbesserung der Implantations- und Fixierungstechnik, gelten in unserem Patientengut katheterbezogene Komplikationen (☞ Abb. 10.10) mit 9 % als die häufigsten. Die Inzidenz für das Auftreten einer Liquorfistel (☞ Abb. 10.8) beträgt in unserem Patientengut 2 %. Sie traten in den Fällen auf, wo eine um den implantierten Katheter liegende Tabaksbeutelnaht nicht angelegt wurde. Eine Rarität stellt in unserem Krankengut die intraspinale katheterassoziierte Granulombildung (☞ Abb. 10.9) dar.

Nach unserer Einschätzung sind die Risiken der intrathekalen Schmerztherapie insgesamt als gering einzuschätzen.

Entscheidend ist, die technische Komplikation frühzeitig zu erkennen und situationsadäquat die entsprechenden operativen Korrekturen mit hoher Kompetenz und in bester Qualität auszuführen.

10.6. Fazit für die Praxis

Weil es sich bei dem Management der Katheter- und Pumpenimplantation um operative rückenmarksnahe Techniken handelt, bei deren Anwendung Komplikationen grundsätzlich nicht ausgeschlossen werden können, sollte zunächst die intrathekale Schmerztherapie den wenigen hochqualifizierten schmerztherapeutisch spezialisierten Zentren – in der Regel neurochirurgischen oder anästhesiologischen Schmerzzentren – überlassen bleiben.

Für den klinischen Alltag ist von Vorteil, auf einen klaren Algorithmus zum Management von Nebenwirkungen und Komplikationen der operativen Prozeduren (Risk-Management) zurückgreifen zu können.

Vorteile der intrathekalen Schmerztherapie:
- effektive Schmerzlinderung
- relativ selektive Analgesie mit geringer Beeinträchtigung taktiler, motorischer oder sympathischer Funktionen
- Reduktion medikamentös bedingter Nebenwirkungen auf ein Minimum
- signifikante Reduktion der oralen Co-Medikation
- Anhebung der Lebensqualität einschließlich einer Verbesserung der Funktionalität und Beweglichkeit

Wichtig ist, dass als Beurteilungskriterium für die Nutzen-Risiko-Relation der intrathekalen Therapie nicht nur die *Pain Score*-Reduzierung, sondern auch die Funktionalität, ggf. die Wiedererlangung der Arbeitsfähigkeit und die Lebensqualität mit dem Erreichen des individuellen Behandlungsziels sowie die subjektive Zufriedenheit des Patienten zu berücksichtigen ist.

Einzubeziehen ist auch, dass der Kostenaufwand für eine elektrisch betriebene Medikamentenpumpe beträchtlich größer ist als der für eine Gasdruckpumpe. Je höher die Flussrate bei einer programmierbaren Medikamentenpumpe festgelegt ist, umso geringer wird die zu erwartende Batterie-Lebensdauer sein. Aus klinischer Sicht ist es deshalb ratsam, bei einer Erstimplantation bzw. Pumpentausch zu überprüfen, ob die vielfältigen Zusatzfunktionen einer elektrischen Pumpe auch tatsächlich zukünftig zwingend erforderlich sind. Unserer klinischen Praxis entsprechend, bleibt häufig in der intrathekalen Langzeittherapie, vor allem in der Baclofentherapie, die Medikamentenzufuhr auf konstantem Niveau stabil. In diesem Zusammenhang ist auf den Implantatekatalog Teil III (*Medizinischer Dienst der Spitzenverbände der Krankenkassen e.V., Fachbereich Beratungsdienste, 2000)* zu verweisen. Dem Katalog ist zu entnehmen: “Falls ein Arzt der Kasse ein bestimmtes Fabrikat vorschlägt, sollte in jedem Fall eine spezielle Begründung für diese Vorgehensweise verlangt und die Alternativen geprüft werden.” (Schneider H, 2000).

Bei sach- und fachgerechter Einhaltung des empfohlenen operativen Managements stellt die intrathekale Schmerztherapie nach unseren Erfahrungen ein sicheres und effektives schmerzmedizinisches Verfahren im Rahmen eines interdisziplinären Gesamtkonzepts dar. Auch die intrathekale Langzeittherapie kann im Rahmen des präsentierten Schmerzmanagements zu einer signifikanten Schmerzlinderung und verbesserten Lebensqualität des Patienten beitragen.

11. Neurodestruktive schmerztherapeutische Verfahren

In der Schmerzmedizin werden rückenmarksnahe neurodestruktive Verfahren relativ selten durchgeführt. Für neurodestruktive Eingriffe bestehen heute nur noch wenige Indikationen. Die Ursache für den deutlichen Rückgang neurodestruktiver Verfahren ist in der Tatsache zu finden, dass die häufigsten Schmerzsyndrome, die in der Vergangenheit mit neurodestruktiven Maßnahmen behandelt wurden, heute weniger invasiv oder sogar nicht-invasiv erfolgreich behandelt werden können. Zu berücksichtigen ist auch, dass nach heutigem Wissensstand Läsionen am peripheren oder zentralen Nervensystem selbst Schmerzen generieren oder sogar unterhalten können.

Einer der häufigsten neurochirurgischen Eingriffe zur Schmerztherapie vergangener Jahre ist die Chordotomie. Sie wird nur noch in einigen Neurochirurgischen Zentren und zudem bei einem streng selektierten Patientengut durchgeführt. Als Ultima ratio bei therapieresistenten Schmerzen durch Plexusausriss oder einer Strahlenplexopathie wird die sog. DREZ-Läsion (*dorsal root entry zone lesioning*) eingesetzt.

Neurochirurgische Verfahren zur Schmerztherapie wie z.B. die spinale Rhizotomie, Mesenzephalotomie oder Thalamotomie werden heute als obsolet eingeschätzt. Eine Destruktion vorgesehener neuraler Strukturen ist mit Hitze oder Kälte, Alkohol und seinen Derivaten oder mit dem Skalpell realisierbar.

Im Einzelfall können neurodestruktive Verfahren in der Behandlung von tumorassoziierten Schmerzen malignen und nicht-malignen Ursprungs jedoch sehr effektiv sein. Als eine nachvollziehbare Erklärung für die limitierte Anwendung gilt, dass diese neurodestruktiven Verfahren in der Vergangenheit mit einer hohen Komplikationsrate verknüpft waren. Neurologische Defizite sowie ein Widerauftreten von heftigen Schmerzen oder das Einsetzen neuer Schmerzen in Form eines Deafferenzierungsschmerzes sind als Hauptkomplikationen zu nennen. Zudem können mit neuromodulativen oder nicht-invasiven Verfahren viele Schmerzpatienten gut oder zumindest befriedigend behandelt werden. Trotzdem bestehen auch heute noch – allerdings sehr eingeschränkte – Indikationen für die Durchführung neurodestruktiver Verfahren. Diese sollten ausschließlich von dafür speziell ausgebildeten und erfahrenen Therapeuten durchgeführt werden.

11.1. Endoskopisch gestützte Radiofrequenztherapie

In der Therapie chronischer Schmerzen stellt die Radiofrequenztherapie (RFT) eine weitere spezielle invasiv-interventionelle Möglichkeit dar, chronifizierten Rückenschmerz zu lindern. Bei der ursprünglichen Methodik der Radiofrequenz-Thermoläsion wurde während der Stromapplikation das umliegende Gewebe stark erhitzt, was neben einer Schmerzreduzierung aber eine dauerhafte Schädigung einzelner Schmerzfasern zur Folge haben kann.

Um zusätzliche unbeabsichtigte Schäden für den Patienten zu vermeiden, wurde Ende der 90er Jahre die gepulste RFT entwickelt, bei der im Gewebe nur eine geringe Hitzeentwicklung ausgelöst wird.

Für die Pulsfrequenz-Stimulation mittels einer Multifunktionselektrode gelten als Indikationen Schmerzen der gesamten Wirbelsäule jeder Genese, radikuläre Schmerzen und andere neuropathische Schmerzsyndrome.

Der empfohlene Standardzugang für die gepulste RFT bei LWS- und Sakralschmerzen sowie Schmerzen des Beckenbereichs und der Beine ist ein paramedianer Zugang in Höhe von L3-L4 von der kontralateralen Seite. Zu epiduralen Punktion werden Spezialkanülen verwendet, die auch bei der SCS-Elektrodeneinführung Anwendung finden. Für die dorsolaterale epidurale Elektrodenplatzierung wird eine flexible Multifunktionselektrode (OMT, Rottweil-Neufra, Deutschland) empfohlen. Mit dieser Elektrode kann eine Nervenstimulation mit jeder gewünschten Frequenz durchgeführt werden.

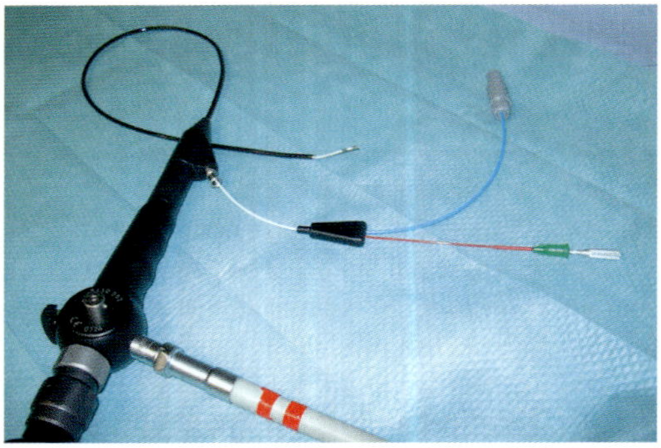

Abb. 11.1: Endoskopisch gestützte gepulste Radiofrequenz-Therapie (Epiduroskop mit Multifunktionselektrode, OTM im Arbeitskanal des Endoskops).

Um ein entsprechendes elektrisches Feld zielsicher erzielen zu können, platzieren wir die Multifunktionselektrode unter endoskopischen Bedingungen präzise epidural über die beschriebene sakrale Zugangstechnik. Die Elektrode wird über den Arbeitskanal eines Epiduroskops mit einem Außendurchmesser von 3,5 mm zum epiduralen Zielpunkt vorgeschoben. Bei der epiduralen gepulsten Radiofrequenztherapie wird unter endoskopischer Sicht ein kurzer, nur 20 ms dauernder aktiver Strompuls von 500.000 Hz verabreicht, gefolgt von einer Pause von 480 msec. Dabei wird eine maximale Temperatur von 42 °C durch das computergesteuerte Therapiegerät (Stryker Neuro-N 50, 0,1-0,7 Watt) zugelassen. Jede Nervenwurzel wird ca. 4 Minuten lang stimuliert. Da die Leitfähigkeit für Strom im epiduralen Fettkörper mit 0,04 Ω/m^{-1}, verglichen mit 1,4 Ω/m^{-1} des Liquors, angegeben wird, ist es nach Expertenmeinung sinnvoll, geringe Mengen isotonische NaCl-Lösung epidural zu injizieren, was durch die EDS grundsätzlich gegeben ist. Die dorsalen Wurzeln konnten unter endoskopischer Sicht sensorisch mit 80 Hz stimuliert und die Elektrodenspitze so variiert werden, dass die Stimulation bei der niedrigsten Spannung vom Patienten gespürt wurde. Bei verabreichten Spannungen unter ca. 0,8 V kann bei den Patienten eine vernehmbare Stimulation erzeugt werden.

Raffaeli und Righetti (2005) berichten über 14 Patienten, bei denen sie eine epiduroskopische Hochfrequenzmethode die so genannte "R-*Resablator Epiduroscopy*" anwendeten. Die endoskopisch gestützte RF-Therapie reduzierte bei 8 Patienten 90 % der Schmerzen. Fünf Patienten erfuhren eine 60-70 %ige Schmerzlinderung, und bei einem Patienten war eine Schmerzreduktion von 30 % möglich. Die Autoren stellten fest, dass die RF-Epiduroskopie einen größeren therapeutischen Nutzen als die traditionelle Epiduroskopie bzw. konventionelle Chirurgie erzielen kann.

Unsere ersten Ergebnisse mit 25 Patienten, bei denen eine epiduroskopisch gestütze gepulste Radiofrequenztherapie durchgeführt wurde, sind im Wesentlichen mit den ersten wenigen Ergebnissen anderer Anwender kongruent. Nach persönlichen Informationen wird je nach Radiofrequenz-Zentrum, eine signifikante Schmerzlinderung bis zu 65 % von den Patienten angegeben. Die ersten vorgestellten Untersuchungsergebnisse einer geringen Anzahl von Patienten, bei denen zur Therapie ihres Schmerzsyndroms die gepulste Radiofrequenztherapie angewendet wurde, sind vielversprechend, aber statistisch bisher noch nicht aussagekräftig.

11.2. Neurolyse

Die Indikation zur epiduralen destruierende Neurolyse, insbesondere bei wirbelsäulenbedingten Schmerzsyndromen, hängt wesentlich davon ab, ob der Schmerz als vornehmlich organisch angesehen wird.

Beim tumorassoziierten Schmerz, der früher als ein klassischer Bereich neurodestruierender Eingriffe galt, sind die Indikationen auf Grund der Fortschritte in der onkologischen Therapie sowie der modernen Opioidtherapie als auch der Optionen einer reversiblen Neuromodulation sehr drastisch zurückgegangen. Die Komplexität des peripheren und zentralen nozizeptiven Systems und seine Plastizität lassen viele neurodestruktive Eingriffe zumindest fragwürdig erscheinen.

Die Indikation zur Neurolyse sollte aufgrund potentieller schwerwiegender Akutkomplikationen wie z.B. Blasen-/Mastdarmstörungen, Paraparese und Spätkomplikationen wie z.B. Deafferenzierungsschmerz sehr sorgfältig gestellt werden. Intrathekale Neurolysen sind bei segmentalen thorakalen Schmerzen zwischen Th3 und Th12 möglich.

Eine sakrale intrathekale Neurolyse sollte nur bei einem eng umschriebenen, begrenzten perinealen und perianalen tumorbedingten Schmerz zum Einsatz gelangen. Diese palliativmedizinisch neurolytische Maßnahme kann in der Lebensendphase des Patienten sehr sinnvoll sein.

Die endoskopische Applikation neurolytischer Substanzen für die Therapie des terminalen Schmerzes ist als Indikation anerkannt. Die Verabreichung eines Neurolytikums in das Spatium epidurale ist aber eine relativ selten durchgeführte Technik. Eine Sonderform stellt dabei die epidurale Neurolyse über den sakralen Zugangsweg sowie die subdurale Neurolyse dar. Bei der subduralen Neurolyse werden 0,5 bis 2,5 ml Phenol-Glycerol zwischen Dura mater spinalis und Arachnoidea zur Therapie tumor- und nicht-tumorbedingter Schmerzen appliziert. Nach einer positiven Testblockade mit einem Lokalanästhetikum werden bei der definitiven epiduralen Neurolyse bis zu 1,2 ml 7,5 %iger Phenollösung epidural injiziert. Mit dieser Methodik lässt sich z.B. ein perianaler Tumorschmerz gut behandeln. Die wiederholbare Neurolyse hält aber in der Regel nur ca. 2-3 Wochen an.

Neurodestruierende Verfahren sind nur von kompetenten Therapeuten durchzuführen.

Eigene Erfahrungen mit einer epiduroskopisch gestützten epiduralen Applikation von Neurolytika liegen uns bisher nur in sehr speziellen Einzelfällen im Rahmen der palliativmedizinischen Versorgung vergangener Jahre vor.

Fazit

Auch in der Palliativmedizin dürfen invasive rückenmarksnahe Schmerztherapie-Verfahren nicht als letzter Ausweg aus dem Schmerz gelten.

Im Rahmen der palliativmedizinischen Versorgung, insbesondere bei Patienten mit refraktären Schmerzen, sollten, nach Abwägung von Zugewinn an Lebensqualität und Therapierisiken, invasive Therapiestrategien rechtzeitig zum Einsatz kommen.

Wenn eine systemische Pharmakotherapie keine adäquate Schmerzlinderung nach sich zieht, können Verfahren wie z.B. rückenmarksnahe Pharmakotherapie oder neurolytische Verfahren als Behandlungsalternative berücksichtigt werden.

Die Durchführung der speziellen rückenmarksnahen Schmerztherapie-Verfahren muss jedoch demjenigen vorbehalten bleiben, der über hervorragende Kenntnisse der entsprechenden Methodik und der Therapie ihrer Komplikationen verfügt.

12. Literatur

1. Abdi S, Datta S, Trescot AM, Schultz DM, Adlaka R, Atluri SL, Smith HS, Manchikanti L.(2007)Epidural steroids in the management of chronic spinal pain: a systematic review. Pain Physician. 10,1,185 - 212

2. Abdi S, Lucas LF, Datta S, (2005) Role of epidural steroids in the management of chronic spinal pain:A systematic review of effectivness and complications. Pain Physican 2005, 8, 127-143

3. Abdou SM, Hardy RW (1999) Epidural fibrosis and the failed back surgery syndrome: history and physical findings. Neurol Res 21, 1,5-8

4. Abel R, Gerner HJ, Mariss G (1998) Wirbelsäule und Rückenmark. Berlin, Wien: Blackwell Wissenschafts-Verlag

5. Airaksinen O, Brox JI, Cedraschi C, Hildebrandt J, Klaber-Moffett J, Kovacs F, Mannion AF, Reis S, Staal JB, Ursin H, Zanoli G (2006) European guidelines for the management of chronic non-specific low back pain. Chapter 4. European guidelines for the management of chronic nonspecific low back pain. Eur Spine J 15, 2, 192 – 300

6. Akbarpour D, Seeliger A, Schütze G (2005) Invasive Therapieverfahren. In: Junker U, Nolte T: Grundlagen der speziellen Schmerztherapie. Medizin und Wissen. Urban & Vogel GmbH, München, 211-230

7. American Society of Interventional Pain Physicians (2005) Evidence-Based Practice Guidelines, under epidural Adhesiolysis; Percutaneous Adhesiolysis. In: Interventional Techniques in the Management of Chronic Spinal Pain 8:1 - 47, ISSN 1533-3159

8. Amirikia A, Scott IU, Murray TG, Halperin LS (2000) Acute bilateral visual loss associated with retinal hemorrhages following epiduroscopy. Arch Ophthalmol, 118, 2,287-289

9. Andersen G, Vestergaard K, Ingeman-Nielsen M, Jensen TS (1995). Incidence of central poststroke pain. Pain 61, 187-193

10. Anderson PA, Tribus CB, Kitchel SH (2006) Treatment of neurogenic claudication by interspinous decompression: application of the X STOP device in patients with lumbar degenerative spondylolisthesis. J Neurosurg Spine 4, 6, 463-471

11. Andersson GB (1997) The epidemiology of spinal disorders. In: Frymoyer JW, editor. The adult spine: Principles and Practice. Philadelphia: Lippincott-Raven, 93-141

12. Angst MS, Clark DJ (2006) Opiod-induced Hyperalgesia – A Qualitative Systematic Review.Anaesthesiology 104, 570-587

13. Arthur J, Racz GB, Heinrich R, Diede JH, McCann M, Wilson E, Heavner JC, Noe C (1993) Epidural space: Identi?cation of ?lling defects and lysis of adhesions in the treatment of chronic painful conditions. In: Abstracts 7th World Congress of Pain 1485

14. Askanazi J, Fulton-Peacock P, Nichols M, Gil KM (1996) Lysis of Epidural Adhesions in the Treatment of Chronic Back Pain. Regional Anesthesia 21, 2, 91

15. Attal N, Cruccu G, Haanpää M, Hansson P, Jensen TS, Nurmikko T, Sampaio C, Sindrup S (2006) Wiffen P.EFNS guidelines on pharmacological treatment of neuropathic pain. European Journal of Neurology 13, 11, 1153-1169

16. Attal N, Cruccu G, Haanää M, Hansson P, Jenssen TS, Nurmikko T,Sampaio C, Sindrup S, Wiffen P. (2006) EFNS guidelines on pharmacological treatment of neuropathic pain. Eur J Neurol 2006, 13, 1153-1169

17. Attal N, Gaude V, Brasseur L, Dupuy M, Guirimand F, Parker F, Bouhassira D (2000) Intravenous lidocaine in central pain:a double-blind, placebo-controlled, psychophysical study. Neurology 54, 564-74

18. Attal N, Guirimand F, Brasseur L, Gaude V, Chauvin M, Bouhassira D (2002). Effects of IV morphine in central pain: a randomized placebocontrolled study. Neurology 58, 554-63

19. AWMF-Leitlinie zur rückenmarknahen Regionalanästhesien und Thromboembolieprophylaxe/antithrombotische Medikation (2007) (Anästh Intensivmedizin, 48, 109-124

20. Babar S, Saifuddin A (2002) MRI of the post-discectomy lumbar spine. Clin Radiol 57 (11): 969-981

21. Backonja MM (2002) Use of anticonvulsants for treatment of neuropathic pain. Neurology 59, 2, 514-517

22. Bader L, Blumenstrock G, Birkner B, Leiß O, Heesemann J, Riemann J, Riemann JF Selbmann H-K (2002) HYGEA (Hygiene in der Gastroenterologie-Endoskop-Aufbereitung): Studie zur Qualität der Aufbereitung von flexiblen Endoskopen in Klinik und Praxis. Zeitschrift für Gastroenterologie 40, 157-170

23. Ballantyne JC (2007) Opioid analgesia: Perspectives on right use and utility. Pain Physician 10, 3,479-491

24. Balmelli C, Iffenecker A, Pittet D, Ruef C (2003) Risiko der Prionenübertragung in der Epiduroskopie: Aktueller Stand der Reinigung und Desinfektion von flexiblen Endoskopen in Europa und Empfehlungen der Swiss-NOSO-CJD-Task Force für die Schweiz. In: Swiss-NOSO-CJD-Task Force, Band 10, 4

25. Barolat G (1993) Experience with 509 plate electrodes implanted epidurally from C1 to L1. Stereotact Funct Neurosurg 61, 60-79

26. Barolat G, Massaro F, He J, Zeme S, Ketcik B (1993) Mapping of sensory responses to epidural stimulation of the intraspinal neural structures in man. J Neurosurg 78, 233-239

27. Barolat G, Oakley JC, Law J, North RB, Ketcik B, Sharan A (2001) Epidural spinal cord stimulation with a multiple electrode paddle lead is effective in treating intractable low back pain. Neuromodulation 4, 59-66

28. Barolat G, Schwartzmann R, Woo R (1989) Epidural spinal cord stimulation in the treatment of sympathetic reflex dystrophy. Stereotact Funct Neurosurg 53,29-39

29. Barolat G, Zeme S, Ketcik B (1991) Multifactorial analysis of epidural spinal stimulation. Stereotact Funct Neurosurg 56,77-103

30. Baron R (2000) Neuropathischer Schmerz. Der lange Weg vom Mechanismus zur mechanismus-basierten Therapie. Anaesthesist 49, 373-386

31. Baron R (2007) Chronischer Rückenschmerz mit neuropathischer Komponente. Der Schmerz 6, 589-591

32. Baron R, Birklein F, Eckert S, Horstkotte D, Hügler P, Kniesel B, Maier C, Harke H, Hüppe M, Schütze G, Thoma R, Treede RD, Tronnier V, Vadokas V.(2010) Epidurale Rückenmarkstimulation zur Therapie chronischer Schmerzen. AWMF-Leitlinie 041/002 www.Uni-duesseldorf.de//11/041-0021.htm

33. Barsa JE, Charlton JE (1984) Diagnosis of epidural scarring and its possible contribution to chronic low back pain syndrome. Pain 18, 376

34. Battaggia C, Salar G, Ori C (1987): Effects of hyaluronidase in patients with spinal arachnoiditis and peripheral entrapment neuropathies. Pain 24, 277

35. Baumgartl WH.(2006) Pilot study results on the sefety of high dose intrathecal boulusing of ziconotide. Poster 36727.Annual Meeting of the Noth American Neuromodulation Society, December 7-10, 2006, Las Vegas.http//poster.neuromodulation.org.

36. Becke K (2007) Stellungnahme: S(+)-Ketamin als Supplement zur Kaudalanästhesie im Kindesalter. Anästhesiologie & Intensivmedizin, 48,299

37. Becker A, Hildebrandt J, Müller G (2006) Europäische Leitlinie für den Umgang mit unspezifischen Kreuzschmerzen.Deutsche Zusammenfassung. http://www.kreuzschmerz.versorgungsleitlinien.de

38. Bedder MD, Burchiel K (1991) Cost analysis of two implantable narcotic delivery systems. J Pain Symptom Manage 6, 368-373

39. Bellinghieri F, Bova G, Quattrone D, Cuzzocrea E, Berti M(2008)L'uso degli oppioidi per via intratecale nel dolore cronico. PeriMED 2, 47-55.

40. Beltrutti D, Groen GJ, Saberski L, Sandner-Kiesling A, Schütze G, Weber G (Graz March 2006) Epiduroscopy Consensus Decision, 2007 Endo-Press, Tuttlingen,Germany

41. Beltrutti D, Lamberto A, Barolat G, Bruehl SP, Doleys D, Krames E, Meglio M, North R, Olson K, Reig E, Simpson B, Turk D, Aronoff A,

Mekzack R (2004) The psychological assessment of candidates for spinal cord stimulation for chronic pain management. Pain Practice 4, 204-221

42. Bennett G (2000) Clinical guidelines for intrathecal pain therapy. J Pain Symptom Manage 20,2, 37-43

43. Bennett G, Al-Rashed S, Hoult JR, Brain SD (1998) Nerve growth factor induced hyperalgesia in the rat hind paw is dependent on circulating neutrophils. Pain 77, 315-322

44. Bennett MI, Attal N, Backonja MM (2007) Using screening tools to identify neuropathic pain. Pain 127,199-203

45. Benzon HT (1986) Epidural injections for low back pain and lumbosacral radiculopathy. Pain 24,277-295

46. Bertram C, Prescher A, Fürderer S, Eysel P (2003) Attachment points of the posterior longitudinal ligament and their importance for thoracic and lumbar spine fractures. Orthopaede, 32, 10,348-51

47. Bigos S, Bowyer O, Braen G (1994) Acute Low Back Problems in Adults. Clinical Practice Guideline No. 14. Agency for Health Care Policy and Research, Public Health Service, US Department of Health and Human Services AHCPR publication 95–0642.

48. Bischoff A (1999) Schmerztherapie durch Neuromodulation: Wenn die dritte Stufe des WHO-Schemas nicht reicht. Dtsch Arztebl 96,1-2

49. BKK-Faktenspiegel(2008) BKK Bundesverband (BKK BV), BKK Bundesverband (BKK BV), 45128 Essen, 2008, 2, www.bkk.de/faktenspiegel

50. Bloch HJ, Hawelski S, Benini A (1997) Kyste du ligament jaune lombair: description de 6 cas. Schweiz Med Wochenschr. 127,728-732

51. Blomberg R (1985) A method for spinal canal endoscopy and spinaloscopy: Presentation of preliminary results. Acta Anaesthesiol Scand 21,113-116

52. Blomberg R (1986) The dorsomedian connective tissue band in the lumbar epidural space of humans: An anatomical using epiduroscopy in autopsy cases. Anesth Analg 65,747-752

53. Blomberg R (1987) The lumbar subdural extra-arachnoid space of humans: An anatomical study using spinaloscopy in autopsy cases. Anesth Analg 66, 177-180

54. Blomberg R (1995) Fibrous structures in the subarachnoid space: a study with spinaloscopy in autopsy subjects. Anesth Analg, 80, 5, 875-879

55. Blomberg R (Oct. 1988) Technical advantages of the paramedian approach for lumbar epidural puncture and catheter introduction. A study using epiduroscopy in autopsy subjects. Anesthesia, 43, 10,837-843

56. Blomberg R Olsson SS, (1989) The lumbar epidural space in patients examined with epiduroscopy. Anesth Analg 68,157-160

57. Boden SC, Wiesel SW (1992) The multiply operated low back patient. Spine 3, 1899-1906

58. Boden SD, Davis DO, Dina TS (1990) Abnormal magnetic resonance scans of the lumbar spine in asymptomatic subjects. J Bone Joint Surgery 72A, 403-408

59. Bodian CA, Freedmann G, Hossian S (2001) The visual analog scale for pain: clinical significance in postoperative patients. Anesthesiology 95, 1356-1361

60. Boersma K, Linton S (2006) Psychological process underlying the development of a chronic pain problem. Clin J Pain 22, 160-166

61. Bogduk N, Twomey LT (1996) Nerves of the lumbar spine. In: Clinical anatomy of the lumbar spine, 2nd edn. Churchill Livingstone, Melbourne, 107-110

62. Bonezzi C (1999) Location and type of electrodes and parameters of electrical current determining the clinical results of spinal cord stimulation.European Journal of Pain 3, 4, 399-401

63. Boswell MV, Shah RV, Everett CR, Sehgal N, Brown AM, Abdi S, Bowman RC, Deer TR, Datta S, Colson JD, Spillane WF, Smith HS, Lucas LF, Burton AW, Chopra P, Staats PS, Wasserman RA, Manchikanti L (2005) Interventional Techniques in the Management of Chronic Spinal Pain: Evidence-based practice guidelines. Pain Physicians 8,1,1-47

64. Boswell MV, Trescot AM, Datta S, Schultz DM, Hansen HC, Abdi S, Sehgal N, Shah RV, Singh V, Benyamin RM, Patel VB, Buenaventura RM, Colson JD, Cordner HJ, Epter RS, Jasper JF, Dunbar EE, Atluri SL, Bowman RC, Deer TR, Swicegood JR, Staats PS, Smith HS, Burton AW, Kloth DS, Giordano J, Manchikanti L (2007) Interventional techniques: evidence-based practice guidelines in the management of chronic spinal pain. Pain Physician 10,1,7-111

65. Bowersox SS, Luther R (1998) Pharmacotherapeutic potential of omega-conotoxin MVIIA (SNX-111), an N-type neuronal calcium channel blocker found in the venom of Conus magus. Toxicon 36, 1651-1658

66. Bowsher D (1996) Central pain: clinical and physiological characteristics. J Neurol Neurosurg Psychiatry 61, 62-69

67. Bowsher D, Leijon G, Thuomas KA (1998) Central poststroke pain: correlation of MRI with clinical pain characteristics and sensory abnormalities. Neurology 51,1352-1358

68. Bradley WG Jr, Seidenwurm DJ, Brunberg JA, Davis PC, DE La Paz RL, Dormont D, Hackney DB, Jordan JE, Karis JP, Mukherji SK, Turski PA, Wippold FJ, Zimmerman RD, McDermott MW, Sloan MA (2005) Expert Panel on Neurologic Imaging. Low back pain. [online publication]. Reston (VA): American College of Radiology (ACR)

69. Bradley WG, Bydder G (1989) Magnetic Resonance Imaging Atlas Of The Brain, Taylor & Francis Ltd (UK), ISBN 9780948269462

70. Brandt HC, Spiller I, Song IH, Vahldiek JL, Rudwaleit M, Sieper J (2007) Performance of referral recommendations in patients with chronic back pain and suspected axial spondyloarthritis. Ann Rheum Dis 66,11,1479-1484

71. Braun W, Demirel T (1982) Einführung in die Schmerzchirurgie. Stuttgart: Hippokrates Verlag

72. Breivik H, Collet B, Venafridda V (2006) Survey of chronic pain in Europe: prevalence, impact on daily life and treatment. Eur J Pain. 10, 4,287 -333

73. Brettel H, Vogt H(2009) Ärztliche Begutachtung im Sozialrecht ecomed, Medizin, ISBN 978-3-609-16404-5

74. Brettel und Vogt(2010) Ärztliche Begutachtung im Sozialrecht. Ein Praxisleitfaden für den medizinischen Sachverständigen und seine Auftraggeber. ecomed Verlagsgesellschaft ISBN 978-3-609-16404-5.

75. Brettel, Hauke (2010) Ärztliche Begutachtung im Sozialrecht: ein Praxisleitfaden für den medizinischen Sachverständigen und seine Auftraggeber / Brettel, Vogt - Heidelberg; München; Landsberg; Frechen; Hamburg: ecomed Medizin ISBN 978-3-609-16404-5

76. Brinkhaus B, Witt CM, Jena S, Linde K, Streng A, Wagenpfeil S, Irnich D, Walther HU, Melchart D, Willich SN (2006) Acupuncture in patients with chronic low back pain: a randomizedcontrolled trial. Arch Intern Med 166,4,450-457

77. Bromage PR (1978) Identification of the epidural space. In: Bromage P.R. (ed), Epidural Analgesia. W.B. Saunders Company, Philadelphia, 176-214

78. Bromm B (2007) Der Infrarot-Laser in der Schmerzdiagnostik. In: MedReport 13, 31, 9

79. Bronfort G, Goldsmith Ch, Nelson CF, Boline PD, Anderson AV (1996) Trunk exercise combined with spinal manipulative or NSAID therapy for chronic low back pain: a randomized, observer-blinded clinical trial. J Manipulative Physiol Ther. 19,9,570-582

80. Brookoff D (2006) Neurophysiological Underpinnings of Electronic Analgesic Neuromodulation for Dummies. Pain Medicine 7, 1, 103-120

81. Brose W, Pheifer B, Hassenbusch S(1996) Analgesia produced by SNX-111 in patients with morphine resistant pain. Presented at: 15th Annual Meeting of the American Pain Society, Washington, DC 14–17

82. Brown JA, Barbaro NM (2003) Motor cortex Stimulation for central and neuropathic pain: current status. Pain 104, 431-5

83. Brown JH (1960) Pressure caudal anesthesia and back manipulation. Northw Med 59, 905-909

84. Brune K, Beyer A, Schäfer M (Hg.) (2001) Schmerz. Pathophysiologie – Pharmakologie – Therapie, Berlin, Springer Verlag, ISBN 3-540-67347-4

85. Brune K, Schwabe U, Müller-Oerlinghausen B (2005) Hinweise zur Risikominderung bei Anwendung von Cyclooxygenase-2-Hemmern (Coxiben). AVP 32, 3-8.

86. Buchner M, Neubauer E, Barie A, Schiltenwolf M (2007) Komorbidität bei Patienten mit chronischen Rückenschmerzen. Schmerz 21, 218-225

87. Buer N, Linton SJ (2002) Fear-avoidance beliefs and catastrophizing: occurrence and risk factor in back pain and ADL in the general population. Pain 99,3, 485-92

88. Buess G (1990) Endoskopie. Von der Diagnostik bis zur neuen Chirurgie. Deutscher Ärzte-Verlag Köln

89. Buhmann Kirchhoff S, Becker C, Duerr HR, Reiser M, Baur-Melnyk A (2009) Detection of osseous metastases of the spine: comparison of high resolution multi-detector-CT with MRI. Eur J Radiol 69,3,567-573

90. Bundesärztekammer(ÄK),Kassenärztliche Bundesvereinigung(KBV),Arbeitsgemeinschaft der wissenschaftlichen Medizinischen Fachgesellschaften(AWMF). Nationale VersorgungsLeitlinie Kreuzschmerz,2010,www.versorgungsleitlinien.de/themen/kreuz-schmerz

91. Bundesministerium für Bildung und Forschung, httpJ/www.gesundheitsforschung-bmbfde/de/139.php, 22. Juni 2010/ Diemer W, Burchert H. Gesundheitsberichterstattung des Bundes, Heft 7, Chronische Schmerzen — Kopf- und Rückenschmerzen,Tumorschmerzen. Berlin, Verlag Robert Koch-Institut, ISBN 3-89606-128-3

92. Burchiel KJ, Anderson VC, Brown FD, Fessler RG, Friedman WA, Pelofsky S, Weiner RL, Oakley J, Shatin D (1996) Prospective, multicenter study of spinal cord stimulation for relief of chronic back and extremity pain.Spine 21, 2786-2794

93. Burchiel KJ, Anderson VC, Brown FD, Fessler RG, Friedman WA, Shatin D (1995) Prognostic factors of spinal cord stimulation for chronic back and leg pain. Neurosurgery 36,1101

94. Burman MS (1931) Myeloscopy or the direct visualization of spinal cord. In: Journal of Bone & Joint Surgery 13, 695-696

95. Burn JN, Guyer PB, Langdon L (1973) The spread of solutions injected into the epidural space. British Journal of Anaesthesia 45, 338-345

96. Burton AW,.(2007)Spinal Cord Stimulation in Pain Management: Waldmann 2, 1373-1381

97. Burton CV (Mar 1978) Lumbosacral Arachnoiditis. Spine 3,1, 24-30

98. Burton CV, Kirkaldy-Willis WH, Yong-Yong-Hing K, Heithoff KB (1981) Causes of failure of surgery on the lumbar spine. Clinical Orthopedic Rel. Research 157,191-199

99. Buyten JP, Zundert J, Milbouw G (1999) Treatment of failed back surgery syndrome patients with low back pain and leg pain: A pilot study of a new dual lead spinal cord stimulation system. Neuromodulation 2, 258-265

100. Cabell KL, Taren JA, Sagher OS (1998) Spinal cord compression by catheter granulomas in high-dose intrathecal morphine therapy: Case report. Neurosurgery 42, 1176-1181

101. Calmels P, Queneau P, Hamonet C, Le Pen C, Maurel F, Lerouvreur C, Thoumie P (Feb. 2009) Effectiveness of a lumbar belt in subacute low back pain: an open, multicentric, and randomized clinical study. Spine 34,3,215-20

102. Cameron T (2004). Safety and efficacy of spinal cord stimulation for the treatment of chronic pain: a 20-year literature review. J Neurosurg 1000,254-267

103. Campbel SK,Almeida GL, Penn RD, Corcos DM(1995) The effects of intrathecally administered baclofen on function in patients with spasticity.Phys Ther 75,352-362

104. Canavero S, Bonicalzi V (2002) Therapeutic extradural cortical stimulation for central and neuropathic pain: a review. Clin J Pain 18, 4855

105. Canavero S, Bonicalzi V, Paolotti R (2002) Lack of effect of topiramate for central pain. Neurology 58, 831-832

106. Canavero S, Bonicalzi V, Paolotti R (2002) Reboxetine for central pain: a single-blind prospective study. Clin Neuropharmacol 25, 238-239

107. Cao YQ (2006) Voltage-gated calcium channels and pain. Pain 126,5-9

108. Carpenter RL, Hogan QH, Liu SS, Crane B, Moore J (1998) Lumbosacral cerebrospinal fluid volume is the primary determinant of sensory block extent and duration during spinal anesthesia. Anesthesiology 89, 24-29

109. Carr DB, Gaudas LC (1999) Acute pain. Lancet 12; 353, 9169, 2051-2058

110. Carroll D, Moore RA, McQuay HJ, Fairman F,Tramer M, Leijon G (2001) Transcutaneous electrical nerve stimulation (TENS) for chronic pain. Cochrane Database Syst Rev 3: CD003222

111. Casper GD (1996) Results of a Clinical Trial of the Holmium: YAG Laser in Disc Decompression Utilizing a Side-Firing ?ber: a Two Year follow-Up. Lasers in Surgery and Medicine 19, 90-96

112. Cauchoix J, Ficat C, Girard B (1978) Repeat surgery after disc excision. Spine 3, 256-259

113. Chang V, Gonzalez P, Akuthota V (2008) Evidence-informed management of chronic low back pain with adjunctive analgesics. Spine J 8, 21-7

114. Chenot JF, Leonhardt C, Keller S, Scherer M, Donner-Banzhoff N, Pfingsten M, Basler HD, Baum E, Kochen MM, Becker A (2008) The impact of specialist care for low back pain on health service utilization in primary care patients: a prospective cohort study. Eur J Pain 12,3, 275-283

115. Chenot JF, Scherer M, Becker A (2006) Die körperliche Untersuchung bei Schmerzen im Lendenwirbelsäulenbereich. ZFA, 82,132-40

116. Cherry DA, Gourlay GK, (1992) CT-contrast evidence of injectate encapsulation after longterm epidural administration. Pain 49, 369-377

117. Chin KR, Tomlinson DT, Auerbach JD, Shatsky JB, Deirmengian CA (2008) Success of lumbar microdiscectomy in patients with modic changes and low-back pain: a prospective pilot study. J Spinal Disord Tech 21,2,139-44

118. Choi YK, Tan MH, Barbella JD, Grubb WR (2001) Epiduroscopic analysis of persistent back and leg pain and the efficacy of epiduroscopy in the treatment of failed back pain syndrome. Regional Anesthesia and Pain Medicine 26, 2

119. Chong MS, Bajwa ZH (2003) Diagnosis and treatment of neuropathic pain. J Pain Symptom Manage 25, 5, 4-11

120. Chou R, Baisden J, Carragee EJ, Resnick DK, Shaffer WO, Loeser JD (2009) Surgery for low back pain: a review of the evidence for an American Pain Society Clinical Practice Guideline. Spine 34, 10, 1094-1099

121. Chou R, Clark E, Helfand M (2003) Comparative efficacy and safety of long-acting oral opioids for chronic non-cancer pain: a systematic review. J Pain Symptom Manage 26,5,1026-1048

122. Chou R, Fu R, Carrino JA, Deyo RA (2009) Imaging strategies for low-back pain: systematic review and meta-analysis. Lancet 373, 9662, 463-472

123. Chou R, Huffman LH (2007) Nonpharmacologic therapies for acute and chronic low back pain: a review of the evidence for an American Pain Society/American College of Physicians clinical practice guideline. Ann Intern Med 147,7, 492-504

124. Chou R, Loeser JD, Owens DK, Rosenquist Richard W, Atlas SJ, Baisden JS, Carragee EJ, Grabois M, Murphy D, Dacan RD, Stanos S, Shaffer W, Wall Eric M (2009) For the American Pain Society Low Back Pain Guideline PanelInterventional Therapies, Surgery and Interdisciplinary Rehabilitation for Low Back Pain: An Evidence-Based Clinical Practice Guideline From the American Pain Society. Spine: 34,10,1066-1077

125. Chou R, Loeser JD, Owens DK, Rosenquist RW, Atlas SJ, Baisden J, Carragee EJ, Grabois M, Murphy DR, Resnick DK, Stanos SP, Shaffer WO, Wall EM (2009) Interventional therapies, surgery, and interdisciplinary rehabilitation for low back pain: an evidence-based clinical practice guideline from the American Pain Society. Spine 34,10,1066-1077

126. Chou R, Qaseem A, Snow V, Casey D, Cross JT, Jr., Shekelle P, Owens DK (2007) Diagnosis and treatment of low back pain: a joint clinical practice guideline from the American College of Physicians and the American Pain Society. Ann Intern Med 147, 7,478-491

127. Chrubasik S, Junck H, Zappe HA, Stutzke O (1998) A survey on pain complaints and health care utilization in a German population sample. Eur J Anaesthesiol 15,4,397-408

128. Cieza A, Stucki G, Weigl M, Disler P, Jackel W, van der LS, Kostanjsek N, de BR (2004) ICF Core Sets for low back pain. J Rehabil Med 44,69-74

129. Clarke JA, van Tulder MW, Blomberg SE, de Vet HC, van der Heijden GJ, Bronfort G (2005) Traction for low-back pain with or without sciatica. Cochrane Database Syst Rev (4):CD003010

130. Cleaver JS, Farrow D (2005) Comparison of caudal steroid epidural with targeted steroid placement during spinal endoscopy for chronic sciatica: a prospective, randomized, double-blind trial. British Journal of Anaesthesia 94,4, 514-519

131. Coffey RJ, Burchiel K (2002) Inflammatory mass lesions associated with intrathecal drug infusion catheters: report and observations on 41 patients. Neurosurgery. 50, 78–86

132. Collier BC, Clive B (1998) An Atlas of Epidurograms. Taylor & Francis Group ISBN: 9057023237

133. Colombo B, Annovazzi PO, Comi G (2003) Neuropathic cranial pain. Neurol Sci 24, 2,132-137

134. Congedo E, Sgreccia M, De Cosmo G (2009) New drugs for epidural analgesia Curr Drug Targets. 10,8, 696-706

135. Conradt M (1997) Sternstunden der Medizin. Einhorn-Presse Verlag GmbH, Reinbek, ISBN 3-88756-782-X

136. Coombs DW, Maurer LH, Saunders RL, Gaylor M (1984) Outcomes and complications of continuous intraspinal narcotic analgesia for cancer pain control. J Clin Oncol. 2,1414–1420

137. Cork RC, Kryc JJ, Vaughan RW (1980) Ultrasonic localization of the lumbar epidural space. Anesthesiology,52,5,513-516

138. Corvino BG, Scott DB (1988) Epidurale Anästhesie und Analgesie.VCH Verlagsgesellschaft mbH, Weinheim, ISBN 3-527-15330-6

139. Coulter PD, Anne H (1994) Percutaneous Laser Disc Decompression (PLDD). Journal of Clinical Laser medicine & Surgery, 12,3,181-182

140. Croft PR, Papageorgiou AC, Thomas E, Macfarlane GJ, Silman AJ (1999) Short-term physical risk factors for new episodes of low back pain. Prospective evidence from the South Manchester Back Pain Study. Spine 24,15,1556-1561

141. Cruccu G, Aziz TZ, Garcia-Larreaa L, Hansson P, Jensen TS, Lefaucheur JP, Simpson BA.Taylor RS (2007) EFNS Guidelines on Neurostimulation Therapy for Neuropathic Pain http://www.efns.org

142. Currie SR, Wang J (2004) Chronic back pain and major depression in the general Canadian population. Pain 107,1, 2,54-60

143. Daniels S, Upmalis D, Okamoto A, Lange C, HaeusslerJ (2009)A Randomized, Double-Blind, Phase III Study Comparing Multiple Doses of Tapentadol IR, Oxycodone IR, and Placebo for Postoperative (bunionectomy) Pain.Current Medical Research and Opinion 25, 3, 765-776

144. Davidson JT, Robin CC (1961) Epidural injections in the lumbosciatic syndrome. British Journal of Anaesthesia 33, 595-598

145. Davies RA, Maher CG, Hancock MJ (2008) A systematic review of paracetamol for non-specific low back pain. Eur Spine 17,11,1423-1430

146. Day M. Neuromodulation: spinal cord and peripheral nerve stimulation.(2000) Current Review of Pain 374-382

147. Day PL (2001) Arachnoiditis: A brief summary of the literature. New Zealand Health Technology Assesment Clearing House, NZHTA Report, http://nzhta.chmeds.ac.nz

148. De La Porte C, Van de Kelft E (1993) Spinal cord stimulation in failed back surgery syndrome. Pain 52, 55-61

149. Deer T, Chapple I, Classen A, Javery K, Stoker V, Tonder L, Burchiel K (2004) Intrathecal drug delivery for treatment of chronic low back pain: report from the National Outcomes Registry for Low Back Pain. Pain Med 5,1, 6 -13

150. Deer T, Krames E, Hassenbusch S Burton, A., Caraway, D., Dupen S(2002) Management of IT Catheter-tip inflammatory masses: an updated. Consensus statement from an expert panel. Pain Med 3, 313 – 323

151. Deer T, Krames ES, Hassenbusch SJ, Burton A, Caraway D, Duoen S, Eisenach J, Erdek M, Grigsby E, Kim P, Levy R, McDowel G, Mekhail N. et al (2007) Polyanalgesic Consensus Conference: Recommendations for the Management of Pain by Intrathecal (Intraspinal) Drug Delivery:Report of an Interdisciplinary Expert Panel. Neuromodulation 10, 4, 300-328

152. Delgado-López PD, Martín-Velasco V, Castilla-Díez JM, Velasco-Oses A (2007) Symptomatic cervical stenosis due to calcification of the ligamentum flavum after mild cervical trauma. Neurocirugía, 18, 141-146

153. Derby R, Baker RM, Lee CH (2008) Evidence-informed management of chronic low back pain with minimally invasive nuclear decompression. Spine J 8,1,150-159

154. Derby R, Baker RM, Lee CH, Anderson PA (2008) Evidence-informed management of chronic low back pain with intradiscal electrothermal therapy. Spine J 81,80-95

155. Deshpande A, Furlan A, Mailis-Gagnon A, Atlas S, Turk D (2007) Opioids for chronic low-back pain. Cochrane Database Syst Rev 3, CD004959.

156. Devulder J, Bogaert L, Moerman A, Rolly G (1995) Relevance of epidurography and epidural adhesiolysis in chronic failed back surgery patients. Clinical Journal of Pain 11, 80-90

157. Deyo RA (2007) Back Surgery –Who needs it? N Engl J Med 356,22, 2239-2243

158. Deyo RA, Diehl AK (1986) Lumbar spine films in primary care: current use and effects of selective ordering criteria. J Gen Intern Med 1,1,20-25

159. Deyo RA, Mirza SK, Martin BI (2006) Back pain prevalence and visit rates: estimates from U.S.national surveys. Spine 31,23,2724-2727

160. Deyo RA, Rainville J, Kent DL (1992) What can the history and physical examination tell us about low back pain? JAMA 268, 6,760-765

161. Deyo RA, Walsh NE, Martin DC, Schoenfeld LS, Ramamurthy S (1990) A controlled trial of transcutaneous electrical nerve stimulation (TENS) and exercise for chronic low back pain. N Engl J Med 322, 23,1627-1634

162. Deyo RA, Weinstein JN (2001) Low back pain. Primary care.N Engl J Med 344, 363-370

163. Dhalla I., Muhammad M. Mamdani, Marco L.A. Sivilotti, Alex Kopp, Omar Qureshi, David N (8 Dec 2008) Juurlink: Prescribing of opioid analgesics and related mortality before and after the introduction of long-acting oxycodone.CMAJ. 181,12

164. Diener HC, Maier C. (2003) Schmerztherapie. München, Jena: Urban & Fischer Verlag

165. Diener, Hans Chr.,N Putzki,N. Hrsg. i. Auftr. d. Kommission 'Leitlinien d. Dtsch. Ges. f. Neurologie' 2008, Leitlinien für Diagnostik und Therapie in der Neurologie 4., überarbeitete Auflage, XVI, Thieme, Stuttgart ISBN-10: 3131324147

166. Dittmann M (1982) Thorakale Epiduralanalgesie (TEA). Berlin: Springer-Verlag Heidelberg

167. Dittmann M, Reina MA, López García A (1998) Neue Ergebnisse bei der Darstellung der Dura mater spinalis mittels Rasterelektronenmikroskopie. Der Anaesthesist, Volume 47, Number 5, 409 - 413

168. Djavid GE, Mehrdad R, Ghasemi M, Hasan-Zadeh H, Sotoodeh-Manesh A, Pouryaghoub G (2007) In chronic low back pain, low level laser therapy combined with exercise is more beneficial than exercise alone in the long term: a randomised trial. Aust J Physiother 53, 3, 155-160

169. D'Mello R, Dickenson AH Spinal cord mechanisms of pain (2008) Br J Anaesth 101, 1, 8-16

170. Don AS, Carragee E (2008) A brief overview of evidence-informed management of chronic low back pain with surgery. Spine J 8,1,258-265

171. Donner B, Tryba M, Zenz M,Strumpf M.(2007) Intrathekale und epidurale Applikation von Nichtopioidanalgetika zur Therapie akuter und chronischer Schmerzen. Der Schmerz 8, 2, 71-81

172. Dvorak J, Grob D (2004) Epidurale Injektionen. Orthopäde 33, 591 – 593

173. Dworkin RH (2003) Advances in neuropatic pain. Diagnosis, mechanism, and treatment recommendations. Arch Neurol. 60,1524-1534

174. Eichenberger U., Greher M, Curatolo M, Kapral S (2006) Ultrasound in interventional pain therapy. Anasthesiol Intensivmed Notfallmed Schmerzther, 41,11,760-766

175. Eichenberger U., Greher M., Kapral D, Marhofer P, Wiest R, Remonda L, Bogduk Nikolai, Curatolo M (2006) Sonographic Visualization and Ultrasound-guided Block of the Third Occipital Nerve: Prospective for a New Method to Diagnose C2-C3 zygapophysial Joint Pain. Anesthesiology 104,2, 303-308

176. Eichenberger U., Greher M., Kirchmair L., Curatolo M. and Moriggl B (2006) Ultrasound-guided blocks of the ilioinguinal and iliohypogastric nerve: accuracy of a selective new technique confirmed by anatomical dissection. Br J Anaesth, 97, 2, 238-243

177. Eisenberg E, Backonja M-M, Fillingim RB, Pud D, Hord DE, King GW, Stojanovic MP (2006) Quantitative sensory testing for spinal cord stimulation in patients with chronic neuropathic pain. Pain Practice 6, 161-165

178. Eisenberg E, Brecker C (2002). Lumbar spinal cord stimulation for cervical-originated central pain: a case report. Pain 100,299-301

179. Eisenberg, E., McNicol, E., Carr, D.B (2006) Opioids for neuropathic pain. Cochrane Database Syst. Rev. 3 CD006146

180. El-Khoury GY, Ehara S, Weinstein JN, Montgomery WJ, Kathol MH (1988) Epidural steroid injection: A procedure ideally performed with ?uoroscopic control. Radiology 168, 554-557

181. Elliot S. Krames, P. Hunter Peckham, Ali R Rezai (2009) Neuromodulation: A Academic Press: 1 ISBN-10: 012374248X; ISBN-13: 978-0123742483

182. Elliot S.Krames and Mouchir Harb (2009) The rational Use of intrathecal Opioid Analgesic. Neuromodulation.441-455. In: Elliot S. Krames, P. Hunter Peckham, Ali R. Rezai. Neuromodulation: A Academic Press: 1 ISBN-10: 012374248X; ISBN-13: 978-0123742483

183. Engers A, Jellema P, Wensing M, van der Windt DA, Grol R, van Tulder MW (2008) Individual patient education for low back pain. Cochrane Database Syst Rev 1,CD004057

184. Erdine S, Andrés JD(2006) Drug Delivery Systems. Pain Practice 2006, 6,1,51-51

185. Erkan S, Ozalp TR, Yercan HS, Okcu G (2009) Does timing matter in performing kyphoplasty? Acute versus chronic compression fractures. Acta Orthop Belg 75,3, 396-404

186. Errando CL, Sifre C, Moliner S, Valía JC, Gimeno O, Mínguez A, Boils P (1999) Subarachnoid ketamine in swine – pathological findings after repeated doses: acute toxicity study. Reg Anesth Pain Med 24,2, 146-152

187. Evans VV (1930) Intrasacral epidural injection in the treatment of sciatica. Lancet 2, 1225-1229

188. Fager CA, Friedberg SR (1980) Analysis of failures and poor results of lumbar spine surgery. Spine 5,1, 87-94

189. Fakh FSA, Kanaan SV,Youness FM, Hourani MH,Haddad MC(2002) Thoracis spinal intradural arachnoid cyst:report of two cases and review of literature.Eur Radiol 12,877-882

190. Farrar T, Young JP jr, LaMoreaux L, Werth JL, Poole RM. (2001) Clinical importance of changes in chronic pain intensity measured on an 11-point numerical pain rating scale. Pain 94,149-158

191. Faustmann PM (2004) Neuroanatomic basis for discogenic pain. Z Orthop Ihre Grenzgeb 14,6, 706-708

192. Figor P (2002): Philipp Bozzini. Endo-Press, Tuttlingen ISBN: 3-89756-306-1

193. Finnegan WJ, Fenlin JM, Marvel, Nardini RJ, Rothman RH (1979) Results of surgical intervention in the symptomatic multiply-operated back patient. J. Bone & Joint Surg 61, 1077-1082

194. Finnerup NB, Gottrup H, Jensen TS (2002). Anticonvulsants in central pain. Expert Opin Pharmacother 3, 1411-1420

195. Finnerup NB, Otto M, McQuay HJ, Jensen TS, Sindrup SH (2005) Algorithm for neuropathic pain treatment: an evidence based proposal. Pain 118, 289-305

196. Fishbain DA. Analgesic effects of antidepressants. (2003) J Clin Psychiatry 64, 1,96-97

197. Follett K et al. (2004) Prevention of intrathecal drug delivery catheter-related complications. Neuromodulation 6, 1,32-41

198. Follett KA, Hitchon PW, Piper J, Kumar V, Clamon G, Jones MP (1992) Response of intractable pain to continuous intrathecal morphine: a retrospective study. Pain 49,21–25

199. Fredmann B., Ben Nun B., Zohar E., Iraqi G., Shapiro M., Gepstein R (1999) Epidural steroids for treating „failed back surgery syndrome“: Is fluoroscopy really necessary? Anesth Analg 88, 3667-3672

200. Freeman BJ, Mehdian R (2008). Intradiscal electrothermal therapy, percutaneous discectomy, and nucleoplasty: what is the current evidence? Curr Pain Headache Rep 12,1,14-21

201. French SD, Cameron M, Walker BF, Reggars JW, Esterman AJ (2006) A Cochrane review of superficial heat or cold for low back pain. Spine 31,9, 998-1006.

202. Freynhagen R, Baron R, Gockel U, Tolle TR (2006) painDETECT: a new screening questionnaire to identify neuropathic components in patients with back pain. Curr Med Res Opin 22, 911-1920

203. Freynhagen R., Baron R., Koroschetz J., Rehm S., Ziegler D (2007) Die Pharmakotherapie neuropathischer Schmerzen. Individuell ausgerichtet, aber eingebettet in ein interdisziplinäres und multimodales Konzept. Klinikarzt. Medizin im Krankenhaus 5, 271-278

204. Friedrich, M.; Gittler, G.; Arendasy, M.; Friedrich, K.M (2005) Long-term effect of a combined exercise and motivation program on the level of disability of patients with cronic low back pain. Spine 30, 9, 995-1000

205. Fudickar A, Maurer E, Lindstedt U, Dinkel M, Scholz J, Tonner PH (2007) Elektroencephalogramm und evozierte Potentiale in der Intensivmedizin. Anästh Intensivmed 48,251-260

206. Fujimoto T, Giles BP, Replogle RE, Fujimoto H, Miller SL, Purdy PD (2005) Visualization of sacral nerve roots via percutaneous intraspinal navigaiton (PIN). American Journal of Neuroradiology 26, 2420-2424

207. Furlan AD, van Tulder MW, Cherkin DC, Tsukayama H, Lao L, Koes BW, Berman BM (2005)Acupuncture and dry-needling for low back pain. Cochrane Database Syst Rev (1):CD001351

208. Garcia-Larrea L, Sindou M, Maugiere F (1989) Nociceptive flexion reflexes during analgesic neurostimulation in man. Pain 39,145-156

209. Gensthale B, Becker C (2007) Abhängigkeit auf Rezept. 19. Pharmazeutische Zeitung, online http://www.pharmazeutische-zeitung.

210. Gerdesmeyer L, Lampe R, Veihelmann A, Burgkart R, Göbel M, Gollwitzer H, Wagner K (2005) Chronische Radikulopathie. Einsatz der minimal-invasiven perkutanen epiduralen Neurolyse nach Racz. Schmerz 19, 285-295

211. Gerdesmeyer L, Wagner K, Birkenmaier C(2009) Epineurolyse mittels Katheter nach Racz In: Jerosch J, Steinleitner. Minimal invasive Wirbelsäulen-Intervention, Deutscher Ärzte-Verlag Köln, ISBN 978-3-7691-0565-0

212. Gerdesmeyer L, Wagner K, Rechl H, Ulmer M, Göbel M (2003) Einfluss der minimal-invasiven perkutanen Neurolyse nach Racz auf das Low-back-pain-Syndrom. Z Orthop Unfallchirurg: 141

213. Geurts JW, Kallewaard JW, Richardson J, Groen GJ (2002) Targeted Methylprednisolone Acetate/Hyaluronidase/Clonidine Injection After Diagnostic Epiduroscopy for Chronic Sciatica: A prospective, 1-year Follow-Up Study. Regional Anesthesia and Pain Medicine 27,4,343-352

214. Gilbert FJ, Grant AM, Gillan MG, Vale LD, Campbell MK, Scott NW, Knight DJ, Wardlaw D (2004) Low back pain: influence of early MR imaging or CT on treatment and outcome—multicenter randomized trial. Radiology 231,2,343-51

215. Gill JB, Heavner JE (2005) Visual Impairment following Epidural Fluid Injections and Epiduroscopy: A Review. Pain Medicine 6,5

216. Göbel H (2001) Epidemiologie und Kosten chronischer Schmerzen: Spezifische und unspezifische Rückenschmerzen. Schmerz 15, 92-98

217. Gogarten W, Van Aken H, Büttner J (2003) Rückenmarksnahe Regionalanästhesien und Thromboembolieprophylaxe / antithrombotische Medikation. Anästhesiologie & Intensivmedizin 44,218-230

218. Gogarten W, van Aken H, Büttner J, Riess H, Wulf H, Buekle H (2007) Rückenmarksnahe Regionalanästhesien und Thromboembolieprophylaxe/antithrombotische Medikation.2.überarbeitete Leitlinie der DGAI.Anästh. Intensivmed 48,109-124

219. Gourie-Devi M, Satish P (1980) Hyaluronidase as an adjuvant in the treatment of cranial arachnoiditis (hydrocephalus and optochiasmatic arachnoiditis) complicating tuberculous meningitis. Acta Neurol Scand 62, 368-381

220. Gourie-Devi M, Satish P (1984) Intrathecal hyaluronidase treatment of chronic spinal arachnoiditis of noninfective etiology. Surg Neurol 22,231-234

221. Grados F, Lescure FX, Senneville E, Flipo RM, Schmit JL, Fardellone P (2007) Suggestions for managing pyogenic (non-tuberculous) discitis in adults. Joint Bone Spine 74,2,133-139

222. Grau T (2007) Ultraschall in der Anästhesie und Intensivmedizin. Deutscher Ärzteverlag, ISBN 978-3-7691-1200-9

223. Grau T, Fatehi S, Delorme S, Motsch J (2004) Präzisionsanalysen von Ultraschall und MRT in der Bildgebung des lumbalen Epiduralraumes. Ultraschall Med 25, 1, 26-04

224. Grau T, Leipold RW, Conradi R, Martin E, Motsch J (2002) Die Darstellung von Duraperforationen und Bloodpatches mit Ultraschall. Anästhesiol Intensivmed Notfallmed Schmerzther 149-153

225. Grau T, Leipold RW, Delorme S, Martin E, Motsch J (2002) Ultrasound imaging of the thoracic epidural space. Reg Anest Pain Med 27, 200-2006

226. Grau T, Leipold RW. Horster J. (2001) The lumbar epidural space in pregnancy:Visualization by Ultrasonography 86, 798-804

227. Grau T. (2005) Ultraschallgestütze Bildgebungsverfahren für neuroaxiale Blockaden http://www.degum.de

228. Grau T. (2007) Ultraschall in der Anästhesie und Intensivmedizin Deutscher Ärzte-Verlag, ISBN 978-3-7691-1200-9

229. Graziotti P (2007) DVD Epiduroscopy. Spine-aligna pty Ltd, 91 Circle, Dalkeith, West Australia: http://www.ipmt.net

230. Greher, M, Scharbert G, Kamolz LP, Beck H, Gustorff B, Kirchmair L (2004) Ultrasound-guided lumbar facet nerve block: accuracy of a new technique confirmed by computed tomography. Anesthesiology, 101,5,1195-1200

231. Griffiths IR, Trench JG, Crawford RA, (1979) Spinal cord blood flow and conduction during experimental cord compression in normotensive and hypotensive dogs. Journal of Neurosurgery 50,3, 353-360

232. Grond S, Tamke B, Gaul C, Meyer O (2007) Tumorschmerztherapie – ein Update. Anästhesiologie & Intensivmedizin 48,261-278

233. Grotle M, Vollestad NK, Brox JI (2007) Screening for yellow flags in first-time acute low back pain: reliability and validity of a Norwegian version of the Acute Low Back Pain Screening guideline. Ann Intern Med 147,7,505-514

234. Guillevin R, Vallee JN, Lafitte F, Menuel C, Duverneuil NM, Chiras J (2007) Spine metastasis imaging: review of the literature. J Neuroradiol 34,5,311-321

235. Gupta RC, Gupta SC, Dubey RK (1984) An experimental study of different contrast media in the epidural space. Spine 9,778-781

236. Gybels J, Erdine S, Maeyaert J, Meyerson B, Winkelmüller W, Augustinsson L, Bonezzi C,Brasseur L, DeJongste M, Kupers R, Marchettini P, Müller-Schwefe G, Nitescu P, Plaghki L, Reig E, Spincemaille G, Thomson S, Tronnier V, Van Buyten J (1998) Neuromodulation of pain. A consensus statement prepared in Brussel 1998 by the following Task Force of the European Federation of IASP Chapters (EFIC). Eur J Pain 2, 203-209

237. Haake M, Muller HH, Schade-Brittinger C, Basler HD, Schafer H, Maier C, Endres HG, Trampisch HJ, Molsberger A (2007) German Acupuncture Trials (GERAC) for Chronic Low Back Pain: Randomized, Multicenter, Blinded, Parallel-Group Trial With 3 Groups. Arch Intern Med 167,17,1892-1898

238. Haanpää M, Hansson P, Jensen TS, Nurmikko T (2010) EFNS guidelines on the pharmacological treatment of neuropathic pain: revision. Eur J Neurol. 17,9,1113 -1188

239. Haddad C, Blomstein A (1985) Diagnosis and treatment of epidural adhesions causing spinal pain. Schmerz-Pain-Douleur 4,156-152

240. Hagen EM, Svensen E, Eriksen HR, Ihlebaek CM, Ursin H (2006) Comorbid subjective health complaints in low back pain. Spine 31,13,1491-1495

241. Hagen KB, Hilde G, Jamtvedt G, Winnem M (2004) Bed rest for acute low-back pain and sciatica. Cochrane Database Syst Rev 4,CD001254

242. Hägg O, Fritzel P, Oden A (2003). The clinical importance of changes in outcome scores after treatment for cronic low back pain. Eur Spine J 12,12-20

243. Hamid M, Fallet-Bianco C, Delmas V, Plaisant O (2002). The human lumbar anterior epidural space: morphological comparison in adult and fetal specimens. Surg Raiol Anat, 24, 3-4,194-200

244. Hankemeier U, Hildebrandt J. (1998): Neurodestruktive Verfahren in der Schmerztherapie. Springer-Verlag Berlin

245. Harke H,Rosenow E,Tronnier V,Fromme C, Deynet G,Gretenkort P,Buschmann D, Rohr P, Ladleif H.U, von Glinski E, Schütze G, Schultze R, Keller H.L, Kniesel B, Pfeifer R, Lux E (2003) Standardisierung invasiver neuromodulativer Verfahren. Schmerz 17, 44-50

246. Harrison GR, Parkin IG, Shah JL (1985) Resin injection studies of the lumbar extradural space. Br J Anaesth 57, 333-336

247. Hart LG, Deyo RA, Cherkin DC (1995) Physician office visits for low back pain. Frequency, clinical evaluation, and treatment patterns from a U.S. national survey. Spine 20,1,11-19

248. Hartrick C, Van Hove I, Stegmann J, Oh C, Upmalis D(2009) Efficacy and Tolerability of tapentadol Immediate Release and Oxycodone HCl Immediate Release in Patients Awaiting Primary Join Replacement Surgery for End-Stage Joint Disease: A 10-day, Phase III, Randomized, Double-Blind, Active and Placebo Controlled Study. Clinical Therapeutics 31, 2

249. Hasenbring M, Ulrich HW, Hartmann M, Soyka D (Dec 1999) The efficacy of a risk factor-based cognitive behavioral intervention and electromyographic biofeedback in patients with acute sciatic pain. An attempt to prevent chronicity. Spine 1,24,23, 2525-2535

250. Hasenbring, M., Pfingsten, M (2007) Psychologische Mechanismen der Chronifizierung. In: Basler HD, Franz C, Kröner-Herwig B, Rehfisch HP (Hrsg.). Psychologische Schmerztherapie. Heidelberg: Springer; 103-122

251. Hassenbusch SJ (1999) Cost modeling for alternate routes of administration of opioids for cancer pain. Oncology. 13,5, 2,63–67

252. Hassenbusch SJ, Portenoy RK, Cousins M et al (2004), Polyanalgesic Consensus Conference 2003: an update on the management of pain by Intraspinal drug delivery. Report of an expert panel. J Pain Symptom Manage 27,6, 540-563

253. Hatten HP jr. (1980) Lumbar epidurography with metrizamide. Radiology 137, 129-136

254. Hayden JA, van Tulder MW, Malmivaara A, Koes BW (2005) Exercise therapy for treatment of non-specific low back pain. Cochrane Database Syst Rev;(3):CD000335

255. Heavner J.E., Chokhavata S, Kizelshteyn G (1991) Percutaneous evaluation of the epidural and subarachnoid space with the flexible fiberscope, Reg. Anesth:15,S1, 85

256. Heavner JE, Bosscher H, Dunn D, Lehman T (2004) Xanthosis in the spinal epidural space-an epiduroscopy finding. Pain Pract 4,1, 39-41

257. Heavner JE, Racz G, Randolph P and Diede J (1996) Prospective Evaluation of Lysis of Epidural Adhesions in the Management of Pain. Abstract, International Association for the Study of Pain, 8th World Congress on Pain.

258. Hellinger J, Stern S, Hellinger S (2003) Nonendoscopic Nd-YAG 1064 nm PLDN in the treatment of thoracic discogenic pain syndromes. Journal of Clinical Laser Medicine & Surgery. 21, 2, 61-66

259. Hellwig D, Tirakotai W, Riegel T, Heinze S, Bertalanffy H (2007) Endoskopische Verfahren in der Neurochirurgie.Dtsch Arztebl 104, 4,185-191

260. Henschke N, Maher CG, Refshauge KM (2007) Screening for malignancy in low back pain patients: a systematic review. Eur Spine J 16,10,1673-1679

261. Henschke N, Maher CG, Refshauge KM (2008) A systematic review identifies five "red flags" to screen for vertebral fracture in patients with low back pain. J Clin Epidemiol 61,2,110-118

262. Hertz H, Schabus R, Wunderlich M (1985) Endoskopie des Spinalkanals – experimentelle Untersuchungen an Leichen. Unfallchirurgie 11, 6,275-277

263. Hestbaek L, Leboeuf-Yde C, Kyvik KO, Vach W, Russell MB, Skadhauge L, Svendsen A, Manniche C (2004) Comorbidity with low back pain: a cross-sectional population-based survey of 12-to 22-year-olds. Spine 29,13,1483-1491

264. Hestbaek L, Leboeuf-Yde C, Manniche C (2003) Is low back pain part of a general health pattern or is it a separate and distinctive entity? A critical literature review of comorbidity with low back pain. J Manipulative Physiol Ther 26,4,243-252

265. Hestbaek L, Leboeuf-Yde C, Manniche C (2003) Low back pain: what is the long-term course? A review of studies of general patient populations. Eur Spine J 12,2,149-165

266. Higuchi H, Hirata J, Adachi Y, Kazama T (2004) Influence of lumbosacral cerebrospinal fluid density, velocity and volume on extent and duration of plain bupivacaine spinal anesthesia. Anesthesiology 100,1,106-114

267. Hildebrandt J (2005) Die Versorgung von Schmerzpatienten durch den Anästhesisten. Klinikarzt 34,10,299-305

268. Hildebrandt J, Pfingsten M, Lüder S, Lucan S, Pauls J, Seeger D, Strube J, von Westerhagen S, Wendt A (2003) Göttinger Rücken-Intensiv-Programm (GRIP) - Das Manual. Berlin: Congress Compact Verlag.

269. Hildebrandt, J., Müller, G., Pfingsten, M. Diagnostik und Therapie: Gesamtmanagement. In: Hildebrandt J, Müller G, Pfingsten M (2004) (Hrsg.) Die Lendenwirbelsäule. München: Urban & Fischer (Elsevier), 691-698

270. Hilger C (2003) Flexible Endoskope-Belastungsmerkmale und Beanspruchungsparameter. Medizintechnik 123,5,182-190

271. Hitchcock E (1967) Hypothermic subarachnoid irrigation. Lancet 1,1330

272. Hitchcock E (1969) Osmolytic neurolysis for intractable facial pain. Lancet 1, 434-436

273. Hochberg L, Serruya M, Friehs G, Mukand J, Saleh M, Caplan A, Branner A, Chen D, Penn R, Donoghue J (2006) Neuronal ensemble control prothetic devices by a human with tetraplegia. Nature 442, 164-171

274. Hodgson J McBJ, Sheehan HM (1994) Atlas of Intravascular Ultrasound. Raven Press Ltd New York IBSN 0-7817-0013-2

275. Hofacker W. (2010) Stellt die intrathekale Therapie mit Ziconotid eine Bereicherung in der Tumorschmerztherapie dar? Der Schmerz Supp.1, 95, P11.4

276. Hofacker, W (2009) Einfluss der Katheteranlage auf den Behandlungserfolg bei der intrathekalen Schmerztherapie mit Ziconotid. 20. Deutscher interdisziplinärer Schmerz – und Palliativtag Poster, Frankfurt/Main

277. Hoffman RM, Wheeler KJ, Deyo RA (1993) Surgery for herniated lumbar discs: A literature synthesis. Journal of General Internal Medicine 8, 487-496

278. Hogan QH (1991) Lumbar epidural anatomy. A new look by cryomicrotome section. Anesthesiology 75, 767-775

279. Holmberg S, Thelin A, Stiernstrom EL, Svardsudd K (2005) Low back pain comorbidity among male farmers and rural referents: a population-based study. Ann Agric Environ Med 12,2, 261-8

280. Holsheimer J, Barolat G, Struijk JJ, He J (1995) Significance of the spinal cord position in spinal cord stimulation. Acta Neurochirurgica 64,119-124

281. Holsheimer J, den Boer JA, Struijk JJ, Rozeboom AR (1994) MR assessment of the normal position of the spinal cord in the spinal canal. AJNR 15, 951-959

282. Holsheimer J, Struijk J. (1991) How do Geometric Factors Influence Epidural Spinal Cord Stimulation?; Stereotact Funct Neurosurg, 56, 234-249

283. Holsheimer J, Wesselink WE (1997) Effect of anodecathode configuration on paresthesia coverage in spinal cord stimulation. Neurosurg 41,654-660

284. Holsheimer, J. (2003) Letters to the Editor: What is neuromodulation? Neuromodulation, 6, 4, 270-272

285. Holstrom B, Rawal N, Axelsson K, Larrson U, Amilon A, Dolk T, Nydahl PA (1995) Risk of catheter migration during combined spinal epidural block: Percutaneous epiduroscopy in autopsy cases. Anesth Analg 80, 747-753

286. Holstrom B, Rawal N, Axewlson K, Larsson U, Amilon A, Dolk T, Nydahl PA (1991) Epiduroscopic study of risk of catheter migration following dural puncture by spinal and epidural needles: A video presentation. Reg Anesth 15, 1, 86

287. Holtz A, Nyström B, Gerdin B (1990) Effect of methylprednisolone on motor function and spinal cord blood flow after spinal cord compression in rats. Acta Neurologica Scandinavica 82,1,68-73

288. Horlocker TT, Wedel DJ, Benzon H, Brown DL, Enneking FK, Heit JA, Mulroy MF, Rosenquist RW, Rowlingson J, Tryba M, Yuan CS (2003) Regional anesthesia in the anticoagulated patient: defining the risks (the second ASRA Consensus Conference on Neuraxial Anesthesia and Anticoagulation). Regional Anesthesia & Pain Medicine 28, 3,172-197

289. Horsch S., Claeys L (1994) Spinal Cord Stimulation. Steinkopff Verlag Darmstadt ISBN 3-7985-0967-0

290. Hoving EW, Rahmani M, Los LI, Renardel de Lavalette VW(2009)Bilateral retinal hemorrhage after endoscopic third ventriculostomy: iatrogenic Terson syndrome. J Neurosurg 110,5,85-60.

291. Huge V, Schloderer U, Steinberger M, Wuenschmann B, Schöps P, Beyer A, Azad S (2006) Impact of a Functional Restoration Program on Pain and Health-Related Quality of Life in Patients with Chronic Low Back Pain, Pain Medicine 7,6, 501 – 508

292. Hüppe A, Raspe H. Konzepte und Modelle zur Chronifizierung von Rückenschmerzen. In: Hildebrandt J, Müller G, Pfingsten M (2004) editors. Lendenwirbelsäule. Ursachen, Diagnostik und Therapie von Rückenschmerzen. München: Urban und Fischer 328-340

293. Hurley RW, Hammond DL (2000) The analgesic effects of supraspinal μ and ä opioid receptor agonists are potentiated during persistent inflammation. J Neurosci 20, 1249-1259

294. Husemeyer RP, White DC (1980) Topography of the lumbar epidural space. Anaesthesia 35, 7-11

295. Ibrahim T, Tleyjeh IM, Gabbar O (2008) Surgical versus nonsurgical treatment of chronic low back pain: a meta-analysis of randomised trials.Orthop 32,1,107-113

296. Igarashi T, Hirabashi Y, Shimizu R, Saitoh K, Fukuda H (1999) The epidural structure changes during deep breathing. Can J Anaesth. 46,9,850-855

297. Igarashi T, Hirabayashi N, Seo K, Saitoh H, Fukuda H, Suzuki H (2004) Lysis of adhesions and epidural injection of steroid/local anaesthetic during epiduroscopy potentially alleviate low back and leg pain in elderly patients with lumbar spinal stenosis. Br J Anaesth 93,2, 181-187

298. Igarashi T, Hirabayashi Y, Saitoh K, Fukuda H (1998) Thoracic and lumbar extradural structure examined by extraduroscope. Br J Anaesth 81, 121-125

299. Igarashi T, Hirabayashi Y, Shimizu R, Saitoh K, Fukuda H, Mitsuhata H (1997) The lumbar extradural structure changes with increasing age. Br J Anaesth 78, 149-152

300. Igarashi T, Hirabayashi Y, Shimizu R, Saitoh K, Fukuda H, Suzuki H (2000) The Fiberscopic Findings of the Epidural Space in Pregnant Women. Clinical Investigations. Anesthesiology 92,6, 1631-1636

301. Ilias, W (2010) Schmerzreduktion durch Blockade von selektiven N-Typ-Ca2+-Kanälen. Hands-on-Workshop„Ziconotid–Erfahrungen bis heute, Erkenntnisse fürmorgen“, Frankfurt/Main. MedReport 13,34, 9

302. Imhof H (2007) Imaging of spinal injuries. In: Marincek B, Dondelinger RF, editors. Emergency Radiology. Imaging and intervention. Berlin: Springer,141-153

303. Inaba K, Munera F, McKenney M, Schulman C, de MM, Rivas L, Pearce A, Cohn S (2006) Visceral torso computed tomography for clearance of the thoracolumbar spine in trauma: a review of the literature. J Trauma 60, 4,915-20

304. International Association for the Study of Pain. Pain - Clinical Updates: Treatment of spinal cord injury pain. www.iasp-pain.org/P00012.html

305. Ivanic GM, Pink TP, Homann NC, Scheitza W, Goyal S (2001) The post-discectomy syndrome. Etiology, diagnosis, treatment, prevention. Arch Orthop Trauma Surg 121, 494-500

306. Jain KK (2000) An evaluation of intrathecal ziconotide for the treatment of chronic pain. Expert Opin Investig Drugs 9, 21, 2403-2410

307. Jajic I (1979) The role of HLA-B27 in the diagnosis of low back pain. Acta Orthop Scand 50,4, 411-413

308. Jarvik JG, Deyo RA (2002) Diagnostic evaluation of low back pain with emphasis on imaging. Ann Intern Med 137,7, 586-597

309. Jarvik JG, Hollingworth W, Martin B, Emerson SS, Gray DT, Overman S, Robinson D, StaigerT, Wessbecher F, Sullivan SD, Kreuter W, Deyo RA (2003) Rapid magnetic resonance imaging vs radiographs for patients with low back pain: a randomized controlled trial. JAMA 289,21,2810-2818

310. Jarvik JJ, Hollingworth W, Heagerty P, Haynor DR, Deyo RA (2001) The Longitudinal Assessment of Imaging and Disability of the Back (LAIDBack) Study: baseline data. Spine 26,10,1158-66

311. Jellema P, van der Windt DA, van der Horst HE, Blankenstein AH, Bouter LM, Stalman WA (2005) Why is a treatment aimed at psychosocial factors not effective in patients with (sub)acute low back pain? Pain 118,3,350-359

312. Jellema P, van der Windt DA, van der Horst HE, Stalman WA, Bouter LM (2007) Prediction of an unfavourable course of low back pain in general practice: comparison of four instruments. Br J Gen Pract 57, 534,15-22

313. Jensen IB, Busch H, Bodin L, Hagberg J, Nygren A, Bergstrom G (2009) Cost effectiveness of two rehabilitation programmes for neck and back pain patients: A seven year follow-up. Pain 142,3,202-8

314. Jensen MC, Brant-Zawadzki MN, Obuchowski N, Modic MT, Malkasian D (1994) Magnetic resonance imaging of the lumbar spine in people without back pain. NEJM 331, 69-73

315. Jerosch J (2005) Steinleitner: Minimal-invasive Wirbelsäulenintervention. Deutscher Ärzte-Verlag Köln, ISNB 3-7691-0489-7

316. Jerosch J, Grönemeyer D, Gewargez A, Filler TJ, Peuker ET (1999) Möglichkeiten der Spinaloskopie im Rahmen der minimal invasiven Intervention – eine experimentelle Untersuchung. Biomedizinische Technik 44, 243-246

317. Jewett DL, King JS (1971) Conduction block of monkey dorsal rootlets by water and hypertonic saline solutions. Exp Neurol 33,22-237

318. Jouaux J (1992) Kontinuierliche intrathekale Baclofentherapie mit implantierten Pumpensystemen bei Patienten mit schwerer, oral nicht einstellbarer Spastizität. Dissertation, Medizin. Fakultät. Justus-Liebig-Universität Giessen

319. Junker U (2004) Chronische Schmerzen: Das „mixed pain concept" als neue Rationale. Deutsches Ärzteblatt 101, 20,A-1393

319a. Kamran S, Wright B (2001) Complications of intrathecal drug delivery systems.Neuromodulation 4,111-115

320. Kapral S, Krafft P, Gosch M, Fleischmann D, Weinstabl C (1995) Ultrasound imaging for stellate ganglion block: direct visualization of puncture site and local anesthetic spread. A pilot study. Reg Anesth 20, 4,323-328

321. Katayama Y, Yamamoto T, Kobayashi K, Oshima H, Fukaya C (2003) Deep brain and motor cortex stimulation for post-stroke movement disorders and post-stroke pain. Acta Neurochir Suppl 87,121-123

322. Kawanishi M, Kawase A, Kumagaya K (2006) Equipment for epiduroscopy and its clinical applications. Masui 55,9,1112-1117

323. Kawauchi Y, Yone K, Sakou T (1996) Myeloscopic observation of adhesive arachnoiditis in patients with lumbar spinal canal stenosis. Spinal Cord 34,7, 403-410

324. Kefalianakis F (2006) Leitfaden Sonografie für Anästhesisten. Georg Thieme Verlag, Stuttgart New York ISBN 3-13-142161-4

325. Kelsey JL, White A (1980) Epidemiology and impact of low back pain. Spine 5, 133-142

326. Kemler MA, de Vet CW, Barendse GAM, et al (2004) The effect of spinal cord stimulation in patients with chronic reflex sympathetic dystrophy: two years' follow-up of the randomised clinical trial. Ann Neurol 55,13-18

327. Kemler MA, de Vet HC, Barendse GA, van den Wildenberg FA, van Kleef M.(2004)The effect of spinal cord stimulation in patients with chronic sympathetic reflex dystrophy: two years'follow-up of the randomized controlled trial. Ann Neurol 55, 13-18

328. Kemler MA, Reulen JP, Barendse GA, van Kleef M, de Vet HC, van den Wildenberg (2001) FA: Impact of spinal cord stimulation on sensory characteristics in complex regional pain syndrome type I: a randomized trial. Anesthesiology 95, 72-80

329. Kepes ER, Duncalf D (1985) Treatment of backache with spinal injections of local anesthetics, spinal, and systemic steroids: A review. Pain 22, 33-47

330. Kerry S, Hilton S, Dundas D, Rink E, Oakeshott P (2002) Radiography for low back and observational study in primary care. Br J Gen Pract. 52, 469 - 674

331. Kim SH, Tasker RR, Oh MY (2001) Spinal cord stimulation for nonspecific limb pain and neuropathic pain and spontaneous versus evoked pain. Neurosurgery 48,1056-1060

332. Kindler C, Seeberger MD, Staender SE (1998) Epidural abscess complicating epidural anesthesia and analgesia. An analysis of the literature. Acta Anaesthesiol. Scand 42,6,609-613

333. King JS, Jewett DL, Sundberg HR (1972) Differential blockade of cat dorsal root C-fibers by various chloride solutions. J Neurosurg 36, 569-583

334. Kitamura A, Sakamoto A, Aoki S, Ogura A, Kawahara T, Inoue T, Ogawa R (1996) Epiduroscopic changes in patients undergoing single and repeated epidural injections. Anesth Analg 82, 88-90

335. Kitchen S, Partidge C (1992) Review of shortwave diathermy continuous and pulses patterns. Physiotherapy 78, 243-252

336. Kizelshteyn G, Heavner JE, Levine S (1991) Epidural balloon catheter system lysing epidural adhesions. Reg Anesth 15, 1, 87

337. Klakow-Franck R,Rheinberger P(2003) Stellenwert der minimalinvasiven Wirbelsäulenkathetertechnik nach Racz. Dtsch Arztebl 100, 15, 1022-1023

338. Klotz U (2006) Ziconotide- a novel neuron- specific calcium channel blocker for the intrathecal treatment of severe chronic pain- a short review. Int J Clin Pharmacol Ther. 44,10, 478-483

339. Kniesel B, Zenz M, Thoma R (2010) Hat die invasive Schmerztherapie einen Platz in der multzimodalen Schmerztherapie. Der Schmerz Supp. 1, 2010, SY5, 10

340. Koch T, Hübler M.(2003)Thorakale epidurale Anästhesie und Analgesie.Arcis Verlag GmbH,München 2003, ISBN 3-89075-158

341. Koes BW, Scholten RJ, Mens JM, Bouter LM (1995) Efficacy of epidural steroid injections for low-back pain and sciatica: a systematic review of randomized clinical trials. Pain 63,3, 279 – 288

342. Koes BW, van Tulder MW, Thomas S. (2006). Diagnosis and treatment of low back pain. BMJ, 332,7555,1430-1434

343. Kohlmann, T. C.O. Schmidt, C.O. (2005). Volkskrankheit in Zahlen. Rückenschmerzen in Deutschland – eine epidemiologische Bestandsaufnahme. Orthopädie und Rheuma 1, 38-41

344. Koppert W, Sittl R, Scheuber K, Alsheimer M, Schmelz M, Schüttler J (2003) Differential modulation of remifentanilinduced analgesia and

post-infusion hyperalgesia by S-ketamine and clonidine in humans. Anesthesiology 99, 152-159

345. Korff M, Ormel J, Keefe FJ, Dworkin SF (1992) Grading the severity of chronic pain. Pain 50,2,133-149

346. Korff M, Ormel J, Keefe FJ, Dworkin SF (1992) Grading the severity of chronic pain. Pain 50,2,133-149

347. Korsten HH, Ackerman EW, Grouls RJ, Van Zundert AA, Boon WF, Bal F, Crommelin MA, Ribot JG, Hoefsloot F, Sloof JL (1991) Long-lasting epidural sensory blockade by n-butyl-p-amino benzoate in the terminally ill intractable cancer pain patient. Anesthesiology 75, 6, 950-960

348. Krämer J (1994) Bandscheibenbedingte Erkrankungen. Georg Thieme Verlag Stuttgart New York ISBN 3-13-555603-4

349. Krames E, Peckham H.P, Rezai A.R (2009) Neuromodulation, Elsevier, ISBN 978-0-12-374967-3,1,2, 978-0-12-374968-0

350. Krames ES, Gershow J, Glassberg A, Kenefick T, Lyons A, Taylor P, et al (1985) Continuous infusion of spinally administered narcotics for the relief of pain due to malignant disorders. Cancer. 56,696–702

351. Krames ES, Lanning RM (1993) Intrathecal infusional analgesia for nonmalignant pain: analgesic efficacy of intrathecal opioid with or without bupivacaine. J Pain Symptom Manage. 8, 539–548

352. Krauth C, Grobe T, Hoopmann M, Schwartz FW, Walter U (2004) Rückenschmerz: Krankheitskosten, und Einsparpotenziale präventiver Interventionen. In: Hildebrandt J, Müller G, Pfingsten M (Hrsg.) Die Lendenwirbelsäule. München: Urban & Fischer; 14-26

353. Kress G, Zimpfer M, Adam H, Chmelizek F, Fitzal S, Hasibeder W, Ilias W,Klimscha W, Koinig H, Likar R, Marhofer P, Neumark J, Prause G, Reiter A, Sandkühler J, Sigl R. S (2003) (+)-Ketamin-Experten-Statement, Experten-Meeting am 7.Nov.2002 Wien, Manstein Medizin MediengmbH Wien, CliniCum März 2003

354. Krishnaney AA, Park J, Benzel EC (2007) Surgical management of neck and low back pain. Neurol Clin 25,2, 507-522

355. Kukita F, Yamagishi KF (1979) Excitation of squid giant exons in hypotonic and hyper tonic solutions. Jpn J Physiol 20, 669-681

356. Kumar K, Hunter G, Demeria DD (2002) Treatment of chronic pain by using intrathecal drug therapy compared with conventional pain therapies: a cost-effectiveness analysis, J Neurosurg 97, 803- 810

357. Kumar K, North R, Taylor R, Sculpher M, Van Den Abeele C, Gehring M, Jacques L (2005) Spinal cord stimulation versus conventional medical management: a multicenter randomized controlled trial of patients with failed back surgery syndrome. 8, 4, 213-218

358. Kumar K, Toth C, Nath RK, Laing P.(1998) Epidural spinal cord stimulation for treatment of chronic pain. Surg Neurol 50, 110-121

359. Kumar K,Taylor RS, Jacques L, Eldabe S, Meglio M, Molet J,Thomson S, O'Callaghan J, Eisenberg E, Milbouw G, Buchser E, Fortini G, Richardson J, North RB.(2008)The effects of spinal cord stimulation in neuropathic pain are sustained: a 24-month follow-up of the prospective randomized controlled multicenter trial of the effectiveness of spinal cord stimulation. Neurosurgery 63,762-770

360. Kushner FH, Olson JC. (1995) Retinal Hemorrhage as a Consequence of Epidural Steroid Injection Arch Ophthalmol. 113, 3,309-313

361. Kuslich SD, Ulstrom CL, Michael CJ (1991) The tissue origin of low back pain and sciatica. Orthop Clin North Am 22, 181-187

362. Kyung JS, Kwang B L(2005)Non-traumatic acute myelopathy due to cervical disc herniation in contiguous two-level disc spaces: a case report.European Spine Journal 14, 694-697

363. Lake DA, Barnes CD (1980) Effects of changes in osmolality on spinal cord activity. Exp Neurol 68, 555-567

364. Lang E, Kastner S, Liebig K, Neundorfer B (2002) Verbesserung der ambulanten Versorgung von Patienten mit chronischen Rückenschmerzen. Wie effektiv sind Therapieempfehlungen an Vertragsärzte oder die Realisierung eines multimodalen Therapieprogramms durch Kooperation ambulanter Behandlungsstrukturen? Schmerz 16,1,22-33

365. Lang Th, Schütze G (2007) Epidural Pain Testing: A Diagnostic Technique To Detect Pathologies Close to the Spinal Cord. Anesthesiology 107, A264

366. Lang Th, Schütze G (2009) Epiduroscopy Assisted by Ultrasonography - Endoscopic Investigation of Struktures in the THE Vicinity of the Spinal Cord. Poster, WIP NYC, New York,USA 13-16 March 2009

367. Leboeuf-Yde C (2000) Body weight and low back pain. A systematic literature review of 56 journal articles reporting on 65 epidemiologic studies. Spine 25,2,226-237

368. Leeuw M, Goossens M, Linton S, Crombez G, Boersma K, Vlaeyen J (2007) The Fear Avoidance-Model of Musculoskeletal Pain: Current state of evidence. J Behav Med 30,77-94

369. Leijon G, Boivie J (1989). Central post-stroke pain - a controlled trial of amitriptyline and carbamazepine. Pain 36, 27

370. Leipold RW (2003) Die sonographische Darstellung des thorakalen Epiduralraums-Nichtinvasive bildgebende Diagnostik vor thorakaler Epiduralanästhesie. Dissertation Medizinische Fakultät Heidelberg www.ub.uni-heidelberg.de/archiv/4033

371. Leitlinien für Diagnostik und Therapie in der Neurologie(2008)Georg Thieme Verlag Stuttgart ISBN 978-3-13-132414-6

372. Lerch K, Völk M, Neumann C, Nerlich M (2002) Intraoperative Sonographie des Myelons. Spinalkanalstenose durch Fraktur oder Tumor. Ultraschall Med 23,113-118

373. Lessel WD(2004)Untersuchung zum Effekt der minimal invasiven Neurolyse mittels Epiduralkatheter in der Behandlung lumbaler Wirzelreiz/kompressionssyndrome sowie einer speziellen Form des pseudoradikulären Schmerzsyndroms. Dissertation, Technische Universität München Fakultät für Medizin,2004-02-02, http://tumb1.biblio.tumuenchen.de/publ/diss/me/2004/ lessl.pdf

374. Leu HJ (1993) Percutaneus techniques: decompression and intradiscal laser in discoscopy, external pedicular ?xation, percutaneous interbody fusion, peridural endoscopy with discoscopy. 12th Course for percutaneous of endoscopic spinal surgery, Balgrist, Zürich

375. Levandowski EM (1997) The efficacy of solutions used in caudal neuroplasty. Pain Digest 7, 323-330

376. Lewis RJ, Nielsen KJ, Criak DJ (2000) Novel ù-conotoxins from Conus catus discriminate among neuronal calcium channel subtypes. J Biol Chem 275, 35335–35344.

377. Lindblom U, Meyerson BA (1975) Influence on touch, vibration and cutaneous pain of dorsal column simulation in man. Pain 1, 257-270

378. Ling C, Atkinson PL, Munton CGF. (1993) Bilateral retinal haemorrhages following epidural injection. Br J Ophthalmol. 77, 316-317

379. Linton SJ, Nordin E (2006) A 5-year follow-up evaluation of the health and economic consequences of an early cognitive behavioral intervention for back pain: a randomized, controlled trial. Spine 31,8,853-858

380. Linton SJ, van Tulder MW (2001) Preventive interventions for back and neck pain problems: what is the evidence? Spine 26,7,778-787

381. Loeser JD, Butler SH, Chapman CR, Turk DC (2001) Bonica's management of pain. Philadelphia: Lippincott Williams & Wilkins

382. Lonjon N, Kouyoumdjian P, Prieto M, Bauchet L, Haton H, Gaviria M, Privat A, Perrin FE (2010) Early functional outcomes and histological analysis after spinal cord compression injury in rats. J Neurosurg Spine 12,106–113

383. Lord SM, Barnsley L, Wallis BJ, McDonald GJ, Bogduk N (1996) Percutaneous radio-frequency neurotomy for chronic cervical zygapophyseal Joint pain. N Engl J Med, 335,23,1721-1726

384. Lorinson D, Kogler J, Größlinger K (2006) Perkutane Epiduroskopie beim Hund: Anatomische und technische Grundlagen. Wien. Tierärztl. Mschr. 93, 278-282

385. Loubser PG, Narayan RK (1993) Effect of subarachnoidal catheter position on the effiacy of intrathecal baclofen for spinal spasticity. Anesthesiol 79, 611-614

386. Lowry F, (2010) Microelectrodes May Help Translate Thoughts Into Words for Locked-In Patients.Medscape Medical News Medscape Medi-

cal News © 2010 WebMD, LLC J Neural Eng. Published online September 1, 2010

387. Lubenow T, Keh-Wong E, Kristof K, Ivankovich O, Ivankovich AD (1988) Inadvertent subdural injection: A complication of an epidural block. Anesth Analg 67,175-179

388. Luehmann D, Burkhardt-Hammer T, Borowski C, Raspe H (2005) Minimal-invasive Verfahren zur Behandlung des Bandscheibenvorfalls. Deutsche Agentur für Health Technology Assessmanet des Deutschen Instituts für Medizinische Dokumentation und Information (DAHTA@DIMDI), HTA-Bericht 17, Köln

389. Luyendijk W (1979) The plica mediana dorsalis of the dura mater and its relation to lumbar peridurography (canalography). Neuroradiology 11,147-149

390. Luyendijk W, Van Voorthuisen AE (1966) Contrast examination of the spinal epidural space. In: Acta Radiol Diagn 5, 1051-1066

391. Macnab I (1972) The mechanism of spondylogenic pain. In: Hirsch C, Zotterman Y: Cervical Pain. Oxford, Pergamon, 89-94

392. Maier C et al. (2010) Quantitative sensory testing in the German Research Network on Neuropathic Pain (DFNS): Somatosensory abnormalities in 1236 patients with different neuropathic pain syndromes. PAIN (in press), doi:10.1016/j.pain.2010.05.002

393. Maier C, Gockel H, Gruhn K, Krumova E, Edel M (2010) Erhöhtes Suizidrisiko unter intrathekaler Ziconotidtherapie. Eine Warnung. Der Schmerz Supp 1, 2010, P 13.9, 99

393a. Maier C, Gockel HH, Gruhn K, Krumova E, Edel MA (2010) Increased risk of suicide under intrathecal ziconotide treatment? – A warning. PAIN online 1.11.2010,doi:10.1016/j.pain.201

394. Maier C, Kropp P (2010) Schmerzforschung ist heute kein Stiefkind der Medizin mehr.MedReport 34,34,1

395. Mailis-Gagnon A, Furlan AD, Sandoval JA, Taylor R (2004) Spinal cord stimulation for chronic pain.Cochrane Database Syst Rev 3,CD003783

396. Malinovsky JM, Lepage JY, Cozian A, Mussini JM, Pinaudt M, Souron R (1993) Is ketamine or its preservative responsible for neurotoxicity in the rabbit? Anesthesiology 78,1,109-115

397. Malmberg AB, Yaksh TL (1995) Effect of continous intrathecal infusion of þ-conopeptides, N-type calciumchannel blockers, on behaviour and antinociception in the formalin and hot plate tests in rats. Pain 60, 83-90

398. Manchikanti L (2007) Epidural steroids in the management of chronic spinal pain: a systematic review. Pain Physician 10.1,185-212

399. Manchikanti L, Boswell MV, Rivera J, Pampati V, Damron KS, McManus CD, Brandon DE, Wilson SR (2005) A randomized, controlled trial of spinal endoscopic adhesiolysis in chronic refractory low back and lower extremity pain. BMC Anesthesiology 5,10

400. Manchikanti L, Boswell MV, Singh V, Benyamin RM, Fellows B, Abdi S, Buenaventura RM, Conn A, Datta S, Derby R, Falco FJE, Erhart S, Diwan S, Hayek SM, Helm S, Parr AT, Schultz DM, Smith HS, Wolfer LR, Hirsch JA (2009) Comprehensive Evidence-Based Guidelines for Interventional Techniques in the Management of Chronic Spinal Pain. Pain Physician 12, 699-802

401. Manchikanti L, Pakanati RR, Pampati VS (2000) The Value and Safety Epidural Endoscopic Adhesiolysis. Am. J. Anesthesiol 27, 6S,275-279

402. Manchikanti L, Pampati V, Bakhit CE, Pakanati RR (1999) Nonendoscopic and endoscopic adhesiolysis in post-lumbar laminectomy syndrome: a one-year outcome study and cost effectiveness analysis. Pain Physician 2,3, 52-58

403. Manchikanti L, Rivera J, Pampati V, McManus CD, Brandon D, Wilson SL (2004) One day lumbar epidural adhesiolysis and hypertonic saline neurolysis in treatment of chronic low back pain: a randomized, double-blind trial. Pain Physicians 7,177-186

404. Manchikanti L, Singh V (2002) Epidural lysis of adhasions and myeloscopy. Curr Pain Headache Rep. 6,6,427-435

405. Mao J (2002) Opioid induced abnormal pain sensitivity: implications in clinical opioid therapy. Pain 100, 213-217

406. Marhofer P, Koinig H, Kapral S (2003) Kaudalanästhesie: Die Wahl der Medikamente für die Kaudalanästhesie bei Kindern. Anaesthesist 52, 55-67

407. Marnitz U, Weh L, Müller G, Seidel W, Bienek K, Linena G, Gussek A (2008) Integrationsversorgung von Patienten mit Rückenschmerzen. Schmerz 22, 415-423

408. Marshall LL, Trethewie CC (1987) Chemical radiculitis. A clinical, physiological and immunological study. Clin Orthop 129: 760-764

409. Martin CR, Gruszczynski AT, Braunsfurth HA, Fallatah SM, O'Neil J, Wai EK (2007) The surgical management of degenerative lumbar spondylolisthesis: a systematic review. Spine 32,16, 1791-1798

410. Martin J, Heymann A, Bäsell K, Baron R, Biniek R, Bürkle H, Dall P, Dictus C, Eggers V, Eichler I, Engelmann L, Garten L, Hartl W, Haase U, Huth R, Kessler P, Kleinschmidt S, Koppert W, Kretz FJ, Laubenthal H, Marggraf G, Meiser A, Neugebauer E, Neuhaus U, Putensen C, Quintel M, Reske A, Roth B, Scholz J, Schröder S, Schreiter D, Schüttler J, Schwarzmann G, Stingele R, Tonner P, Tränkle P, Treede RD, Trupkovic T, Tryba M, Wappler F, Waydhas C, Spies C (2010) Evidence and consensus-based German guidelines for the management of analgesia, sedation and delirium in intensive care hort version.Ger Med Sci. 2, 8, Doc02

411. Massey Dawkins CJ (1963) The identification of the epidural space. A critical analysis of the various methods employed. Anaesthesia 18, 1, 66-77

412. May A, Leone M, Áfra J, Linde M, Sándor PS, Evers S, Goadsby PJ (2006) EFNS guidelines on the treatment of cluster headache and other trigeminalautonomic cephalalgias. European Journal of Neurology. 13, 1066–1077

413. Mayer TG, Gatchel RJ (1998) Functional restoration for spinal disorders. Philadelphia: Lea & Febige,1998

414. McCarron RF, Wimpee MW, Hudkins PG, Laros GS (1987) The in?ammatory effect of the nucleus pulposus: A possible element in the pathogenesis of low back pain. Spine 12, 760-764

415. McKinley WO, Tewksbury MA, Godbout CJ (2002).Comparison of medical complications following nontraumatic and traumatic spinal cord injury. J Spinal Cord Med 25, 88-93

416. McLeod A, Roche A, Fennelly M (2005) Ultrasonography may assist epidural insertion in scoliosis patients. Can J Anaesth 52,717-720

417. Meglio M, Cioni B, Rossi G (1989) Spinal cord stimulation in management of chronic pain. A 9-year experience.J Neurosurg 70, 519-524

418. Meier P, Wiedemann P(1996)Glaskörper- und Fundusveränderungen beim Terson- Syndrom - Drei Falldarstellungen. Klin Monatsbl Augenheilkd 209,10,244-248

419. Melzack R, Wall PD (1965) Pain mechanisms: a new theory. Science. 150,699,971-979

420. Merrid U, Sogaard IB (1986) Sciatica caused by peri?brosis of the sciatic nerve. Journal of Bone & Joint Surgery 68, 706

421. Merskey H, Bogduk N (1994) Classification of chronic pain, 2nd edition, Seattle: IASP Press

422. Mesrian A (2005) Multimodale Schmerztherapie bei chronischen und chronifizierenden Rückenschmerzen. Kriterien für den Behandlungserfolg. Man Med 43,2,85-92

423. Mesrian A, Neubauer E, Schiltenwolf M (2007) Gutes Therapieergebnis nach Behandlung chronischer Rückenschmerzen. Schmerz 21, 212-217

424. Meyers MA (1997) Visual Loss as a Complication of Spine Surgery – A review of 37 cases. Spine 22, 1325-1329

425. Meyerson BA, Ren B, Herregodts P, Linderoth B (1995) Spinal cord stimulation in animal models of mononeuropath: Effects on the withdrawl response and the flexor response. Pain 61, 229-243

426. Meythaler JM, Steers WD, Tuel SM, Cross LL, Haworth CS (1992) Continuous intrathecal baclofen in spinal cord spasticity. A prospective study. Am J Phys Med Rehabil 71, 321

427. Miljanich G, Ramachandran J (1995) Antagonists of neuronal calcium channels: Structure, function, and therapeutic implications. Annu Rev Pharmacol Toxicol. 35, 707–734.

428. Mirza SK, Deyo RA (2007) Systematic review of randomized trials comparing lumbar fusion surgery to nonoperative care for treatment of chronic back pain. Spine 32, 7,816-23

429. Mizuno J, Gauss T, Suzuki M, Hayashida M, Arita H, Hanaoka K (2007) Encephalopathy und rhabdomyolysis provoquees l'iotrolan durant l'epiduroscopie. J Anaesth. 54, 1, 49-53

430. Modic MT, Ross JS, Obuchowski, NA, Browning KH, Cianflocco AJ, Mazanec DJ (1995) Contrast enhanced MR imaging in acute lumbar radiculopahty: a pilot study of the natural history. Radiology 195, 429-435

431. Möllmann M, Holst D, Enk D, Filler T, Lübbesmeyer H, Deitmer T, Lawin P (1992) Spinaloskopie zur Darstellung von Problemen bei der Anwendung der kontinuierlichen Spinalanästhesie. Anästhesist 41, 544-547

432. Möllmann M, Holst D, Lubbesmeyer H, Lawin P (1993) Continous spinal anesthesia: Mechanical and technical problems of catheter placement. Reg Anesth 18, 469-472

433. Mondal S, Bhavna R, Babu RM, Ramakumar S (2006) Pseudo amino acid composition and multi-class support vector machines approach for conotoxin superfamily classification. J Theor Biol. 243, 2,252–260.

434. Moore DC (1951) The use of hyaluronidase in local and nerve block analgesia other than spinal block. 1520 cases. Anesthesiology 12, 611-626

435. Moriggl B (2010) Sonoanatomie für die Ultraschall(US)-Anwendung in der Schmerztherapie. Abstraktband 9. Workshop Interventionelle Schmerztherapie in Theorie und Praxis, Innsbruck, 90-92

435a. Müller, E (2007) Statistische Daten zum Suizidgeschehen. März, Verlag Deutsche Polizeiliteratur GmbH, Hilden

436. Mumenthaler M, Mattle H(2008) Neurologie, Georg Thieme Verlag Stuttgart, New York 2008, ISBN 978-3-13-380012-9

436a. Mustaki J, Perruchoud C, Smit A, Rutschmann B, Durrer A, Lepage C, Buchser E (2010). Ziconotide trial with single-shot intrathecal injecton. 13 th World Congress on Pain, Monteal Aug 29 – Sep 2, www.iasp-pain.org/Montreal 8/31/2010

437. Myers RR, Katz J (1990) Neuropathology of neurolytic and semidestructive agents. In: Cousins MJ, Bridenbaugh PO (Hg.) Neural Blockade. 2nd Ed. Philadelphia: J. B. Lippincott, 567-568

438. Nandi D, Aziz T, Carter H, Stein J (2003).Thalamic field potentials in chronic central pain treated by periventricular gray stimulation - a series of eight cases. Pain 101,97-107

439. Naseri A, Blumenkranz MS, Horton JC (2001) Terson's syndrome following epidural saline injection. Neurology 57, 2,364

440. Neuhauser H, Ellert U, Ziese T (2005) Chronische Rückenschmerzen in der Allgemeinbevölkerung in Deutschland 2002/2003: Prävalenz der besonders betroffenen Bevölkerungsgruppen. Das Gesundheitswesen 67, 10

440a. Nêuton F (2011) A Randomized, Double-Blind Study to Evaluate the Effect of Epiduroscopy and Ozone Therapy in Patients With Failed Back Surgery Syndrome. Information obtained from ClinicalTrials.gov on January 06, 2011 Link to the current Clinical Trials.gov record. http://clinicaltrials.gov/show/NCT01172457

441. Noble M, Tregear SJ, Treadwell JR, (2008) Long-term opioid therapy for chronic noncancer pain: A systematic review and meta-analysis of efficacy and safety. Journal of Pain Management 35, 2,214- 228

442. Nolte T (2000) Stufenplan rückenmarksnaher Schmerztherapie. In: Schütze G: Techniken und Technologien zur Therapie chronischer Schmerzen. Wissenschaftliche Verlagsabteilung Grünenthal.

443. North RB (1996) Electrical stimulation for pain: spinal cord and peripheral nerve stimulation.In:Tindall GT, Cooper PR, Barrow DL (eds)The practice of neurosurgery.Williams & Wilkins, Baltimore, 3091-3100

444. North RB, Campbell JN, James CS, Conover-Walker MK, Wang H, Piantadosi S, Rybock JD, Long DM (1991) Failed back surgery syndrome: 5-year follow-up in 102 patients undergoing repeated operation. Neurosurgery 28, 5,685-690

445. North RB, Ewend MG, Lawton MT, Piantadosi S (1991) Spinal cord stimulation for chronic, intractable pain: superiority of " multichannel devices". Pain 44,119-130

446. North RB, Kidd D, Shipley J, Taylor RS. (2007) Spinal cord stimulation versus reoperation for failed back surgery syndrome: a cost effectiveness and cost utility analysis based on a randomized, controlled trail. Neurosurgery 61, 361-368

447. North RB, Kidd DH, Farrohki F, Piantoadosi SA. (2005) Spinal cord stimulation versus repeated lumbosacral spine surgery for chronic pain: a randomized, controlled trial. Neurosurgery 56, 98-107

448. North RB, Kidd DH, Lee MS, Piantadosi S (1994) A prospective, randomized study of spinal cord stimulation versus reoperation for failed back szrgery syndrome: initial results. Stereotact Funct Neurosurg 62, 267-272

449. North RB, Kidd DH, Zahurak M, James CS, Long DM, (1993) Spinal cord stimulation for chronic, intractable pain: experience over two decades. Neurosurgery 32, 384-395

450. NTAC (Neuromodulation Therapy Access Coalition).Pain Medicine 2007, 8, 203-275

451. Obata K, Tsujino H, Yamanaka H, Yi D, Fukuoka T, Hashimoto N, Yonenobu K, Yoshikawa H, Noguchi K (2002) Expression of neurotrophic factors in the dorsal root ganglion in a rat model of lumbar disc herniation. Pain 99, 121-132

452. Ochs, G (2004) Die Behandlung der schweren Spastik. Georg. Thieme Verlag Stuttgart, New York. ISBN 3-13-102552-2

453. Odendaal CL, Van Aswegen A (1993) Determining the spread of epidural medication in post laminectomy patients by radiculopathic admixture. Abstracts 7th World Congress of Pain, 487

454. Ogon M, Maurer H, Wimmer C, Landauer F, Sterzinger W, Krismer M (1997) Minimally invasive approach and surgical procedures in the lumbar spine. Der Orthopäde 26, 6, 553-561

455. Oh WS, Lee SJ, Hong KH (2000) Fulminant Headache after Epiduroscopy. Korean J Pain, 13, 1, 130-133

456. Okano D, Akbik H, Zollet R, Khan M, Munir M (2008) Single-Shot Intrathecal Ziconotide to Predict Its Pump Infusion Effect. Poster, 24th Annual Meeting, American Academy of Pain Medicine, Orlando, FL,2008

457. Olinger CP, Olhaber RL (1974) Eighteen Gauge Microscopic-Telescope Needle Endoscope with Electrode Channel: Potential Clinical and Research Application. Surg Neurol 2,151-160

458. Olivera BM, Cruz LJ, de Santos V(1987) Neuronal calcium channel antagonists: Discrimination between calcium channel subtypes using omegaconotoxin from conus magus venom. Biochemistry. 26,8, 2086–2090.

459. Olivera BM, Miljanich GP, Ramachandran J, Adams ME (1994) Calcium-channel diversity and neurotransmitter release – the ù-conotoxins and ù-agatoxins. Ann Rev Biochem. 63,823–867

459a. Ollenschläger G, Oesingmann U, Thomeczek C, Bungart B, Lampert U, Kolkmann FW (1999) Clinical Practice Guidelines in Germany. The German Guidelines Clearinghouse. Electronic letter to Woolf SH, Grol R, Hutchinson A, Eccles M, Grimshaw J, Overview of international activity on guidelines. eBMJ 1999;318. Epub 1999 Feb 20 1999 [cited: 03.03.2010]

460. Olmarker K, Rydevik B (1998) Pathogenesis of sciatic pain: role of herniated nucleus pulposus and deformation of spinal nerve root and dorsal root ganglion. Pain 78, 99-105

461. Olmarker K, Rydevik B, Holm S (1989) Edema formation in spinal nerve roots induced by experimental, graded compression: an experimental study on the pig cauda equina with special reference to differences in effects between rapid and slow onset of compression. Spine 14, 569-573

462. Onofrio BM, Yaksh TL (1990) Long-term pain relief produced by intrathecal morphine infusion in 53 patients. J Neurosurg. 72, 200–209

463. Onofrio BM, Yaksh TL, Arnold PG (1981) Continuous low-dose intrathecal morphine administration in the treatment of chronic pain of malignant origin. Mayo Clin Proc. 56, 516–520

464. Ooi Y (1981) Myeloscopy. Orthopedics and Traumatic Surgery 24, 659-669

465. Ooi Y, Mita F, Satoh Y (1990) Myeloscopic study on lumbar spinal canal stenosis with special reference to intermittent claudication. Spine 15, 544-554

466. Ooi Y, Morisaki N (1969) Intrathecal lumbar endoscope.Clinical Orthopedic Surgery 4, 295-297

467. Ooi Y, Satoh Y, Hirose K, Mikanagri K, Morisaki N (1973) Myeloscopy, possibility of observing lumbar intrathecal space by use of an endoscope. Endoscopy 5, 90-96

468. Ooi Y, Satoh Y, Inoue K, Mikanagi K, Morisaki N (1978) Myeloscopy. Acta Orthopedics Belgium 44, 881-894

469. Ooi Y, Satoh Y, Morisaki N (1972) Myeloscopy. Igakuno Ayumi 81, 209-212

470. Ooi Y, Satoh Y, Morisaki N (1973) Myeloscopy. Orthop Surg 24, 181-186

471. Ooi Y, Satoh, Sugawara S, Mikanagi K, Morisaki N (1977) Myeloscopy. Int Orthopedics 1,107-111

472. Orrison WW, Eldevik OP, Sackett J F(2009) Lateral C1-2 puncture for cervical myelography. Part III: Historical, anatomic, and technical considerations. AJNR 30,1360-1363

473. Patel VB, Manchikanti L, Singh V, Schultz D, Hayek SM, Smith HS (2009) Systematic Review of Intrathecal Infusion Systems for Long-Term Management of Chronic Non-Cancer Pain. Pain Physician 12, 345-360

474. Payne JN, Ruff NY (1951) The use of hyaluronidase in caudal block anesthesia. Anesthesiology 12,162-172

475. Peek RD, Thomas JC (1993) Diagnosis of lumbar arachnoiditis by myeloscopy. Spine 18,15, 2286-2289

476. Pengel LH, Herbert RD, Maher CG, Refshauge KM (2003) Acute low back pain: systematic review of its prognosis. BMJ 327, 7410, 323

477. Perez-Cruet MJ, Foley KT, Isaacs RE, Rice-Wyllie L, Wellington R, Smith MM, Fessler RG (2005) Microendoscopic discectomy:technical note. Neurosurgery 51, 2,129-135

478. Perkins FM, Kehlet H (2000) Chronic pain as an outcome of surgery. A review of predictivefactors. Anesthesiology 93, 4,1123-33

479. Peul WC, Van Houwelingen HC, Van den Hout WB (2007) Surgery versus Prolonged Conservative Treatment for Sciatica. N Engl J Med 356, 22, 2245-2256

480. Pfeifer K, Heinz B, Hänsel F (2005) Bewegungsbezogene Intervention zur Förderung der Rückengesundheit - Ein Kurskonzept. Entwicklung eines multimodalen Programms im Auftrag der Bertelsmann-Stiftung und der Akademie für Manuelle Medizin. Gütersloh: Bertelsmann Stiftung.

481. Pfeifer K.(2007) Rückengesundheit - Neue aktive Wege. Dt. Ärzte-Verlag,Köln Pfingsten M editors. Lendenwirbelsäule. München: Urban und Fischer. 188-209

482. Pfingsten M (2008) Rückenschmerzen- eine interdisziplinäre Herausforderung. Schmerztherapie 1, 24, 4-9

483. Pfingsten M (2009) Chronischer Rückenschmerz — Interdisziplinäre Diagnostik und Therapie. Anästhesiol Intensivmed Notfallmed Schmerzther 1, 40-45

484. Pfingsten M, Hildebrandt J (2001) Die Behandlung chronischer Rückenschmerzen durch ein intensives Aktivierungskonzept (GRIP)- eine Bilanz von 10 Jahren. Anästhesiol Intensivmed Notfallmed Schmerzther 36, 580-589

485. Pfingsten M, Hildebrandt J (2007) Rückenschmerzen. In: Basler HD, Franz C, Seemann H, Kröner-Herwig B, Rehfisch HP (Hrsg.). Psychologische Schmerztherapie. Springer Verlag Heidelberg, 405-425

486. Pfingsten M, Hildebrandt J, Saur P, Franz C, Seeger D (1997) Das Göttinger Rücken Intensiv Programm (GRIP). Ein multimodales Behandlungsprogramm für Patienten mit chronischen Rückenschmerzen, Teil 4. Prognostik und Fazit. Schmerz 11, 1, 30-41

486a. Pfingsten M, Hildebrand J, Strube J, Pennekamp W, Seeger D (2010) Diagnostik und Therapie von Rückenschmerzen. Der Schmerz Supp 1, PS1, 62

487. Pfingsten M, Seeger D, Strube J (2000) Wandel in der Behandlung von Rückenschmerzen. Dtsch Arztebl 97, 38, 2467

488. Pheasant HC (1975) Sources of failure in laminectomies; symposium on the lumbar spine. Orthopedic Clinic of North America 6, 1, 319-329

489. Pick CF, Bockhorn J (1980) Endoscopic examinations and computed tomography concerning cervical spine positioning intreatment of acute cervical spine injuries. Archives of Orthopedic Trauma Surgery 97, 43-49

490. Polatin PB, Kinney RK, Gatchel RJ, Lillo E, Mayer TG (1993) Psychiatric illness and chronic lowback pain. The mind and the spine—which goes first? Spine 18, 1,66-71

491. Polyanalgesic Consensus Panel (Hg) (2007) Polyanalgesic Consensus Panel Issues New Guidelines for Pain Management via Intraspinal Infusion. Business Wire February 08, 2007

492. Poobalan AS, Bruce J, Smith WC (2003) A review of chronic pain after inguinal herniorrhaphy. Clin J Pain, 19, 1, 48-54

493. Pool JL (1938) Direct visualization of dorsal nerve roots of cauda equina by means of a Myeloscope. Archives of Neurol psychiatry 39, 1308-1312

494. Pool JL (1938) Myeloscopy: diagnostic inspection of the cauda equina by means of an endoscope. Bulletin of the Neurological Institute of New York 7, 178-189

495. Pool JL (1942) Myeloscopy: Intraspinal endoscopy. Surgery 11, 169-182

496. Price C, Rogers P, Prosser A, Arden N (2000) Comparison of the caudal and lumbar approaches to the epidural space. Ann Rheum Dis. 59, 11,879–882

497. Price-Carter M, Hull MS, Goldenberg DP (1998) Roles of individual disulfide bonds in the stability and folding of an ù-conotoxin. Biochemistry 37,27, 9851–9861

498. Prithvi Raj P (2008) Interventional Pain Management: Image-Guided Procedure Saunders. Elsevier ISBN 978-1-4160-3844-3

499. Probst C (1990) Spinal cord stimulation in 112 patients with epi-/intradural fibrosis following operation for lumbar disc herniation. Acta neurochirurgica 107, 147-151

500. Racz G, Heavner JE, Diede J (1996) Lysis of Epidural Adhesions Utilizing the Epidural Approach. In: Waldmann SD, Winnie AP (Hg.) Interventional Pain Management. 1. ed. Philadelphia: W. B. Saunders 339-359

501. Racz GB (1995) Letter to the Editor. In response to Article by Devulder et al. In: The Clinical Journal of Pain 11, 151-158

502. Racz GB, Haynsworth RE, Lipton S (1986) Experiences with an improved epidural catheter. Pain Clinic 1, 21-27

503. Racz GB, Heavner JE (1996) Aristocort and Depo-Medrol passage through a 0.2µ ?lter. Abs. Reg Anesth 15, 1, 25

504. Racz GB, Heavner JE, Raj PP (1997) Epidural neuroplasty. Semin Anesth 16, 302-312

505. Racz GB, Heavner JE, Raj PP (1998). Nonsurgical management of spinal radiculopathy by the use of lysis of adhesions (neuroplasty). Evaluation and treatment of chronic pain, 3rd edn. Williams & Wilkins, Philadelphia, 533-542

506. Racz GB, Heavner JE, Singleton W (1988) Hypertonic saline and corticosteroid injected epidurally for pain control. In: Racz GB (Hg) Techniques of Neurolysis. Kluwer Academic, Boston, 73-86

507. Racz GB, Holubec JT (1989) Lysis of adhesions in the epidural space. In: Racz GB (Hg.) Techniques of Neurolysis. Kluwer Academic, Boston, 57-72

508. Racz GB, Sabonghy M, Gintautas J, Kline WM (1982) Intractable pain therapy using a new epidural catheter. JAMA 248, 579-581

509. Raffaeli W, Pari G, Visani L, Balestri M, (1999). Periduroscopy: preliminary reports-technical notes. The Pain Clinic 11, 3, 209-212

510. Raffaeli W, Righetti D (2005). Surgical radio-frequency epiduroscopy technique (R-ResAblator) and FBSS treatment: preliminary evaluations. Acta Neurochir 92, 121-125

511. Rahme R, Moussa R (2008) The modic vertebral endplate and marrow changes: pathologic significance and relation to low back pain and segmental instability of the lumbar spine. Am J Neuroradiol 29, 5, 838-842

512. Rainov NG, Heidecke V, Burkert W (1996) Short testperiod spinal cord stimulation for failed back surgery syndrome. Min Invas Neurosurg 39, 41-44

513. Raj PP, Lou L, Erdine S, Staats PS (2003) Radiographic Imaging for Regional Anesthesia and Pain Management, Elsevier Science, Churchill Livingstone New York ISBN 0-443-06596-9

514. Raj PP, Lou L, Erdine S, Staats PS, Waldmann SD, Racz G, Hammer M, Niv D, Ruiz-Lopez R, Heavner J.(2008) Interventional Pain Management Saunders Elsevier Inc. ISBN 978-1-4160-3844-3

515. Rapp HJ, Folger A, Grau T (2005) Ultrasound-guided epidural catheter insertion in children. Anesth Analg 101, 2, 333-339

516. Rapp HJ, Grau T (2004) Ultrasound imaging in pediatric regional anesthesia. Can J Anaesth 51, 3, 277-278

516a. Rasche D, Ruppolt M, Stippich C, Unterberg A, Tronnier VM (2006) Motor cortex stimulation for long-term relief of chronic neuropathic pain: a 10 year experience. Pain 121(1-2):43-52

517. Rasche D, Siebert S, Stippich C, Kress B, Nennig E, Sartor K, Tronnier VM (2005) Epidurale Rückenmarkstimulation bei Postnukleotomiesyndrom. Pilotstudie zur Therapieevaluation mit der funktionellen Magnetresonanztomographie (f-MRT). Schmerz 19, 497-505

518. Rasche D, Tronnier V (2010) Intrathekale Schmerztherapie mit Ziconotid bei chronischen therapierefraktären Schmerzsyndromen. Der Schmerz Supp. 1, P14.1,133

519. Raspe H, Back pain. In: Silman AJ, Hochberg MC (2001) Epidemiology of the rheumatic diseases. 2nd ed. Oxford: Oxford Univ. Pr., 309-38

520. Rauck RL, Wallace MS, Leong MS, Minehart M, Webster LR, Charapata SG, Abraham JE, Buffington DE, Ellis D, Kartzinel R (2006) A randomized, double-blind, placebo-controlled study of intrathecal ziconotide in adults with severe chronic pain. J Pain Symptom Manage. 31, 5, 393-406

521. Ready LB, Loper KA, Nessly M et.al (1991) - Postoperative epidural morphine is safe on surgical wards. Anesthesiology, 75, 452-456

522. Ready, LB, Carr DB, Del Guercio LRM, Fischer MD (1992). Symposium: Pain management. Contemporary Surgery 40, 45-75

523. Regan JJ, McAfee PC, Mack MJ (July 1995) Atlas of Endoscopic Spine Surgery. Quality Medical Publishing, St. Louis, Missouri.

524. Reihsaus E, Waldbaur H, Seeling W (2000) Spinal epidural abscess: a meta-analysis of 915 patients. Neurosurgical Review 23, 4,175-204

525. Reina MA, Lopez Garcia A (1998) Novedales sobre la Arachnoides Humana. II. Jornadas de Anestesia Loco-Regional, Madrid

526. Richardson J, Groen G (2005) Applied epidural anatomy Contin Educ Anaesth Crit Care Pain 5,3, 98-100

527. Richardson J, McGurgan P, Cheema S, Prasad R, Gupta S (2001) Spinal endoscopy in chronic low back pain with radiculopathy. A prospective case series. Anaesthesia 56,5, 454-460

528. Ritzwoller DP, Crounse L, Shetterly S, Rublee D (2006) The association of comorbidities, utilization and costs for patients identified with low back pain. BMC Musculoskelet Disord 7, 72

529. Rizor RF (1994) Epiduroscopy: Technique for examination of the lumbar epidural space. Presented at the 19th meeting of the American Society of Regional Aesthesia, Chicago

530. Roberson GH, Hatten HP jr, Hesselink JH (1979) Epidurography: Selective catheter technique and review of 53 cases. AJR 132, 787-793

531. Robinson HS, Brox JI, Robinson R, Bjelland E, Solem S, Telje T (2007) The reliability of selected motion- and pain provocation tests for the sacroiliac joint. Man Ther 12, 1, 72-79

532. Roelofs PD, Deyo RA, Koes BW, Scholten RJ, van Tulder MW (2008) Non-steroidal anti-inflammatory drugs for low back pain. Cochrane Database Syst Rev 1, CD000396

533. Rompe JD, Eysel P, Zöllner J, Heine J (1999) Intra- und postoperative Risikoanalyse nach lumbaler Bandscheibenoperation. Z Orthop 137, 201-205

534. Roohani M (2007) Epiduroskopie - eine vergleichende Studie des diagnostischen Stellenwertes gegenüber der Magnetresonanztomographie. Inauguraldissertation. (In Prozess)

535. Rosenberg JM, Quint TJ, de Rosayro AM (2000) Computerized tomographic localization of clinicallyguided sacroiliac joint injections. Clin J Pain 16, 1,18-21

536. Rosenberg PH (1996) Fiberoptic epiduroscopy: Current research, Abstract. Int Pain Clin 7,124.

537. Rosenblum SM (2009) Intrathecal bolus injection of ziconotide for severe chronic pain: evaluation of analgesic response. Poster presented at: The American Society of Anesthesiologists Annual Meeting, 2008; Orlando, FL. www. asaabstracts. com

538. Rosenow D, Tronnier V, Göbel H (2005) Neurogener Schmerz. Springer Medizin Verlag Heidelberg. ISBN 3-540-21482-8

539. Ross JS, Robertson JT, Fredrickson RCA, Petrie JL, Obuchowski N, Modic MT, Detribolet N (1996) Association between peridural scar and recurrent radicular pain after lumbar discectomy: magnetic resonance evaluation. Neurosurgery 38, 855-863

540. Roth-Brons M, Roth C. (2007) Handbuch Schmerz. Verlag Medizinische Medien Informations GmbH Neu-Isenburg ISSN 1611-7387

541. Rowbotham MC, Twilling L, Davies PS, Reisner L, Taylor K, Mohr D (2003). Oral opioid therapy for ch ronic peripheral and central neuropathic pain. N Engl J Med 348,1223-32

542. Rubinstein SM, van TM (2008) A best-evidence review of diagnostic procedures for neck and lowback pain. Best Pract Res Clin Rheumatol 22, 3,471-482

543. Rudwaleit M, van der Heijde D, Khan MA, Braun J, Sieper J (2004) How to diagnose axial spondyloarthritis early. Ann Rheum Dis 63,5, 535-43

544. Ruetten S, Meyer O, Godolias G (2002) Application of holmium: YAG laser in epiduroscopy: extended practicabilities in the treatment of chronic back pain syndrome. J. Clin Laser Med Surg. 20, 4, 203-206

545. Ruetten S, Meyer O, Godolias G (2002) Epiduroskopische Diagnostik und Therapie epiduraler Adhäsionen beim chronisch lumbalen Schmerzsyndrom des voroperierten Patienten: Erste Ergebnisse von 26 Interventionen. Z Orthop 140, 171-175

546. Ruetten S, Meyer O, Godolias G (2003) Endoscopic Surgery of the Lumbar Epidural Space (Epiduroscopy): Results of Therapeutic Intervention in 93 Patients. Minim Invas Neurosurg 46: 1-4

547. Saberski LR (1996) Spinal Endoscopy: Current Concepts. Interventional Pain Management SD Waldman, P Winnie, Dannemiller, Memorial Education Foundation, WB Saunders Company, ISBN 0-7216- 584-1, 137-149

548. Saberski LR (2000) A retrospective analysis of spinal canal endoscopy and laminectomy outcomes data. Pain Physicians 3, 2, 193-196

549. Saberski LR, Brull SJ (1995) Epidural Endoscopy-Aided Drug Delivery: A case Report. Yale Journal of Biology and Medicine 68, 17-18

550. Saberski LR, Brull SJ (1995) Spinal and epidural endoscopy: A historical review. Yale J Med 68, 7

551. Saberski LR, Kitahata L (1995) Direct Visualization of the Lumbosacral Epidural Space through the Sacral Hiatus. Anesth. Analg. 80, 839-840

552. Saberski LR, Kitahata L (1996) Persistent radiculopathy diagnosed and treated with epidural endoscopy. Journal of Anesthesia 10, 292-295

553. Sairyo K, Biyani A, Goel VK, Leaman DW, Booth R jr, Thomas J, Ebraheim NA, Cowgill IA, Mohan SE (2007) Lumbar Ligamentum Flavum Hypertrophy Is Due to Accumulation of Inflammation-Related Scar Tissue. Epidemiology. Spine, 32,11, 340-347

554. Sakai T, Hojo M, Aoki H, Higashijma U, Sumikawa K (2005) Epiduroscopy Improves the Pain and the Sensory Nerve Function in the Patients with Lumbar Spinal Stenosis. Anesthesiology 103, A 1003

555. Sakas DE, Panourias IG, Simpson BA (2007) An Introduction to neural networks surgery, a field of neuromodulatior neural networks science and digitised brain imaging. Acta Neurochir Suppl. 97, 2, 3-13

556. Salerno SM, Browning R, Jackson JL (2002) The effect of antidepressant treatment on chronic back pain: a meta-analysis. Arch Intern Med 162, 1,19-24

557. Samanta A, Beardsley J (1999) Sciatica: which intervention? BMJ 319, 302-303

558. Sandkühler J, Bromm B, Gebhart GF (2000) Nervous system placity and chronic pain. Progress in brain research 129 Elsevier, Amsterdam

559. Sandstrom J, Andersson GB, Rydberg L (1984) HLA-B27 as a diagnostic screening tool in chronic low back pain. Scand J Rehabil Med 16, 1, 27-8

560. Sasaki N, Kikuchi S, Konno S, Sekiguchi M, Watanabe K (2007) Anti-TNF-[alpha] Antibody Reduces Pain-Behavioral Changes Induced by Epidural Application of Nucleus Pulposus in a Rat Model Depending on the Timing of Administration. Spine 32, 4, 413-417

561. Sato K, Raymond C, Martin-Moutot N (1997) Binding of chimeric analogs of ù-conotoxin MVIIA and MVIIC to the N- and P/Q type calcium channels. FEBS Lett 414, 480–484

562. Satoh Y, Hirose K Ooi Y, Mikanagi K (1978) Myeloscopy in the diagnosis of low back pain syndrome. Presented at the Third Congress of International Rehabilitation Medicine Association, Basel, Switzerland

563. Satoh Y, Hirose K, Ooi Y, Mikanagi K (1981) Myeloscopy, with special reference to blood ?ow changes in the cauda equina during Lasegue's test. Int. Orthopedics 4,307-311

564. Saulino M (2007) Successful reduction of neuropathic pain associated with spinal cord injury via of a combination of intrathecal hydromorphone and ziconotide: a case report. Spinal Cord. 1- 4

565. Saulino M, Burton AW, Danyo D, Frost S, Glanzer J, SolankiD(2007)Intrathecal combination therapy of ziconotide and baclofen:case series. Poster. The 8th World Congress of the International Neuromodulation Society,INS, 2007, Acapulco, Mexico

566. Saunders, Elsevier(2008) Interventional Pain Management. ISBN 978-1-4160-3844-3

567. Savolaine ER, Pandya JB, Greenblatt SH, Conover SR (1988) Anatomy of the human lumbar epidural space: new insights using CT epidurography. Anesthesiology 68, 217-220

568. Schaeybroeck P, Nuttin B, Lagae I, Schrijvers E, Borghgraef C, Feys P (2000) Intrathecal baclofen for intractable cerebral spasticity: a prospective placebo-controlled, double-blind study. Neurosurg 71, 1007 – 1011

569. Schechtmann G, Song Z, Ultenius Z, Meyerson BA, Linderoth B (2008) Cholinergic mechanisms involved in the pain relieving effect of spinal cord stimulation in a model of neuropathy. Pain 139; 136-145

570. Schellhas KP,Pollei SR, Gundry CR(1996)Lumbar disc high-intensity zone.Correlation of magnetic resonance imaging and discography.Spine 79-86

571. Scherer R, Giebler R (2003) Thorakale Epiduralanästhesie. Anästhesiol Intensivmed Notfallmed Schmerzther 38, 168-190

572. Schiltenwolf M, Buchner M, Heindl B, von Reumont J, Müller A, Eich W (2006) Comparison of a biopsychosocial therapy (BT) with a conventional biomedical therapy (MT) of subacute low back pain in the first episode of sick leave: a randomized controlled trial. Eur Spine J. 15, 7,1083-1092

573. Schlaier JR, Eichhammer P, Langguth B, Doenitz C, Binder H, Hajak G, Brawanski A (2007) Effects of spinal cord stimulation on cortical excitability in patients with chronic neuropathic pain. a pilot study. Eur J Pain 11,863-868

574. Schmidt CO, Kohlmann T (2005) What do we know about the symptoms of back pain? Epidemiological results on prevalence, incidence, progression and risk factors. Z Orthop Ihre Grenzgeb 143, 3,292-298

575. Schmidt CO, Raspe H, Pfingsten M, Hasenbring M, Basler HD, Eich W, Kohlmann T (2007) Back pain in the German adult population: prevalence, severity, and sociodemographic correlates in a multiregional survey. Spine 32, 18,2005-2011

576. Schneider H (2000/2001) Implantatekatalog Teil III–IV. Medizinischer Dienst der Spitzenverbände der Krankenkassen e.V. Fachbereich Beratungsdienste. www.mds-ev.de

577. Schneider S, Mohnen SM, Schiltenwolf M, Rau C (2006) Comorbidity of low back pain: Representative outcomes of a national health study in the Federal Republic of Germany. Eur J Pain 11, 387-97

578. Schneiderhahn R (2003) Racz-Katheter bei chronischen Schmerzen. Schmerztherapeutisches Kolloquium 19, 4, 21- 24

579. Schonstein E, Kenny DT, Keating J, Koes BW (2008) Work conditioning, work hardening and functional restoration for workers with back and neck pain. Cochrane Database Syst Rev 1, CD001822

580. Schöps P, Hildebrandt J (2001) Schmerzen im Bereich der Wirbelsäule. In: Brune K, Beyer A, Schäfer M (Hg.) Schmerz: Pathophysiologie-Pharmakologie-Therapie. Springer-Verlag Berlin Heidelberg New York, S. 79-89 ISBN 3-540- 67347-4

581. Schug SA, Fry RA. (1994) Continuous regional analgesia in comparison with intravenous opioid administration for routine postoperative pain control. Anaesthesia, 49, 528-532

582. Schug SA, Jackson SA.(2005) Peripheral regional techniques for acute pain treatment Anaesthesia & intensive care medicine, 6, 1, 1, 20-23

583. Schulte E, Hermann K, Berghofer A, Hagmeister H, Schuh-Hofer S, Schenk M, Kopf A, Vilain M, Martus P, Willich SN, Boemke W (2010) Referral practices in patients suffering from nonmalignant chronic pain. Eur J Pain 3, 308

584. Schütze G (1996) Epiduroscopically guided percutaneous implantation of spinal cord stimulation electrodes. Management of pain a world perspective II. In: Raj P, Erdine S, D. Niv. Bologna: Monduzzi Editore S.p.A, S. 301-304

585. Schütze G (2000) Techniken und Technologien zur Therapie chronischer Schmerzen. Aachen: Grünenthal GmbH, Wissenschaftliche Verlagsabteilung

586. Schütze G (2004) Epiduroskopie eröffnet neue Wege gegen Rückenschmerzen. Schmerztherapie 4, 12-13

587. Schütze G (2004) Spinale Endoskopie, Rückenmarksnahe Therapie. ISBN 3-00-014548-6

588. Schütze G (2006) Epiduroscopy for diagnosis and teatment of spinal pain syndromes. 12th international Pain Clinic Worl Society of Pain Clinicans.Turin (Italy) 215-221. Editors Diego Beltrutti, Giustino Varrassi. MEDIMOND S.r.l. ISBN 88-7587-262-7

589. Schütze G (2006) Epiduroskopie.Multilingual DVD-ROM ISBN 3-89756-757-1

590. Schütze G (2006) Epiduroskopie. Ein praxisorientierter Leitfaden zur epiduroskopischen Diagnostik und Therapie rückenmarksnaher Schmerzsyndrome. Pabst Science Publishers, Lengerich,Berlin, Bremen Miami, Riga,Viernheim,Wien Zagreb, ISBN 3-89967-252-6

591. Schütze G (2007) Update 2007: Invasiv-Interventionelle Schmerztherapie (Teil 1). ZNS & Schmerz 3, 7, 2- 8

592. Schütze G (2008) Spinal Endoscopy - Epiduroscopy. Springer-Verlag, ISBN 978-3-540-87544-4

593. Schütze G Invasiv-interventionelle Schmerztherapie-Teil 1. Algesiologischer Konsensus Invasive Schmerztherapie. Innsbruck 10.,12. Feb 2000 Schmerztherapeutisches Kolloquium, 17,3, August 2001, ISSN 0946-0020

594. Schütze G, Akbarpour D, Evermann H, Harke H, Kniesel B, Kurtze H,, Müller H, Müller-Schwefe G, Schneiderhan R, Stern S, Thiel H, Weber G, Winkelmüller W,.2001 Invasiv-interventionelle Schmerztherapie,Teil I, StK- Zeitschrift für angewandte Schmerztherapie 2001,3

595. Schütze G, Kurtze G, Groll O (1995) Epiduroskopie – Ein endoskopisches Verfahren für Diagnostik und Therapie rückenmarksnaher Schmerzsyndrome. Medizin im Bild 2, 7-13

596. Schütze G, Kurtze G, Groll O (1996) Endoscopic method for the diagnosis and treatment of spinal syndromes. Anesteziol Reanimatol 4, 62-64

597. Schütze G, Kurtze H (1993) Percutaneous Investigation of the epidural space using a ?exible endoscope: A Contribution to epiduroscopy. Regional Anesthesia 18, 24

598. Schütze G, Kurtze H (1994) Direct Observation of the Epidural Space with a Flexible catheter-secured Epiduroscopic Unit. Reg Anesth 19, 2, 85-89

599. Schütze G, Kurtze H (1994) Perkutane endoskopische Untersuchung des Epiduralraums- Epiduroskopie. Endoskopie heute 4, 221-224

600. Schwartz FW, Bitzer EM, Dörning H (1999) Gesundheitsausgaben für chronische Krankheit in Deutschland. Lengerich, Pabst Science Publishers

601. Scott BD (1996) Techniken der Regionalanästhesie. Weinheim: Chapmann & Hall GmbH,Weinheim, ISBN 3-8261-0074-3

602. Sekiguchi M, Yabuki S, Saton K, Kikuchi S (2004) An anatomical study of the sacral hiatus: a basis for successful caudal epidural block. Clin. J. Pain. 20, 1, 51-54

603. Serdar Erdine, Jose De Andres(2006) Drug Delivery Systems. Pain Practice 6:1, 1-57

604. Serpell MG, Coombs DW, Colburn RW, DeLeo JA, Twitchell BB (1993) Intrathecal pressure recordings due to saline instillation in the epidural space.Abstracts of the Seventh World Congress on Pain, A 1535, Raven Press, Paris

605. Serpell MG, Neuropathic pain study group (2002). Gabapentin in neuropathic pain syndromes: a randomised, double-blind, placebocontrolled trial. Pain 99, 557-566

606. Serrano SC, Morales EM (1997) Una tecnica para visualizacion endoscopica del espacio epidural lumbo-sacro.3rd Panamerican Symposium,Cancun,Mexico Sociedad Mexicana de Anestesiologia, ISSN 0185-1012,129

607. Shah RV, Heavner JE (2003) Recognition of the subarachnoid and subdural compartments during epiduroscopy: two cases Pain Practice 3, 4,321-325

608. Shatin D, Mullett KR, Hults G (1986). Totally implantable spinal cord stimulation for chronic pain: design and efficavy. 9, 577-583

609. Shealy CN, Mortimer JT, Resnick J (1967) Electric inhibition of pain by stimulation of the dorsal columns: Preliminary reports.Int J Anesth Res. Soc 46, 489

610. Shealy CN, MortimerJT, Reswick JB (1967) Electrical Inhibition of pain by stimulation of the dorsal columns. Preliminary clinical report. Anesth Analg 46, 489-491

611. Shields D, Montenegro R, Ragusa M (2005) Chemical Stability of Admixtures Combining Ziconotide with Morphine or Hydromorphone during simulated intrathecal administration. Neuromodulation 8, 257-263

612. Shields D, Montenegro R, Aclan I (2007) Chemical stability of admixtures combining ziconotide with baclofen during stimulated intrathecal administration. Neuromodulation 10, 12-17

613. Shim J.K., et.al (2006) Ultrasound-guided lumbar medial-branch block: a clinical study withfluoroscopy control. Reg Anesth Pain Med 31, 5,451-454

614. Shimoji K, Fukuda S, Fujioka H, Fujiwara N, Kawashima M (1988) Development of ?ne ?berscopes for subarachnoid and epidural spaces. The Journal of Japan Society for Clinical Anesthesia 8, 215-220

615. Shimoji K, Fukuda S, Fujioka H, Onodera M, Hokari T, Hatori T, Fujiwara N (1991) Observation of Spinal Canal and Cisternae with the Newly developed Small-Diameter, ?exible Fiberscopes. Anesthesiology 75, 341-344

616. Siddall PJ, McClelland JM, Rutkowski SB, Cousins MJ (2003). A longitudinal study of the prevalence and characteristics of pain in the first 5 years following spinal cord injury. Pain 103: 249-57

617. Siddall PJ, Molloy AR, Walker S, Mather LE, Rutkowski SB, Cousins MJ (2000).The efficacy of intrathecal morphine and clonidine in the treatment of pain after spinal cord injury. Anesth Analg 91, 1493-1498

618. Simpson EL, Duenas A, Holmes MW, Papaioannou D, Chilcott J (2009). Spinal cord stimulation for chronic pain of neuropathic or ischaemic origin: systematic review and economic evaluation. Health Technol Assessment NIHR HTA Programme 13,17

619. Smith HS, Deer TR, Peter Staats, Singh V, Sehgal N, Harold Cordner, MD (2008) Intrathecal Drug Delivery Pain Physician Opioid Special issue: 11, 89-104

620. Smith TJ, Staats PS, Deer T, Stearns LJ, Rauck RL, Boortz-Marx RL (2002) Randomized clinical trial of an implantable drug delivery system compared with comprehensive medical management for refractory cancer pain: impact on pain, drug-related toxicity, and survival. J Clin Oncol. 20, 4040–4049

621. Sommer C (2006) Therapie neuropathischer Schmerzsyndrome, 2. Auflage, Bremen, UNI-MED ISBN 3-89599-949-0

622. Song XJ, Hu SJ, Greenquist KW, Zheng JM, LaMotte RH(1999)Mechanical and thermal hyperalgesia and ectopic neural discharge after chroniv compression of dorsal root ganglia.J Neurophysiol 1999, 82, 3347-3358

623. Sox HC Jr, Margulies I, Sox CH (1981) Psychologically mediated effects of diagnostic tests. Ann Intern Med 95, 6,680-685

624. Spiegl UJ, Beisse R, Hauck S, Grillhosl A, Buhren V (2009) Value of MRI imaging prior to a kyphoplasty for osteoporotic insufficiency fractures. Eur Spine J 18, 9, 1287-1292

625. Squire AW, Calvillo O, Bromage PR (1974) Painless intrathecal hyper tonic saline. Canad Anaesth Soc J 21, 308-314

626. Staal JB, de Bie R, de Vet HCW, Hildebrandt J, Nelemans P (2008) Injection therapy for subacute and chronic low-back pain. Cochrane Database Syst Rev 3,CD001824

627. Staats PS (2006) Intrathecal Ziconotide in the treatment of refractory pain in patients with cancer or aids. JAMA, 291,1, 63 – 70

628. Staats PS, Yearwood T (2004), Charapata SG. Intrathecal ziconotide in the treatment of refractory pain in patients with cancer or AIDS: a randomizid controlled trial.JAMA 291, 63-70

629. Staiger TO, Gaster B, Sullivan MD, Deyo RA (2003) Systematic review of antidepressants in the treatment of chronic low back pain. Spine 28, 22, 2540-2545

630. Stanton Hicks M (2006) Complex regional pain syndrome : Manifestations and the role of neurostimulation.J.Pain Symptom Manage 31, 20-24

631. Stanton-Hicks M, Burton AW, Bruehl SP (2002) An updated interdisciplinary clinical pathway for CRPS: report of an expert panel. Pain Practice 2, 1–16

632. Stanton-Hicks M, Kapural L (2006) An effective treatment of severe complex regional pain syndrome type 1 in a child using high doses of intrathecal ziconotide. J Pain Symptom Manage 32, 6,509-511

633. Stark DD, Bradley WG (1998) Magnetic Resonance Imaging, MOSBY, 1998, ISBN 0815185189

634. Stern EL (1936) The Spinascope: A new instrument for visualizing the spinal canal and its contents. Medical Record (NY) 143, 31-32

635. Stern S (2005) Perkutane Neurotomie des Ramus medialis beim chronischen lumbalen Facettengelenkschmerz durch Laser und deren Nachbehandlung mit der Tigges-Lumbalorthese. MOT 5, 84-87

636. Stevens WR (1997) Opthalmic Complications after Spinal Surgery. Spine 22, 1319-1324

637. Stewart HD, Quinnell RC, Dann N (1987) Epidurography in the management of sciatica. Br J Rheumatol 26, 424-429

638. Stieglitz T, Rubehn B, Henle C, Kisban S, Herwik S, Ruther P, Schuettler M (2009) Brain–computer interfaces: an overview of the hardware to record neural signals from the cortex. Brain Research 175, 297-315

639. Stiller C-O, Cui J-G, O´Connor WT, Brodin E, Meyerson BA, Linderoth B (1996) Release of GABA in the dorsal horn and suppression of tac-

tile allodynia by spinal cord stimulation in mononeuropathic rats. Neurosurgery 39,367-375

640. Stith WJ, Judy MM, Hochschuler SH, Guyer RD (1991) Choice for Lasers for Minimally Invasive Spinal Surgery. Orthopedic Review 20,2

641. Stix G (2009) Log-In ins Gehirn Spektrum der Wissenschaft 4, 88-94

642. Struijk JJ, Holsheimer J, Barolat G, He J, Boom HBK (1993) Paresthesia thresholds in spinal ord stimulation: a comparison of theoretical results with clinical data. IEEE Trans Rehab Eng 1,101 - 108

643. Sturm V, Lenartz D, Koulousakis A, Treuer H, Herholz K, Klein JC, Klosterkotter J (2003) The nucleus accumbens: a target for deep brain stimulation in obsessive-compulsive- and anxiety-disorders. J. Chem. Neuroanatomy 26, 4,293.299

644. Swerdlow M (1980) Complications of neurolytic neural blockade. In: Cousins MJ, Bridenbaugh PO (Hg) Neural Blockade. Philadelphia, J.B. Lippincott 543-553

645. Tachihara H, Kikuchi S, Konno S, Sekiguchi M (2007) Does Facet Joint Inflammation Induce Radiculopathy? An Investigation using a rat model of Lumbar Facet Joint Inflammation. Spine, 32 4,406-412

646. Tarau T, Burst M (2009) Chronischer Schmerz: Therapiekonzepte für die hausärztliche Praxis. Deutscher Ärzteverlag, ISBN 978-3-7691-1248-1

647. Tasker RR, DeCarvalho GT, Dolan EJ (1992) Intractable pain of spinal cord origin: clinical features and implications for surgery.J Neurosurg 77, 373-378

648. Taylor RS (2006) Spinal cord stimulation in complex regional pain syndrome and refractory neuropathic back and leg pain/failed back surgery syndrome: results of a systematic review and meta-analysis. J Pain Symptom Manage 31,4,13-19

649. Taylor RS, Damm Hieu P, Fowo S, Schütze G, Eldabe S, De Andres JA, Marin M, Franco Gay DL, Moreau J, Haslam C, Grall C, Grandmottet B, Taylor R (2007) Cost effectiveness of spinal cord stimulation for failed back surgery syndrome: a four country survey. Poster, 4th Wold Congress,World Institute of Pain – WIP Budapest, Hungary

650. Taylor RS, Van Buyten JP, Buchser E (2005) Spinal cord stimulation for chronic back and leg pain and failed back surgery syndrome: a systematic review and analysis of prognostic factors. Spine 30,152-160

651. Terlau H, Olivera BM (2004) Conus venoms: a rich source of novel ion channel-targeted peptides. Physiol Rev. 84, 1, 41–68

652. The Neurotechnology Industry 2010 Report,19.May 2010 publ. Neuroinsights http://www.neuroinsights.com

653. Thomm M (2005) Schmerzpatienten in der Pflege. W. Kohlhammer GmbH Stuttgart

654. Thompson JC, Dunbar E, Laye RR (2006) Treatment challenges and complications with ziconotide monotherapy in established pump patients. Pain Physician. 9, 2,147-152

655. Tilscher H, Thomalske G (1989) Rücken- und Kreuzschmerz. Weinheim: Edition medizin, CVH Verlagsgesellschaft mbH

656. Trescot AM, Chopra P, Abdi S, Datta S, Schultz DM (2007) Systematic Review of Effectiveness and Complications of Adhesiolysis in the Management of Chronic Spinal Pain: An Update. Pain Physician 10, 129-146

657. Tronnier V (2003) Neuromodulation bei chronischen Schmerzzuständen, UNI-MED Science, ISBN 978-3-89599-994-9

658. Tronnier V (2005) Neuromodulation bei chronischen Schmerzzuständen. UNI-MED Verlag AG Bremen-London-Boston, ISBN 3-89599-907-5

659. Tronnier V, Hofacker W, Ilias B, Kleinmann B, Koulousakis A, Kress HG, Likar R, Lux E, Müller-Schwefe G, Schütze G, Überall M (2010) Empfehlungen zum klinischen Einsatz von Ziconotid zur intrathekalen Therapie chronischer Schmerzen. MMW. Fortschr. Med. Orginalien III, 152, 106-109

660. Tronnier V, Rasche D (2009) Neurodestruktive Verfahren in der Schmerztherapie. Der Schmerz 23, 531-543

661. Turner JA (1996) Educational and behavioral interventions for back pain in primary care. Spine 21, 24,2851-2857

662. Turner JA, Sears JM, Loeser JD (2007) Programmable intrathecal opioid delivery systems for chronic noncancer pain: a systematic review of effectiveness and complications. Clin J Pain. 23, 2, 180-195

663. Überall M (2010) Schmerzreduktion durch Blockade von selektiven N-Typ-Ca2+-Kanälen.Hands-on-Workshop"Ziconotid-Erfahrungen bis heute, Erkenntnisse für morgen, MedReport 13,34,9

664. Überall MA.(2010) Chronische Rückenschmerzen:Erfahrungen,Erwartung und Evidenz sind die Säulen einer optimalen Schmerztherapie.Der Schmerz Sonderdruck, 24, 5

665. Uchiyama S, Hasegawa K, Homma T, Takahashi H, Shimoji K (1998) Ultrafine Flexible Spinal Endoscope (Myeloscope) and Discovery of an Unreported Subarachnoid Lesion. Spine 23,21, 2358-2362

666. Urquhart DM, Hoving JL, Assendelft WW, Roland M, van Tulder MW (2008) Antidepressants for non-specific low back pain. Cochrane Database Syst Rev 1, CD001703

667. Urrutia G, Kovacs F, Nishishinya MB, Olabe J (2007) Percutaneous thermocoagulation intradiscal techniques for discogenic low back pain. Spine 32, 10,1146-1154

668. Van Buyten JP, Van Zundert J, Milbouw G (1999) Treatment of failed back surgery syndrome patients with low back and leg pain: A pilot study of a new dual lead spinal cord stimulation system. Neuromodulation 2, 258-265

669. van de Keift E (1993) Spinal cord stimulation in failed back surgery syndrome. Pain 52, 55-61

670. van Rijn JC, Klemetso N, Reitsma JB, Bossuyt PM, Hulsmans FJ, Peul WC, den Heeten GJ, Stam J, Majoie CB (2006) Observer variation in the evaluation of lumbar herniated discs and root compression: spiral CT compared with MRI. Br J Radiol 79, 941, 372-377

671. van Sonnenberg E (1989) Interventioneller Ultraschall Georg Thieme Verlag Stuttgart ISBN 3-13-723401-08

672. van Tulder MW, Koes B, Malmivaara A (2006) Outcome of non-invasive treatment modalities on back pain: an evidence-based review. Eur Spine J 15, 1, 64-81

673. van Tulder MW, Touray T, Furlan AD, Solway S, Bouter LM (2003) Muscle relaxants for non-specific low back pain: a systematic review within the framework of the cochrane collaboration. Spine 28, 17,1978-92

674. van Tulder MW, Touray T, Furlan AD, Solway S, Bouter LM (2005) Muscle relaxants for non-specific low back pain. Cochrane Database Syst Rev 2, CD004252

675. Veihelmann A, Devens C, Birkenmaier C, Trouillier H, Refio HJ (2003) Signifikante Überlegenheit der Epiduralkathetertherapie nach Racz gegenüber Krankengymnastik – Eine prospektiv randomisierte Studie bei chronischem radikulärem Schmerzsyndrom.67 Tagung der Deutschen Gesellschaft für Orthopädie 2003. Meeting Abstract, 03dguO9-9

676. Ventafridda V, Spreavice R (1974) Subarachnoid saline perfusion. Adv Neurol 4, 477- 484

677. Ver Donck A, Collins R, Rauck RL, Nitescu P (2008) An Open –Label, Multicenter Study of the Safety and Efficacy of Intrathecal Ziconotide for Servere Chronic Pain When Delivered via an External Pump. Neuromodulation. 11, 2, 103-111

678. Vestergaard K, Andersen G, Gottrup H, Kristensen BT, Jensen TS (2001) Lamotrigine for central poststroke pain: a randomized controlled trial. Neurology 56,184-190

679. Villavicencio A, Leveque J, Rubin L, K. B, Gorecki J (2000) Laminectomy versus percutaneous electrode placement for spinal cord stimulation. Neurosurgery 46, 399-406

680. Vlaeyen JW, Kole-Snijders AM, Boeren RG, van Eek H (1995) Fear of movement/(re)injury in chronic low back pain and its relation to behavioral performance. Pain 62, 3, 363-372

681. Vranken JH, Troost D, DeHaan P, Pennings FA, Van der Vegt MH, Dijkgraaf MG, Hollmann MW (2006) Severe toxic damage to the rabbit spinal cord after intrathecal administration of preservative-free S(+)-ketamine. Anesthesiology 105, 4, 813-818

682. Vroomen PCAJ, De Krom MCT, Slofstra PD, Knottnerus JA (2000) Conservative treatment of sciatica: a systematic review. J Spinal Disord 13, 463-469

683. Waara-Wolleat KL, Hildebrand KR, Stewart GR (2006) A review of intrathecal fentanyl and sufentanil for the treatment of chronic pain. Pain Med 7, 251-259

684. Waddell G (1987) Volvo award in clinical sciences. A new clinical model for the treatment of low-back pain.Spine 12, 7, 632-644

685. Wagner KJ, Sprenger T, Pecho C, Kochs EF, Tölle A, Berthele L, Gerdesmeyer L (2006) Schwerwiegende Risiken und Komplikationen der epiduralen Neurolyse nach Racz. Eine Übersicht mit Fallbericht. Anästhesiol Intensivmed Notfallmed Schmerzther 41, 213-222

686. Waldmann S (1998) Atlas of Interventional Pain Management. W. B. Saunders Company, Philadelphia, ISBN 0-7216-7577-8

687. Waldmann SD (2007) Pain Management. Saunders Elsevier, ISBN 13:978-0-7216-0334-6, Vol 1 PN 9997627075, Vol 2 PN 9997627083

688. Waldmann SD, Winnie AP (1996) Interventional Pain Management, WB Saunders Company, ISBN 0-7216-5874-1

689. Wall PD, Melzack R (1999) Textbook of pain. Saunders, WB, London

690. Wallace MS (2006) Ziconotide: a new nonopioid intrathecal analgesic for the treatment of chronic pain. Expert Rev Neurother. 6, 10, 1423–1428.

691. Wang JK, Nauss LA, Thomas JE (1979) Pain relief by intrathecally applied morphine in man. Anesthesiology. 50, 49–51

692. Wang YX, Gao D, Petrus M, Philips C, Bowersox SS (2000) Interactions of intrathecally administered ziconotide, a selective blocker of neuronal N-type voltage sensitive channels with morphine on nociception in rats. Pain 84, 271-281

693. Warnke JP, Mourgela S (2007) Lumbale adhesive Arachnoiditis. Endoskopische Subarachnoepidurostomie als neue Behandlungsmöglichkeit. Der Nervenarzt 78,1182-1187

694. Weber F, Knopf H (2006) Incidental findings in magnetic resonance imaging of the brains of healthy young men.Journal of the Neurological Sciences 240,1,81-84

695. Weiner K (2007) Pain issues: Pain is an epidemic. American Academy of Pain Management. http://www.aapainmanage.org

696. Wenig CM, Schmidt CO, Kohlmann T, Schweikert B (2009) Costs of back pain in Germany. Eur J Pain 13, 3, 280-286.

697. Wermeling D, Drass M, Ellis D, Mayo M, McGuire D, O'Connell D, Hale V, Chao S (2003) Pharmacokinetics and pharmacodynamics of intrathecal ziconotide in chronic pain patients. J Clin Pharmacol 43, 6, 624–636

698. Wermeling DP (2005) Ziconotide, an intrathecally administered N-type calcium channel antagonist for the treatment of chronic pain. Pharmacotherapy. 25, 8,1084-1094

699. Wermeling DP, Berger JR.(2006)Ziconotide Infusion for Severe Chronic Pain: Case Series of Patients With Neuropathic Pain Pharmacotherapy. 26, 3, 395-402

700. Wessely P (2001) Neuropathische Schmerzen: Symptomatik, Diagnostik, Therapiemöglichkeiten. Springer; Wien, New York

701. White AH, Derby R, Wynne G (1980) Epidural injections for diagnosis and treatment of low-back pain. Spine 5, 78-86

702. Wilder-Smith OH, Mohrle JJ, Dolin PJ, Martin NC (2001) The management of chronic pain in Switzerland: a comparative survey of Swiss medical specialists treating chronic pain. Eur J Pain 5, 3, 285-298

703. Williams RM, Westmorland MG, Lin CA, Schmuck G, Creen M (2007) Effectiveness of workplace rehabilitation interventions in the treatment of work-related low back pain: a systematic review. Disabil Rehabil 29, 8, 607-624

704. Wilson IB, Dukes K, Greenfield S, Kaplan S, Hillman B (2001) Patients' role in the use of radiology testing for common office practice complaints. Arch Intern Med 161, 2, 256-63

705. Winkelmüller M, Winkelmüller W (1996) Long-term effects of continuous intrathecal opioid treatment in chronic pain of nonmalignant etiology. J Neurosurg 85, 458-467

706. Winnie AP, Hartmann JT, Meyers HL jr (1972) Pain clinic II: Intradural and extradural cor ticosteroids for sciatica. Anesth Analg 51, 990-999

707. Witte H, Hellweg S, Witte B, Grifka J (1997) Epiduroscopy with access via the sacral canal. Some constructional equipment requirements from the anatomic and biochemical viewpoint. Biomedizinische Technik 42,1-2, 24-29

708. Wittenberg RH, Greskötter KR, Steffen R, Schoenfeld BL (1990) Ist die epidurale Injektionsbehandlung mit hypertoner Kochsalzlösung beim Bandscheibenvorfall sinnvoll? (Die Wirkung von NaCl auf Bandscheibengewebe) Z Orthop 128, 223-226

708a. Wolter T, Knoeller S, Berlis A, Hader C (2010) CT-Guided Cervical Selective Nerve Root Block with a Dorsal Approach. American Journal of Neuroradiology Nov; 31(10):1831-1836

709. Woolf CJ, Allchorne A, Safieh-Garabedian B, Poole S (1997) Cytokines, nerve growth factor and inflammatory hyperalgesia: the contribution of tumour necrosis factor alpha. Br J Pharmacol 121, 3,417-424

710. World Health Organization (WHO) (2005) Internationale Klassifikation der Funktionsfähigkeit, Behinderung und Gesundheit (ICF). Geneva WHO

711. World Initiative on Spinal Endoscopy (WISE) (Hg.) (2007): Epiduroscopy. Consensus Decision, March 2006. In: Endo-Press™, Tuttlingen

712. Wurgler-Hauri CC, Kalbarczyk A, Wiesli M, Landolt H, Fandino J (2008) Dynamic neutralization of the lumbar spine after microsurgical decompression in acquired lumbar spinal stenosis and segmental instability. Spine 33, 3, 66-72.

713. Wurmthaler C, Gerbershagen HU, Dietz G, Korb J, Nilges P, Schilling S (1996) Chronifizierung und psychologische Merkmale-Die Beziehung zwischen Chronifizierungsstadien bei Schmerz und psychophysischem Befinden, Behinderung und familiären Merkmalen. Z Gesundheitspsych 4,2, 113-136

714. Yaksh TL (1976) Analgesia mediated by a direct spinal action of narcotics. Science 192, 1357-1358

715. Yaksh TL (1999) Spinal systems and pain processing, development of novel analgesic drugs with mechanistically defined models. Trends Pharmacol Sci 20, 8,329-337

716. Yu W, Maru F, Edner M, Hellström K, Kahan T, Persson H (2004) Spinal cord stimulation for refactory angina pectoris : a retrospective analysis of efficacy and cost benefit. Coron Artery Dis 15, 31-37

717. Zeiler K, Baumgartner C (2001) Hirnnervenläsionen. In: Zeiler K, Auff E, Deecke L (eds). Klinische Neurologie I. Facultas, Wien,138-199

718. Zenz M (2007) Rückenschmerz. Viele Fragen und immer noch zu wenig Antworten. Schmerz 3, 21, 199-201

719. Zenz M, Reuter U (2010) Grußwort. Der Schmerz Suppl 12007, 1,

720. Ziegler K (1990) Endosonographie. Perimed Fachbuch-Verlagsgesellschaft mbH, Erlangen ISBN3-88429-352-4

721. Zieglgänsberger W (2008) Spiegelgespräch, Der Spiegel 36, 164-166

722. Zoller WG, Gresser U, Zöller N (1994) Einführung in dieUltraschalldiagnostik. Karger Verlag,6-13

Index

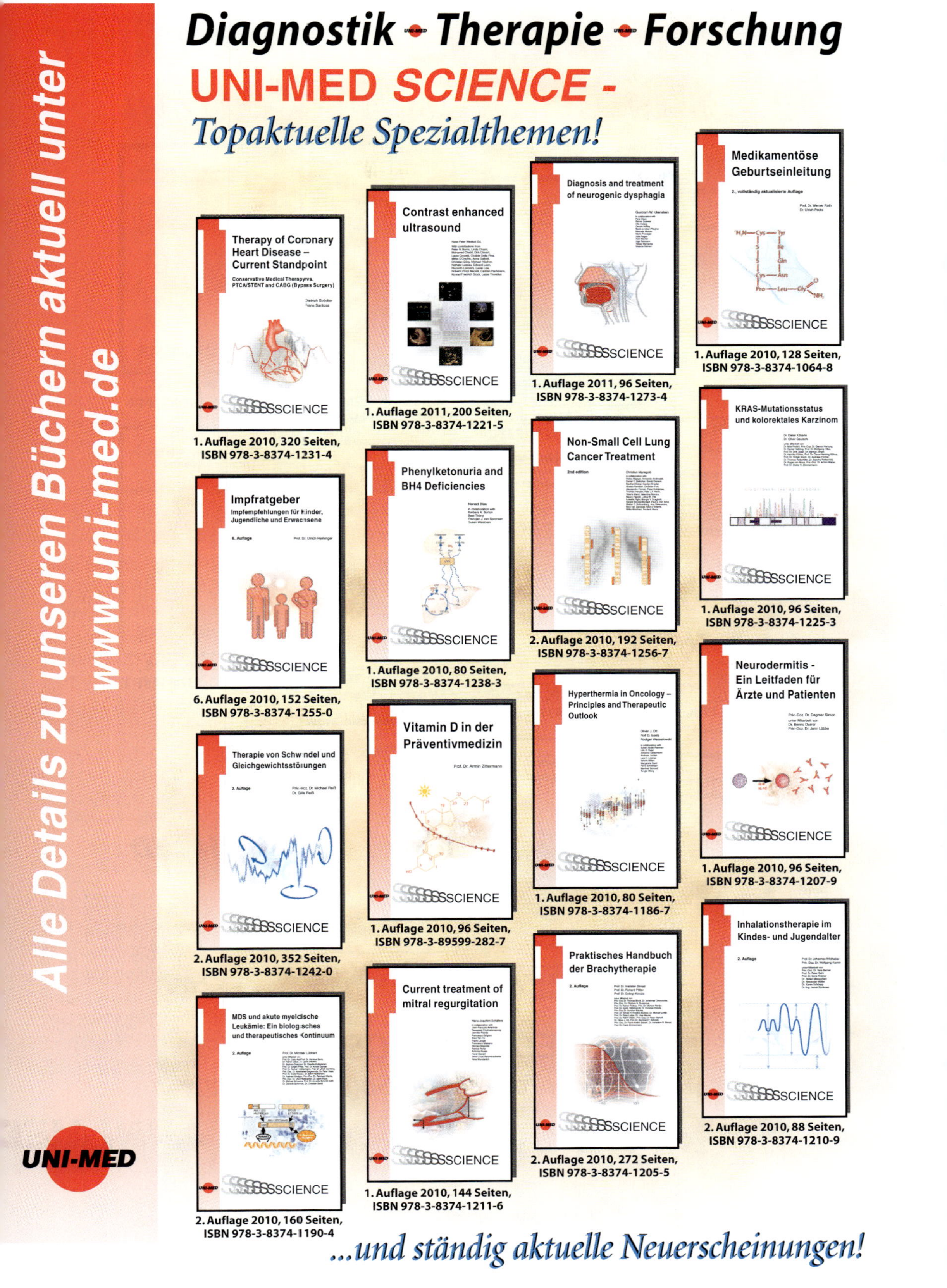
Diagnostik • Therapie • Forschung
UNI-MED SCIENCE -
Topaktuelle Spezialthemen!
Alle Details zu unseren Büchern aktuell unter www.uni-med.de
Therapy of Coronary Heart Disease – Current Standpoint
Conservative Medical Therapy vs. PTCA/STENT and CABG (Bypass Surgery)
1. Auflage 2010, 320 Seiten, ISBN 978-3-8374-1231-4
Contrast enhanced ultrasound
1. Auflage 2011, 200 Seiten, ISBN 978-3-8374-1221-5
Diagnosis and treatment of neurogenic dysphagia
1. Auflage 2011, 96 Seiten, ISBN 978-3-8374-1273-4
Medikamentöse Geburtseinleitung
1. Auflage 2010, 128 Seiten, ISBN 978-3-8374-1064-8
Impfratgeber
Impfempfehlungen für Kinder, Jugendliche und Erwachsene
6. Auflage 2010, 152 Seiten, ISBN 978-3-8374-1255-0
Phenylketonuria and BH4 Deficiencies
1. Auflage 2010, 80 Seiten, ISBN 978-3-8374-1238-3
Non-Small Cell Lung Cancer Treatment
2. Auflage 2010, 192 Seiten, ISBN 978-3-8374-1256-7
KRAS-Mutationsstatus und kolorektales Karzinom
1. Auflage 2010, 96 Seiten, ISBN 978-3-8374-1225-3
Therapie von Schwindel und Gleichgewichtsstörungen
2. Auflage 2010, 352 Seiten, ISBN 978-3-8374-1242-0
Vitamin D in der Präventivmedizin
1. Auflage 2010, 96 Seiten, ISBN 978-3-89599-282-7
Hyperthermia in Oncology – Principles and Therapeutic Outlook
1. Auflage 2010, 80 Seiten, ISBN 978-3-8374-1186-7
Neurodermitis - Ein Leitfaden für Ärzte und Patienten
1. Auflage 2010, 96 Seiten, ISBN 978-3-8374-1207-9
MDS und akute myeloische Leukämie: Ein biologisches und therapeutisches Kontinuum
2. Auflage 2010, 160 Seiten, ISBN 978-3-8374-1190-4
Current treatment of mitral regurgitation
1. Auflage 2010, 144 Seiten, ISBN 978-3-8374-1211-6
Praktisches Handbuch der Brachytherapie
2. Auflage 2010, 272 Seiten, ISBN 978-3-8374-1205-5
Inhalationstherapie im Kindes- und Jugendalter
2. Auflage 2010, 88 Seiten, ISBN 978-3-8374-1210-9
UNI-MED
...und ständig aktuelle Neuerscheinungen!